PROCEDURES IN COSMETIC DERMATOLOGY

미용외과 최신지견 시리즈

Laser and Lights

Volume 1

레이저와 광선 1

David J. Goldberg

대한미용외과학회 편찬위원회

SAUNDERS

ELSEVIER

도서출판

정담

This edition of ***Procedures in Cosmetic Dermatology Series: Lasers and Lights volumes 1, 1e***, by ***David Goldberg*** is published by arrangement with Elsevier Inc., New York, New York, USA

Translated by JUNGDAM Publishing Co.
Translated Edition ISBN: 981259521X
Printed in Korea

PROCEDURES IN COSMETIC DERMATOLOGY

미용외과 최신지견 시리즈

Laser and Lights Volume 1

레이저와 광선 1

Edited by

David J. Goldberg MD JD

Director, Skin Laser & Surgery Specialists of New York and New Jersey, Hackensack, NJ; Clinical Professor of Dermatology and Director, Laser Research and Mohs Surgery, Mount Sinai School of Medicine; Clinical Professor of Dermatology and Director of Dermatologic Surgery, UMDNJ-New Jersey Medical School; Adjunct Professor of Law, Fordham Law School, New York, NY, USA

Series Editor

Jeffrey S. Dover MD FRCPC

Associate Professor of Clinical Dermatology, Yale University School of Medicine, Adjunct Professor of Medicine (Dermatology), Dartmouth Medical School, Director, SkinCare Physicians of Chestnut Hill, Chestnut Hill, MA, USA

Associate Editor

Murad Alam MD

Chief, Section of Cutaneous and Aesthetic Surgery, Department of Dermatology, Northwestern University, Chicago, IL, USA

대한미용외과학회 편찬위원회

위원장 **박상훈** 대한미용외과학회 이사, 메디코스 미용외과

위 원 **강동진** 강남차병원 가정의학과 교수

강은희 메디코스 미용외과

김기영 메디코스 미용외과

박만용 대한미용외과학회 이사장, 남대문 미용외과

박상용 대한미용외과학회 이사, 제너스킨 미용외과

박주완 대한미용외과학회 이사, 가톨릭대학교 의과대학 교수

박찬흠 한림대학교 의과대학 이비인후과 교수

박현규 대한미용외과학회 이사, 아미가 미용외과, 고려대학교 의과대학 외래 조교수

반재용 청담 자연미 미용외과

윤형철 대한미용외과학회 이사, 미아트 미용외과

이성원 대한미용외과학회 이사, 광명코아 미용외과

이해영 대한미용외과학회 이사, 형 미용외과

정광섭 대한미용외과학회 이사, 보니따 미용외과

조동현 대한미용외과학회 이사, 서울미즈미 미용외과, 서울대학병원 임상자문위

조미자 메디코스 피부과

진석인 메디코스 미용외과

최웅철 대한미용외과학회 이사, 밝을명 안과

최호철 메디코스 피부과

역자 서문

삶의 질이 높아지면서 좀 더 아름답고 좀 더 젊어지려는 인간의 욕구 또한 높아지기 마련이다. 이와 함께 미용외과 분야도 빠르게 발전하고 있다. 미용외과 의사들은 환자들이 가급적 절개를 하지 않거나, 최소 절개로 수술 외상을 줄이고 싶어 하면서 보다 안전하고 자연스러우며 회복 또한 빠른 '최소절개 최대효과'의 미용수술을 원하고 있다는 것을 감안하지 않을 수 없다. 이러한 환자들의 기대에 부응하려는 미용외과 의사들의 고민이 여기에 있다.

미용외과는 특성상 피부과, 외과, 안과, 이비인후과, 산부인과, 비뇨기과, 가정의학과, 치과 등 많은 전문 분야의 영역을 폭넓게 아우르고 있다. 따라서 각 전문과 의사들은 미용외과 발전에 기여하고 있으며 이는 세계적인 추세이기도 하다. 하지만 미국이나 일본 등 의료 선진국에서는 미용외과가 진료과목으로 정해져 있는데 비해 우리나라에는 미용외과가 진료과목으로 정해져 있지 않아 미용외과 정립이 시급한 실정이다. 우리의 미용외과 의사들과 국민들을 위해서도 미용외과의 정립은 필요하다.

이러한 맥락에서 대한미용외과학회(Korean Society of Aesthetic Surgery: KSAS)가 이 시리즈를 번역, 편찬하게 된 것은 매우 의미있는 일이라 하지 않을 수 없다. 이 시리즈의 원제는 《Procedures in Cosmetic Dermatology》이지만 한글제목을 《미용외과 최신지견 시리즈》로 하였다. 미용외과의 거의 전 분야에 걸쳐 기초부터 응용까지를 기술한 단계적이면서 실제적인 안내서로 국내 미용외과 의사들에게 많은 도움을 줄 것으로 믿기 때문이다. 실제로 외국에서는 이 시리즈에 담겨 있는 내용들의 진료는 미용외과에서 주로 담당하고 있다.

이 시리즈를 번역, 편찬함에 있어 우선 원저자들의 노고에 깊은 감사를 드린다. 원저자들은 그들이 공부하고 연구한 미용외과 지식을 구체적인 증례를 들어 자세히 기술함으로써 독자들인 우리 의사들에게 훌륭한 스승이 되어 주었다.

바쁜 시간을 내서 번역, 편찬 작업을 기꺼이 수행해주신 대한미용외과학회 편찬위원회 위원들에게도 진심으로 감사를 드린다. 의학 서적 번역은 전문가들에게도 결코 만만치 않은 작업이다. 우리말로 쉽게 옮기기 위해 의학용어사전을 들추고, 선배나 동료 의사들에게 자문을 구하면서 이루어질 수밖에 없는 어려운 작업이기 때문이다. 그럼에도 불구하고 부족하고 미비한 점은 넓은 아량으로 이해해 주시기 바라며 재판 출간시 보완할 것을 약속드린다.

도서출판 정담에도 감사의 말씀을 드린다. 어려운 출판 시장에서 방대한 시리즈를 펴낸다는 것이 쉬운 일이 아닐 터인데 기꺼이 출판을 결정하고, 대한미용외과학회에 번역, 편찬 작업을 맡긴 뒤에도 많은 수고를 해주셨다.

다시 한번 이 시리즈가 국내 미용외과 의사들에게 많은 도움이 되기를 소망하며, 국내 미용외과의 발전과 정립에 기여하기를 기대한다.

대한미용외과학회 회장 임 종 학

저자 서문

1983년 Anderson과 Parrish는 Science Journal에 선택적 광열분해(Selective Photothermolysis; SPTL)라는 새로운 개념을 발표하였다. 이 SPTL은 의학에 있어 레이저를 이용할 수 있게 되고 피부과학에 있어서 일대 혁명을 가져왔다. 이 개념으로 포도주색반점 환자의 치료에 레이저를 이용하여 효과적이고 안전하게 치료할 수 있는 방법을 찾을 수 있게 되었다. 또한 이 SPTL의 개념으로 포도주색반점 환자의 치료에 사용할 수 있는 pulsed dye 레이저를 개발하여 현재 문신, 양성 피부착색병변, 제모 등 많은 피부병변을 치료하는데 사용하고 있다. SPTL은 치료를 필요로 하는 곳에 국소적으로 열손상을 주고, 치료 대상이 아닌 부위에는 열 손상을 최소로 하는 개념이라고 정의할 수 있다. 이런 성과는 특정 표적 발색단(chromophore)에 의해 흡수되는 적절한 파장의 빛을 선택하고, 열이완시간(thermal relaxation time; TRT)으로 알려진 적절한 펄스 지속시간(pulse duration) 동안 알맞는 양의 에너지를 조사함으로써 얻을 수 있다. TRT는 치료 표적의 크기에 따라 결정된다.

이런 기본적인 개념이 20년이란 짧은 기간에 물리학에만 국한되었던 레이저를 피부과 치료에 이용할 수 있게 되었다. 이렇게 폭넓은 레이저 피부과학의 분야로 인해 레이저를 이용한 피부수술이란 두 권의 책을 출판하게 되었다. 이 책은 총 17장으로 구성되어 있고 각 장은 특정 주제에 대해 쓰여져 있는데, 레이저 물리학의 기초부터 레이저를 이용하여 임상에서 실제로 피부과 환자에게 시술할 수 있는 응용방법까지 서술되어 있다. 이 책은 레이저 치료의 대상이 되는 환자의 선택과 각각의 질환에 대한 적절한 레이저의 선택을 강조하고 있으며 치료 전략에 대한 개요, 치료의 적응증과 금기 등을 서술하였다. 또한 향상된 치료 결과를 위한 치료 비법도 기술하였다. 각각의 장에는 참고문헌과 임상사진을 실었으며 별첨된 CD에는 유용한 치료 동영상도 수록하였다.

이 책은 레이저와 조직의 상호작용에 대한 임상적 접근을 시작으로, 혈관질환, 하지정맥병변, 착색병변, 문신, 흉터, 암전구성 또는 암성 피부변화, 여드름, 건선 등 다양한 피부 질환의 레이저 치료에 대해 서술하였다. 마지막 장에서는 마취와 피부냉각 등 특이 상황에 대해서 다루었다.

이 책이 피부질환의 레이저 치료에 실제적인 길잡이가 될 것으로 믿는다.

David J. Goldberg, MD

서 문

피부 · 미용외과의 전문화가 시작된 이래 피부 · 미용외과 의사들이 이 분야의 시술에 관심을 갖게 되면서 특히 지난 사반세기 동안 급격한 변화가 일어났다. 동결절편(frozen section) 기술의 출현과 함께 Mohs 피부암 수술의 황금시대가 열리면서 피부 · 미용외과가 피부학 커리큘럼에 정식으로 편입되었다. 최근에는 최소 침습 시술 분야에서 비약적인 발전이 이루어져 나이든 사람들에게 손상된 피부 외모를 개선시킬 수 있는 새로운 선택의 기회를 제공하게 되었다.

환자들은 피부 회춘을 위한 시술을 적극적으로 요구하고 있다. 중요한 것은 피부 · 미용외과 의사들이 이와 관련된 기구와 시술, 그리고 약물을 앞장서 개발하면서 이 분야가 빠른 속도로 지속적인 발전을 하고 있다는 사실이다.

피부 · 미용외과 의사들은 실제로 모든 피부레이저 시술과 광원기초 시술(light-source based procedures), 보툴리눔 외독소(botulinum exotoxin), 연조직 확대술, 희석 마취 지방흡입술, 하지정맥 치료, 화학 박피, 모발 이식을 포함한 피부 · 미용외과 분야에서 수많은 중요한 성과를 거두었다. 각종 피부 · 미용 시술을 고안하고, 발전시키고, 확장시켜온 것이다. 그들은 시술에 대해 이해하고 있으며, 피부의 구조와 기능, 작용에 대해 특별한 식견을 갖고 있다. 그들은 겁 많은 환자들에게 안전성을 강조하고 수술 외상을 줄여줌으로써 쉽게 회춘술에 접근하도록 하고 있다. 환자들의 요구를 충족시키기 위해서는 피부 · 미용외과보다 더 나은 전문 분야는 없다.

피부 · 미용외과가 전문분야로 성장함에 따라 이 분야에 종사하는 의사들도 꾸준히 늘어나게 될 것이며 이들은 각종 다양한 시술을 전수받게 될 것이다. 그러나 피부 · 미용외과 의사들이 모든 시술을 다 할 수는 없을 것이며 그 가운데 일부는 시술을 일부분만 할 것이다. 하지만 시술을 많이 배우지 않은 의사라 할지라도 환자들을 안내하고 교육시킬 수 있는 세부내용에 대해서는 잘 알고 있어야만 한다. 자신의 수술 분야를 좀 더 확장시키는 데 관심이 있는 숙련된 의사이든, 몇 가지 간단한 시술만을 배우기 원하는 수술 초보자이든, 아니면 그 중간에 있는 의사이든 이 시리즈의 책들은 도움이 될 것이다.

이 책은 《미용외과 최신지견》이란 제목의 시리즈 중 하나이다. 시리즈의 각 권은 피부 · 미용외과의 중요한 주제에 따라 실제적인 입문서로 만들어졌다.

자신의 요구에 맞는 책을 갖고 싶은 사람에게 과연 이 책이 적당한지 아닌지 알고 싶을 것이다. 이 책은 이론적 토대에 기초를 둔 포괄적인 교과서도 아니며 철저하게 참고서로 만들지도 않았다. 주제를 다루는 데 있어 세계의 문헌을 편견없이 완전히 재검토하자는 의도로 구상한 것도 아니다. 동시에 누군가 실제로 시술할 수 있도록 특별한 정보 제공 없이 보편적인 미용 시술에 대한 개요를 모아놓은 것도 아니다. 중요한 것은 이 책이 그리 무겁지 않아 늘 가까이 하기에 적당하다는 것이다.

이 책을 포함한 전체의 시리즈는 피부 · 미용외과 시술을 위한 단계적이며 실제적인 안내서이다. 이 시리즈의 분야별 저서들은 세계의 권위자들이 편집하였다. 각 권의 편집자는 각 장을 쓰기 위해 실용성을 중시하여, 기술적으로 숙련된 현장의 의사들을 저자로 초빙하였다. 대부분의 장은 서로 다른 연구와 폭넓은 의견을 통합하기 위해 두 명의 저자가 담당하였다. 그러나 두 명의 저자와 편집자는 총체적으로 일관된 논조를 보여주고 있다. 각 장마다 동일한 모형이 사용되고 있어 독자는 이 시리즈의 모든 책들을 쉽게 독파할 수 있을 것이다. 모든 장에서 저자들은 간결하게 말하고 있다. 주안점은 치료 기술이다. 적절한 적응증, 부작용, 특별한 증례에 주의하여 치료 방법을 논의하고 있다. 마지막으로 이 책은 양이 적어서 장거리 비행 중에 다 읽을 수 있다. 처음부터 끝까지 한번에 숙지하는 것이 가능하기 때문에 이런 간결한 책이 역설적으로 좀 더 많은 정보를 전달할 수 있다고 믿는다.

우리는 독자 여러분이 이 책과 시리즈의 나머지 책들을 즐겁게 읽어, 많은 시간과 정성을 들여 만든 이 책 속의 임상적 지식을 통해 많은 것을 얻기를 바란다. 그리고 필요할 때 언제든지 볼 수 있도록 바로 곁에 이 책을 두었으면 한다.

Jeffrey S. Dover MD, FRCPC and Murad Alam MD

List of Contributors

Richard Barlow MBBCh MD FRCP
Consultant Dermatologist, Dermatological Surgery and Laser Unit, St John's Institute of Dermatology, St Thomas' Hospital, London, UK

Paul M. Friedman MD
Clinical Assistant Professor of Dermatology, University of Texas Medical School, Houston, TX, USA

Roy G. Geronemus MD
Director, Laser and Skin Surgery Center of New York; Clinical Professor, New York University Department of Dermatology, New York, NY, USA

George J. Hruza MD
Clinical Associate Professor of Dermatology and Otolaryngology, Head and Neck Surgery, St Louis University, St Louis, MO, USA

Jeffrey T.S. Hsu MD
Director of Vein Treatment Center, SkinCare Physicians of Chestnut Hill, Chestnut Hill, MA, USA

Ming H. Jih MD PhD
Fellow, Derm Surgery Associates, Houston, TX, USA

Suzanne L. Kilmer MD MS
Director, Laser and Skin Surgery Center of Northern California; Assistant Clinical Professor, Department of Dermatology, University of California, UC Davis Medical Center, Sacramento, CA, USA

Karen H. Kim MD
Director of Research, Laser and Skin Surgery Center of New York, New York, NY, USA

Sean W. Lanigan MD FRCP DCH
Consultant Dermatologist and Group Medical Director, Lasercare Clinics, Sickle Cell Centre, City Hospital, Birmingham, UK

Ramsey F. Markus MD
Assistant Professor of Dermatology, Department of Dermatology, Baylor College of Medicine, Houston, TX, USA

Paul T. Martinelli MD
Dermatology Resident, Department of Dermatology, Baylor College of Medicine, Houston, TX, USA

Keyvan Nouri MD
Director of Mohs Micrographic Surgery, Dermatologic and Laser Surgery; Director of Surgical Training; Assistant Professor, Department of Derm and Cutaneous Surgery, University of Miami School of Medicine, Miami, FL, USA

Janna Kate Nunez-Gussman MD
Mohs Micrographic Surgery Fellow, Baylor College of Medicine, Houston, TX, USA

Dilip Paithankar PhD
Director of New Applications, Candela Corporation, Wayland, MA, USA

Maria Patricia Rivas MD
Research Fellow, Department of Dermatology and Cutaneous Surgery, University of Miami, FL, USA

Thomas E. Rohrer MD
Clinical Associate Professor of Dermatology, Boston University School of Medicine; Director of Mohs Fellowship, SkinCare Physicians of Chestnut Hill, Chestnut Hill, MA, USA

E. Victor Ross Jr MD
Residency Program Director, Dermatology Department, Naval Medical Center, San Diego, CA, USA

Chrysalyne D. Schmults MD
Assistant Professor of Dermatology, University of Pennsylvania School of Medicine, Philadelphia, PA, USA

Nathan Uebelhoer DO
Dermatologic and Laser Surgery Fellow, SkinCare Physicians of Chestnut Hill, Chestnut Hill, MA, USA

Robert A. Weiss MD
Associate Professor, Department of Dermatology, Johns Hopkins University School of Medicine, Baltimore, MD, USA

Ronald G. Wheeland MD
Professor and Chief, Section of Dermatology, University of Arizona Health Sciences, Tucson, AZ, USA

Contents

1

레이저 및 광선과 조직의 상호작용

Laser and Light Tissue Interactions

Richard J. Barlo, George J. Hruza

역사

레이저가 임상적으로 중요성을 갖게 된 것은 1960년 Maiman이 루비 로드(ruby rod)와 694 nm 파장에서 나오는 광선 등을 소개하면서부터이다. 그 이후에 나온 중요한 레이저로는 neodymium:yttriumaluminium-garnet 레이저(Nd:YAG, 1961), 아르곤 레이저(1962), 이산화탄소(CO_2) 레이저(1964) 등이 있다. 1965년에는 Goldman이 루비 레이저를 이용하여 작은 흉터를 동반한 문신 제거에 대한 결과를 보고하였고, 뒤를 이어 Nd:YAG 레이저를 이용하여 문신과 표재성 혈관병변을 치료하였다. 1970년대 중반에 들어와 아르곤 레이저가 혈관병변의 치료에 사용되었으나 흉터가 생길 위험성이 높아 제한적으로 사용되었다. 이후 1983년이 되어서야 레이저와 조직의 상호작용에 대한 좀 더 깊은 이해를 통해 선택적 광열분해(selective photothermolysis, SPTL, 후술하기로 함)의 이론이 제시되었다. 이것은 의학 분야에 사용되는 레이저의 연구와 제조를 촉진시키는 계기가 되었다.

레이저 광선 (Laser Light)

레이저(Laser)라는 단어는 'Light Amplification by Stimulated Emission of Radiation'에서 첫 글자를 따온 것이다. 자극에 의한 (광자의) 방출은 자발적인 방출(spontaneous emission)과 양자 역학(quantum mechanism of matter)에 대한 이해를 통해 파악할 수 있다. 원자(또는 분자)는 회전하는 전자(electrons)로 둘러싸인 핵(nucleus 또는 nuclei)들로 구성되어 있다. 안정된 상태에서 전자는 가장 낮은 에너지 상태에 있게 된다. 광자의 형태로 에너지를 흡수하면

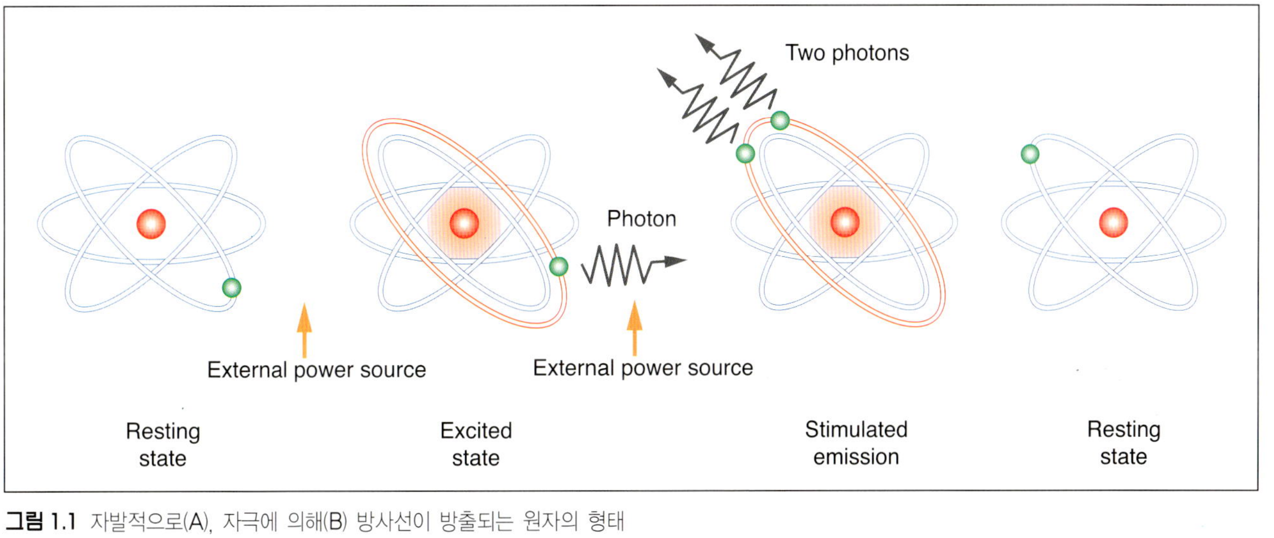

그림 1.1 자발적으로(A), 자극에 의해(B) 방사선이 방출되는 원자의 형태

(예를 들어 전자기 방사입자 또는 광선) 전자는 핵에서 더 멀리 떨어진 궤도로 이동하게 된다(그림 1.1). 이것은 흥분되고, 불안정한 상태를 의미하며, 원래 궤도로 되돌아가 안정 상태를 유지하려는 경향을 갖게 된다. 이 과정에서 나오는 광자 에너지를 자발성 방출 방사선(spontaneous emission of radiation)이라고 한다.

자극에 의한 방출(stimulated emission)은 이미 자극을 받은 전자가 같은 양의 에너지를 지닌 또 하나의 광자를 흡수할 때 발생하며 방출 후에는 안정 궤도로 되돌아간다.

이 과정에서, 흡수된 광자의 파장, 위상(phase), 방향을 가진 두 개의 광선 광자가 나오게 된다. 이에 필요한 에너지는 외부 전원에 의해 공급된다. 각 과정이 반복됨에 따라 레이저 공동(cavity) 안의 광자 수는 증가하게 된다. 대다수의 전자가 안정 궤도 상태에 있지 않고 흥분 상태에 있을 때를 개체 역전(population inversion)이라고 한다. 이러한 상태가 중요한 이유는 이 상태에서 자극에 의한 방출이 더 잘 일어나며, 또한 빛의 증폭이 더 잘 나타나기 때문이다.

레이저 광선은 강렬한 밝기 외에도 종래의 광원에서 나오는 빛과는 다음과 같은 차이가 있다.

1. 단색성(Monochromaticity)

방사선의 파장은 각각의 자극된 원자(또는 분자)의 고유한 것으로, 더 정확히 말하자면 이것은 Gaussian 분포에서 레이저의 특이 파장 주변에 협대역(narrow band)을 형성한다. 아르곤 레이저는 그 안정상태와 흥분상태의 중간상태 궤도가 존재함으로써 특이하게 두 가지 파장(488, 514 nm)의 빛을 발산한다.

2. 간섭성(Coherence)

광선은 사인(sine) 곡선으로 생각할 수 있다. 레이저에서 나온 광선은 시간 및 공간적 간섭성에 의해 구분된다. 즉, 시간, 공간적인 변수를 갖는다.

3. 지향성(Collimation)

지향성이란 간섭성(coherence)의 결과로 나타나며, 광선이 비발산성(nondivergent)으로 평행하게 주행하여 에너지가 보존되는 것을 의미한다. 이것은 거리가 증가함에 따라 렌즈로 집광되지 않는 한, 광선 직경의 변화가 아주 작다는 것을 의미한다(그림 1.2). 조준된 빔으로 시행하는 절제 수술, 조준된 빔으로 시행하는 재생수술 스캐닝 등에 CO_2 레이저가 모두 유용하다.

레이저

일반적으로 레이저는 구성매질(constituent medium)에 따라 이름을 붙인다(laser medium, 그림 1.3). 이 구성매질은 기체(아르곤, CO_2, excimer 레이저)이거나, 액체(pulsed dye 레이저), 고체[alexandrite, diode, erbium:yttrium-aluminium-garnet(Er:YAG), Nd:YAG, 루비 레이저] 또는 고체 상태(diode 레이저)이며, 섬광등(flashlamp) 같은 외부 전원에 의해 자극을 받는다. 레이저 매질은 광학기(혹은 공진기) 안에 있으면서 자극으로 인해 방출되는 방사선 빛의 파장을 결

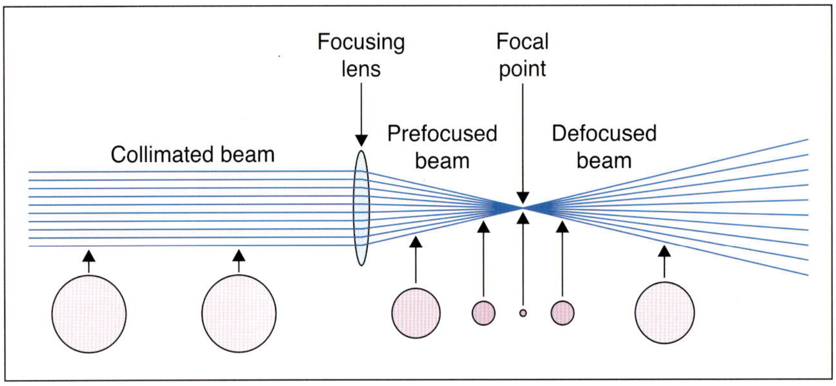

그림 1.2 지향성을 갖는 광선의 빔 도식

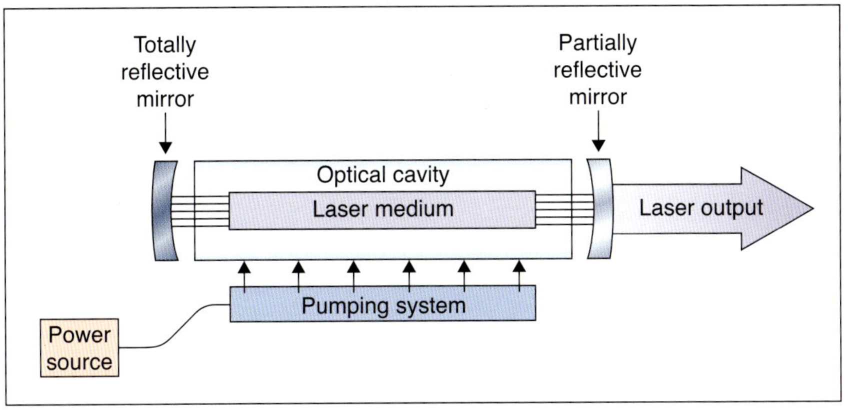

그림 1.3 레이저 장치 도형
외부 전원, 공진기(reasonator cavity) 안의 활성 매질, 완전 또는 부분 반사경 등이 표시되어 있다.

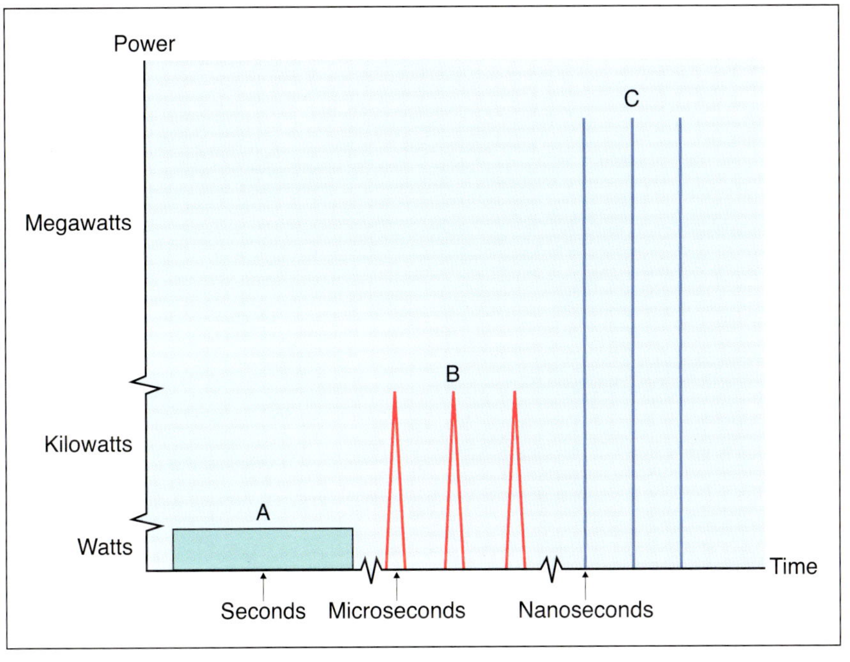

그림 1.4 펄스 타입에 따른 간단한 표시 그래프

정한다. 광학기 축에 평행하게 이동하는 광자는 두 개의 마주보는 반사체 사이에서 반사되어 같은 축 방향으로 방출을 자극한다. 이때 사용되는 두 개의 반사체 중 하나는 완전 반사체이고 다른 하나는 부분 반사체이다. 외부 전원에 의해 자극되어 부분 반사체를 통해 빛이 방출될 때까지 빛의 증폭이 일어난다. 방출 후 빛은 전달시스템으로 들어가 작동 핸드피스로 송출된다. 전달시스템은 빛의 전달 경로로 반사체를 통해 방출되어 섬유광학 케이블(fiberoptic cable)이나 접힘팔(articulated arm)의 형태를 취하게 된다. 섬유광학 케이블은 가볍고 조작이 쉬운 장점이 있으나, 작동, 이동, 청소 시 작동 범위 이상으로 구부리거나 뒤틀게 되면 손상을 받으므로 주의가 필요하다. 또 부품 교체 시 비용이 수천 달러에 달하는 경우가 있고, 대개 판매회사에서 그 교체를 보장해 주지 않기 때문에 운용 비용이 추가로 많이 들 수 있다. CO_2, Er:YAG 레이저나 펄스가 짧은 Q-switched 레이저 시스템에서 방출되는 빛은 섬유소 형태로는 유지하기 어렵기 때문에, 여러 반사체를 이용한 접힘팔이 필요하다. 각 전달 시스템은 렌즈에 의해 빛이 집광되거나 전달되는 핸드피스에서 끝나게 된다. 피부에 조사하기 위한 시간의 범위를 정하기 위해 사전에 각 전달시스템으로 스캔해 볼 수 있다.

레이저는 또한 광선 펄스 특성을 지속성(continuous), 펄스성(pulsed), 질 변환성(quality switched, Q-switched)으로 분류할 수 있다(그림 1.4 각각 A, B, C). 지속성 빛은 CO_2 레이저에서 나오는 것처럼, 비교적 낮은 에너지의 방해받지 않는 빛으로 구성된다. 또, 이것은 셔터를 닫음으로써 개개의 에너지 펄스를 전달할 수 있다. 그러나 기계적으로 셔터를 닫는 것만으로는 각각의 '펄스들'이 임상에서 사용될 수 있을 정도의 충분한 에너지를 가지고 있지 않기 때문에, 별 도움이 되지 않을 수 있다. 따라서 높은 에너지를 순간적으로 방출하기 위하여 superpulsing이라는 다른 변형 방법이 고안되었다. 그러나 "quasi-continuous" 레이저는 매우 짧은 간격으로 펄스를 내보내므로 펄스와 펄스 사이에 충분한 냉각 시간을 갖지 못한다. 이것은 지속성 레이저와 매우 유사한 효과를 나타낸다. 이러한 예로 pulsed dye 레이저, 정상 모드의 alexandrite 레이저, diode 레이저, 펄스의 천분의 1초나 백만분의 1초 범위인 Ultra pulse CO_2 레이저 등이 있다. 질 변환성(quality switched) 레이저 또는 Q-switched 레이저는 매우 짧은 펄스(5~100 ms)와 높은 에너지를 갖는다. 이러한 특성은 두 개의 편광자(polarizer)로 구성되는 전기광학 스위치(electrooptical switch)에 의해 발생한다. 그 징열(alignment)에 따라 빛을 통과시킬 수도 차단할 수도 있다. 펄스 폭이 다양하여 표적이 되는 발색단(chromophore)의 열이완 시간(thermal relaxation time)에 근접하게 된다.

조직 광학 (Tissue optics)

피부에 조사되는 광선은 다음의 네 가지 형태로 반응한다(그림 1.5).

1. 반사(reflection)
2. 흡수(absorption)
3. 산란(scattering)
4. 투과(transmission)

반사

피부에 닿은 광선의 4~6%는 각질층에서 반사된다.

흡수

광자의 흡수는 Beer의 법칙으로 설명할 수 있다.

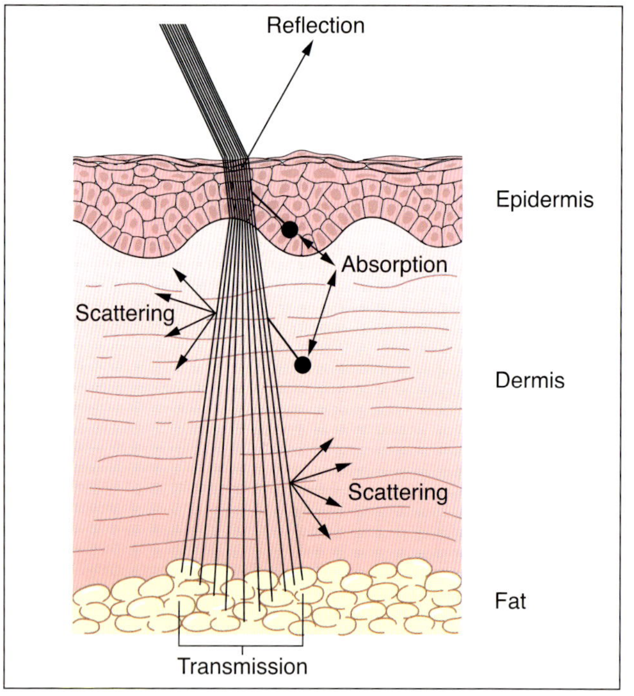

그림 1.5 피부에 조사되는 빛의 형태

조직을 통해 투과되는 특정 파장 빛의 세기는 초기 강도뿐 아니라 소실길이(extinction length, 90%의 광선이 흡수되는 거리)에 따라 결정된다. 빛이 흡수되지 않으면 조직에 영향을 미치지 않는다. 광자가 표적 분자나 발색단에 흡수되면, 모든 에너지는 분자로 전달된다. 피부 레이저 치료의 원리는 빛이 파장, 에너지, 펄스 등 세 가지 요소에 의해 조절된다는 것으로, 특정 발색단은 빛을 흡수하여 그 조직이 손상을 받으나, 그 외의 다른 발색단에서는 흡수가 일어나지 않아 손상을 받지 않게 된다.

인체 내의 중요한 발색단으로는 멜라닌, 혈색소, 물, 콜라겐 등이 있다(그림 1.6). 멜라닌은 정상적으로 피부 상피와 모낭에 존재하며, 태양광으로부터 인체를 보호하는 작용을 하는데, 자외선과 가시광선은 흡수하나, 적외선 근접광선은 잘 흡수하지 못한다. 헤모글로빈은 UVA, 청색(400 nm), 녹색(541 nm), 황색(577 nm)에서 최대 흡수 파장을 가지며, 콜라겐은 가시광선이나 근적외선에서, 물은 중간적외선, 원적외선에서 최대 흡수 파장을 갖는다. 그 밖에도 많은 외인성 발색단이 있으나, 이 책에서 제일 중요하게 논의되는 발색단은 문신에 사용되는 잉크이다.

산란

산란은 대부분 피부 진피층의 콜라겐에 의해 일어난다. 콜라겐 분자는 가시광선이나 근적외선 파장에 대해 그 크기가 유사하여 산란이 대개 전방으로 일어나나 상부 진피층에서는 후방 산란이 일어나기도 한다. 피부에서는 다른 두 가지 형태의 산란도 일어나는데, 이는 모든 방향으로 일어나는 약한 산란이라고 불리는 것으로, 입사되는 빛의 파장보다 작은 분자에 의해 일어나는 것과 입사되는 빛의 파장보다 큰 분자에 의해 전방으로 일어나는 것이 있다. 산란은 표적이 되는 발색단에 흡수되는 빛 에너지량을 급감시키고, 조직에 대한 효과를 떨어뜨릴 수 있기 때문에 임상적으로 중요한 의미를 갖는다.

산란은 파장이 길수록 줄어들기 때문에, 모낭의 치료 같은 심부 진피층의 치료에는 장파장을 사용하는 것이 적합하다. 600~1200 nm의 파장이 피부 치료에 적합한 파장으로, 이 범위에서는 산란이 적을 뿐 아니라 다른 내인성 발색단에 의한 흡수도 최소화할 수 있다.

투과

나머지 빛은 피하조직으로 투과된다. 이것은 상당부분 파장에 의해 좌우되는데, 파장이 짧은 경우(300~400 nm)에는 산란이 일어나 0.1 mm 이상 투과하지 못한다. 파장이 600~1200 nm의 범위에서는 산란이 적어 더 깊은 곳까지 빛이 도달할 수 있다.

빛과 조직의 상호작용 (Light-Tissue Interaction)

빛의 파장은 빛이 발색단에 흡수되는 범위에 영향을 준다. 특정 부위에 변화를 주기 위해서는 빛이 단순히 흡수되는 것 외에 충분한 양의 에너지를 가지고 있어야 한다. 일반적으로 에너지의 단위로는 Joules(J)이 많이 사용되지만, 여기에서는 'fluence' 또는 'enregy density' (J/cm^2)가 임상적으로 더 많이 사용된다. 'power' 는 시간당 공급되는 에너지의 비율이며, 그 단위로는 Watts(J/s)가 사용된다. 'Irradiance' 라는 단어는 'power density' 또는 단위 면적당 공급되는 에너지 비율로 W/cm^{2}가 사용된다.

이러한 성질에 따라 빛은 다음과 같은 세 가지 방법으로 조직에 영향을 준다.

1. 광자극(photostimulation)
2. 광역학 작용(photodynamic reaction)
3. 광열분해, 광기계적 작용(photothermolytic and photomechanical reactions)

광자극

명확한 근거는 없으나 낮은 에너지의 레이저는 상처의 치유를 촉진하는 것으로 생각된다. 이 기전에 대해서는 아직 명확하게 알려져 있지 않다.

광역학 작용

이것은 광역학 치료(photodynamic therapy)의 기초가 되며, 감광제(photosensitizer)나 그 전구물질을 국소적 또는 전신적으로 주입하는 것을 포함한다. 적절한 광원으로 조사를 계속하면 두 가지 형태의 광산화 반응(photooxidative reaction)과 즉각적인 세포독성 효과(immediate cytotoxic effect)가 나타난다. 광역학 치료는 *Pityrosporum acnes*와 같은 내재된 발색단 등을 이용하는데, *P. acnes*는 청색광의 조사로 없앨 수 있어 임상적으로도 호전된다.

광열분해와 광기계적 작용

선택적 광열분해의 이론은 표재성 혈관병변이나, 문신, 양성 피부착색 병변, 제모 등에 이용되어 왔다. 이 이론에 의하면 적절한 파장을 선택하면 표적과 그 주변 조직의 흡수계수가 큰 차이를 보이는데 표적이 되는 조직에 손상을 줄 수 있을 정도의 충분한 에너지를 가하여, 펄스가 열 이완시간보다 작거나 같은 경우, 표적이 되는 발색단에만 선택적으로 작용하여 파괴시키거나 손상을 줄 수 있다는 것이다. 열 이완시간(TRT)은 표적조직이 입사된 에너지의 63%를 방산하는 데 걸리는 시간이다. 이것에 대해서는 다음에 더 자세히 서술하기로 한다.

1. 파장

주요한 발색단의 흡수 스펙트럼과 피부과 영역에서 많이 쓰이는 레이저 파장과의 관계를 그림 1.6에 표시하였다.

입사광의 파장이 길어질수록 멜라닌은 그 흡수율이 떨어지는데 비해 혈색소는 최대 흡수 파장이 다양하다. 표적으로 하는 조직의 깊이도 고려해야 한다. 진피층에서 산란은 파장에 의해 많은 영향을 받으므로 흡수가 떨어지는 경우 파장을 길게 해주어 산란을 줄여 주고, 그 반대의 경우 파장을 짧게 해주어 흡수를 줄여 준다. 어떤 경우, 특히 멜라닌에서, 멜라닌이 넓은 스펙트럼(500~1200 nm)을 가지고 있기 때문에 단일 파장보다는 섬광등이 더 유용하다. 이것들은 레이저보다 제작 비용이 적게 들고, 필터(515~755 nm)를 사용하면 넓은 범위에서 사용이 가능하다. 이들의 펄스는 0.5~88.5까지 변경이 가능하고 펄스 사이의 간격도 1~300 ms까지 조절할 수 있다. 하지만 집중된, 높은 에너지가 필요한 시술에서는 섬광등을 레이저를 대신해서 사용할 수 없다.

2. 에너지 (energy fluence)

빛 에너지는 그 단위로 J가 사용되고, 단위 면적당 에너지 밀도로는 fluence, J/cm^{2}가 사용된다.

3. 열 이완시간 (Thermal Relaxation Time; TRT)

TRT는 표적 발색단의 크기에만 관계가 있어, 표적의 면적에 비례하며, nanoseconds(문신입자)부터 수백 msec 또는 그 이상(하지혈관)까지 다양하다.

어떤 조직의 표적, 특히 모낭과 같은 조직에서는 빛의 흡수가 일정하지 않아, '확장된 광열분해 반응이론'으로 빛을 이용한 제모과정을 더 잘 설명할 수가 있다. 이 이론에서는 '흡수기' 발색단(열이 발생되는 곳)과 그로 인해 최종적으로 손상을 받는 원격 '표적'을 구분하는데, 제모과정을 예로 들면, 모간(hair shaft) 내의 멜라닌과 기질세포는 흡수기로 작용하고, 반면에 협부(istmus)의 줄기세포(그리고 유두층의 혈관도)는 원격 표적이 된다. 표적에 선택적 손상을 줄 때까지 걸리는 시간을 열손상 시간(thermal damage time; TDT)이라고 한다. 이것은 1차 발색단(예; 멜라닌)과 주변 조직(예; 모낭)을 포함하여 전체 표적을 63% 냉각시키는 시간으로, 전체 표적 뿐 아니라 1차 발색단까지 포함된다. 발색난에서 선제 표적으로 열이 전도되는 시간이 있어 TDT는 TRT 보다 길다.

이 이론의 결과에 대한 실질적인 결과를 '열동학적 선택성(thermokinetic selectivity)' 이라고 한다. 이것은 큰 물체가 작은 것에 비해 더욱 천천히 냉각되기 때문에 광원을 적절히 조절하는 경우 큰 물체가 더 조직에 손상을 많이 줄 수 있는 높은 온도에 도달하게 된다

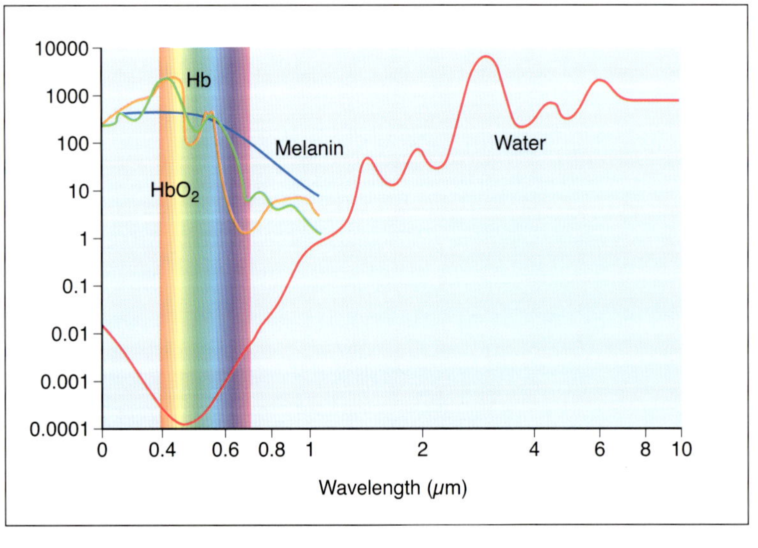

그림 1.6 중요 조직 발색단(chromophore)의 흡수 스펙트럼

는 것이다.

일례로 광원을 이용한 제모과정을 들 수 있는데, 이 과정에는 모낭의 멜라닌(30~100 ms)에 비해 상피의 멜라닌(1 ms)에서 TDT보다 긴 펄스를 사용한다. 따라서 5~50 ms 펄스의 레이저 또는 광원은 에너지를 모낭에 축적할 수 있고 또한 이곳에 열에 의한 소작을 일으킬 수 있다. 이렇게 모낭에 에너지가 전달된다고 하더라도 상피층은 냉각되어 그 온도가 열 소작이 일어나는 역치 이하로 유지되어 손상을 받지 않게 된다.

조직의 냉각

500~1200 nm 파장의 빛은, 그 파장에 따라 혈색소나 멜라닌 중 어느 한쪽에 더 잘 흡수되는 경향이 있으나, 완전히 한쪽에만 선택적으로 흡수되는 것은 아니다. 따라서 상피층의 멜라닌은 의도적으로 직접 조사된 빛과 산란으로 일어난 빛 모두를 흡수하게 된다. 열에 의해, 특히 유색 피부에서 물집, 색소이상침착, 흉터 등 상피조직 손상을 받을 수 있다. 이런 손상의 위험성을 줄이기 위해 각 표적 발색단의 깊이와 흡수 특성에 맞추어 파장을 잘 선택해야 한다. 이런 환자의 경우 긴 펄스를 사용하고 표피층의 냉각기법을 이용하여 손상을 줄일 수 있다. 이때 사용되는 냉각요법은 치료 전이나 치료 중, 혹은 치료 후에 사용되거나 또는 모든 경우에 사용될 수 있다.

냉각요법은 다음과 같은 세 가지 형태로 시행할 수 있다.

1. 기냉식 (cold air convection)

공기에 의한 냉각 방식으로 치료 부위를 영하 30 ℃까지 냉각시킬 수 있다.

2. 접촉식 (contact cooling)

여기에 사용되는 것으로는 단순한 얼음팩이나, 차가운 물을 투명한 플레이트 사이로 통과하게 하여 만든 보다 복잡한 시스템 등이 있으며, 여기에서는 주로 유리보다 열전도율이 좋은 사파이어가 사용된다. 아무리 훌륭한 냉각 방법이 사용된다고 하더라도, 주변의 습기가 플레이트에 응축되어 피부 시야를 흐리게 할 수 있으므로 자주 치료 부위를 닦아 주어야 한다.

3. 냉각가스 스프레이 (cryogen spray[dynamic] cooling)

레이저 펄스를 조사하기 직전에 냉각가스를 피부에 직접 뿌려주어 피부를 냉각시킨다. 증발에 의한 냉각은 열전달 계수가 매우 높아 전냉각법(pre-cooling)이 가장 효과적인 방법이다. 시간에 맞추어 자동조작 방법으로 이것을 사용하면 비교적 효과를 정확히 예측할 수 있고 재현성이 좋다.

피부 냉각기법을 사용하였을 때 얻을 수 있는 가장 중요한 이점은 높은 에너지 fluence에서 치료를 할 수 있어 치료 효과를 높일 수 있으며, 궁극적으로는 치료 횟수를 줄일 수 있다는 점이다. 냉각기법은 또한 모든 형태의 피부에 대해 적용할 수 있다. 더욱이 냉각기법을 사용하는 경우 치료시 통증을 줄일 수 있어, 국소주사나 국소도포로 사용하는 마취제의 사용을 줄일 수 있다. 그러나 과도하게 냉각하면 냉각에 의한 손상을 가져올 수 있다.

빛과 조직의 관계: 임상적 적절성

표재성 혈관병변

577 nm 파장은 선택적으로 혈색소에만 흡수되기 때문에 초기 pulsed dye 레이저를 이용한 표재성 혈관병변의 치료에 사용되었다. 이후 더욱 장파장으로 인해 산화 혈색소에 대한 흡수율이 떨어짐에도 불구하고, 585~600 nm 파장의 빛이 진피층까지 더 잘 침투될 수 있다는 이점으로 인해 577 nm 파장을 대체하여 사용하게 되었다. 초기 pulsed dye 레이저(PDLs)는 직경 10~50 ㎛인 혈관의 TRT가 1 ms 이하인 것을 근거로 펄스를 0.45 ms로 설정하였다. 이론상의 모델은 TRT를 조금 낮게 계산한 것으로 생각되며, 실제로는

생체내 연구를 통해서 직경이 30~150 ㎛인 혈관에서는 1~10 ms인 것으로 밝혀졌다. 결과적으로 새로운 PDL은 펄스를 40 ms까지 가능하게 하였고, 585 nm의 PDL은 병변혈관이 비교적 작은 소아 포도주색반점(port wine stain; PWS) 치료의 제 1선택이 되었다. 595 nm는 1.5~6 ms의 보다 긴 펄스로 치료가 잘 되지 않는 혈관병변이나 성인 PWS를 치료하는 데 사용되었다.

냉각가스 스프레이로 냉각시키면서 높은 에너지를 긴 펄스와 짧은 펄스(1.5~4.0 ms) PDL을 통해 조사하는 것으로 PWS를 치료하였다. 적절한 fluence와 10 ms나 그 이하의 펄스로 치료한 경우, 시술 직후 병변부위에 자반증 변화가 나타난다. 냉각요법과 펄스를 길게 하는 것으로 그 정도를 줄일 수 있기는 하지만, 효과적인 치료를 위해서는 시술 후의 시술부위 자반증 변화가 불가피 한 것으로 생각된다. 혈관 기형 치료에 유용한 다른 레이저로는 potassium titanyl phosphate (KTP) 레이저(532 nm)가 있다. KTP 레이저는 섬광등이나 diode에 의해 작동되며, 연속된 짧은 펄스가 합쳐져 자반증 발생이 없는 넓은 펄스 효과(quasicontinuous)를 나타낸다는 특징이 있다. KTP 레이저에 의해 생성된 빛은 혈색소(그리고 멜라닌까지)에 매우 높은 흡수율을 보이나, 그 파장은 깊게 통과하지 못하고 표재부분에 한정된다. KTP 레이저의 가장 큰 장점은 자반증 발생이 없다는 것이다.

섬광등은 spot size가 크고, 접촉식 냉각을 사용하며 치료시간이 짧고 자반증 발생 경향이 적다. Alexandrite(755 nm)와 Nd:YAG(1064 nm) 레이저는 파장이 긴 빛을 발산하여 비교적 깊은 진피층까지 빛이 침투하는데, 후자는 900~1000 nm에서 혈색소에서 최대 흡수 파장을 갖는다.

하지 모세정맥은 비교적 정수압(hydrostatic pressure)이 높아 경화치료에 가장 잘 반응한다. 그럼에도 불구하고 파장이 585~600 nm, fluence 7~9 J/cm^2, 펄스가 긴(1.5~4.0 ms) PDLs이 작은 표재성 정맥의 치료에 유용한 경우가 있다. 경화치료에 금기인 경우, 크기가 크고 심부에 위치하는 혈관은 효과적인 냉각기법과 함께 3~4 mm spot으로 높은 에너지 fluence, 긴 펄스로 치료하는 경우 잘 반응한다.

파장은 표적으로 하는 혈관의 깊이에 따라 선택한다. 3 ms alexandrite 레이저(755 nm)를 86 J/cm^2 fluence로 치료하는 경우 직경 3 mm 이내의 하지 혈관은 75%가 없어지는 것으로 보고되고 있다. fluence가 100 J/cm^2 이상이고 펄스가 1초 이상인 새로운 Nd:YAG 레이저도 큰 혈관의 치료에 사용되고 있다.

문신과 양성 착색병변

(Tattoos and benign pigmented lesions)

멜라닌은 자외선-1200 nm 범위의 파장을 흡수한다(그림 1.6). 파장이 길어지면 짧은 파장에 비해 흡수율은 낮아지지만 더 깊은 곳까지 투과할 수 있다. 예를 들면 Q-switched Nd:YAG(1064 nm) 레이저에서 나오는 빛은 진피층 2~3 mm까지 침투하여 오타모반과 같은 심부 진피층에 있는 색소 제거에 적합하다. KTP 크리스탈을 통해 빛을 통과시키면 주파수(frequency)는 2배가 되고, 파장은 절반(532 nm)이 된다. 파장이 짧으면 더 짧은 거리만 투과하기 때문에 주근깨 같은 상피색소의 제거에 유용하다. 1 mm 이내로 투과하는 루비 레이저(694 nm)는 주근깨나 담갈색 구진 같은 표재성 병변의 치료에 가장 유용하게 사용된다.

Q-switch는 단지 수 ns의 펄스를 만들어 내는 전자광학 기기이다. 비록 ns의 영역보다 낮은 문신입자의 TRT보다 길기는 하지만, 이것은 예측되는 멜라닌 소체(0.5~1 ㎲)의 TRT의 범위 안에 있도록 고안되었다. 섬광등은 여기에서는 비교적 긴 millisecond 범위의 펄스를 생성한다. ns의 빛은 멜라닌과 염색잉크를 분해시키고, 분산시킬 수 있어 그 광학적 성질을 변화시킬 수 있다. 피부가 하얗게 되는 것은 이렇게 부서진 입자들이 활성화된 대식세포에 의해 림프계로 제거되기 때문이다. 일부는 경상피적(transepidermal)으로 제거되기도 한다.

흑색 또는 청색 문신 잉크는 가시광선과 적외선 부근에서 넓은 범위의 파장을 흡수한다. 녹색 잉크는 Q-switched 루비(694 nm), Q-switched alexandrite (755 nm)에 잘 반응하나 그렇지 않은 경우도 종종 있다. 반대로 적색잉크는 frequency doubled Nd:YAG

(532 nm) 레이저에서 나온 녹색 광선에 가장 잘 반응한다. Nd:YAG 레이저는 청색, 흑색 문신 잉크에는 효과적이나 녹색 색소에는 그렇지 못하다. 이러한 레이저들이 착색된 피부에 있는 문신의 제거에 성공적으로 사용되어 왔다. 레이저를 통한 문신의 치료에서 철이나 산화티타늄(titanium oxide)을 포함한 적색, 갈색, 흰색, 또는 살색 잉크 등은 화학적으로 반응하여 영구적으로 회색이나 검정색으로 남게 된다. 이런 것은 계속적인 치료를 통해 연해질 수도 있다. 이런 색소들은 미용화장, 변장, 문신 등에 이용되기 때문에, 시험적으로 한 번 해 보고 나서 결정하는 것이 중요하다. 노란색이나 파스텔 색조 등은 제거가 어렵고, 완전히 제거되는 경우도 드물다. 비전문가에 의한 문신은 일반적으로 전문가에 의한 문신보다 치료 가능성이 낮다.

제모

광선을 이용한 제모의 정확한 기전은 아직 완전히 밝혀지지 않고 있다. 이 책에서는 선택적 열분해 반응을 근거로 설명하고 있다. 그러나 표적은 대개 줄기세포(주로 하부 협부에 있는)와 유두층의 혈관이며, 흡수하는 발색단은 모간과 모기질세포에 있는 멜라닌이다. 따라서 금발이나 흰머리털은 치료에 잘 반응하지 않는다. 600~1200 nm 스펙트럼의 방사선은 멜라닌에 흡수되고 장파장에서 진피층까지 투과한다. 정상 모드에서 루비(694 nm), alexandrite(755 nm), diode(800 nm), Nd:YAG(1064 nm) 레이저는 spot size에 따라 20~60 J/cm^{2}의 fluence를 사용한다. 200~300 μm 크기의 모낭(follicle)의 TRT는 약 25~50 ms이나 이보다 더 짧은 펄스도 효과적인 것으로 보인다. 최근에는 매우 긴 펄스(30~400 ms)가 멜라닌을 포함하지 않았거나 멜라닌이 풍부한 모낭과 직접 인접해 있지 않은 줄기세포와 유두층 혈관에 더 효과적으로 손상을 줄 수 있는 것으로 밝혀졌다. 이러한 현상은 '확장된 선택적 광열분해이론'으로 설명될 수 있다. 긴 펄스의 사용과 광원에서의 에너지를 제한함으로써 광 흡수기(즉 모간의 멜란닌)에 의해 생성된 열은 그 구조와 광학적 특성이 변하지는 않지만, 낮은 수준으로 유지되고, 따라서 더 이상의 광선 흡수를 방해한다. 하지만 발생한 열은 원격 표적(즉 줄기세포와 유두상 혈관)까지 흩어져, 그것을 변성시킬 수 있을 정도로 높다. 이런 흡수기 발색단과 원격 표적 사이의 시간상의 지체를 열손상 시간(TDT)이라고 하는데 이것은 TRT보다 매우 길다.

피부착색 병변 환자에게 장파장(1064 nm)과 냉각장치를 사용하는 것은 피부 손상과 그 결과로 인한 색소 변성과 흉터 등의 위험성을 줄여 주기 때문에 중요하다. 그러나 일부 환자 중에는 이상하게 오히려 털이 더 자라는 현상을 보이기도 한다.

피부재생 (Resurfacing)

박피성 레이저 피부재생 (Alative laser resurfacing)

이것은 초기에 pulsed, scanned CO_2 레이저를 이용하여 시행되었으며, 상피층, 가끔은 진피층까지 제거하는 직접적인 효과가 있다. 그러나 동시에 열손상 때문에 하부 진피층의 손상과 콜라겐 변성, 위축을 초래한다. 회복기에는 상부 진피층의 섬유화 또는 '콜라겐 리모델링' 뿐 아니라, 모낭과 다른 부속 기관으로부터 재상피화가 일어난다. CO_2 레이저는 발색단인 물에 잘 흡수되지 않는 빛(10600 nm)을 내기 때문에, 비교적 높은 침투율(30 μm)을 나타낸다. 또한 조사광이 높지 않으면 초기에 의도했던 것보다 제거율은 적어지고, 열 손상은 많아진다. 결과적으로 Er:YAG 레이저는 물에 잘 흡수되고 침투율이 낮은(3 μm) 빛(2940 nm)을 발산하도록 개발되어 판매되었다. 다시 말해서, 제거는 잘 되지만 열 손상은 적다는 말이다. 그러나 지혈과 큰 효과를 위해서는 어느 정도의 열 손상이 필요하다는 것이 명백해졌다. 그 후 Er:YAG 레이저는 열 손상을 조금 더 주도록 개량되었다. 따라서 현재는 2도 화상과 같은 합병증이 생기지 않도록 하기 위해 관심이 집중되고 있다.

비박피성 피부재생 (Nonablative resurfacing)

이 과정은 상피에 손상을 주지 않고 상부 진피층에만 영향을 주는 것을 목표로 한다. 따라서 이것을 위해서는 상피 냉각 시스템이 반드시 필요하며 진피층에도 영향을 줄 수 있도록 충분히 침투가 가능한 파장을 선택해야 한다. 다른 용도로 개발되던 것을 포함해서 여러 가지 레이저와 광원이 연구되고 있다.

참고문헌

Altshuler GB, Anderson RR, Manstein D, et al 2001 Extended theory of selective photothermolysis. Lasers in Surgery and Medicine 29:416–432

Anderson RR, Parrish JA 1981 Microvasculature can be selectively damaged using dye lasers: a basic theory and experimental evidence in human skin. Lasers in Surgery and Medicine 1:263–276

Anderson RR, Parrish JA 1983 Selective photothermolysis: precise microsurgery by selective absorption of pulsed radiation. Science 220:524–527

Ara G, Anderson RR, Mandel KG, et al 1990 Irradiation of pigmented melanoma cells with high intensity pulsed radiation generates acoustic waves and kills cells. Lasers in Surgery and Medicine 10: 52–59

Bennet WR Jr, Faust WL, McFarlane RA, et al 1962 Dissociative excitation transfer and optical laser oscillation in NeO2 and ArO2 RF discharges. Physiological Reviews 8:470–473

Chang C-J, Kelly K, van Gemert MJC, Nelson JS 2002 Comparing the effectiveness of 585nm vs. 595nm wavelength pulsed dye laser treatment of port wine stains with cryogen spray cooling. Lasers in Surgery and Medicine 31:352–358

Chang C-J, Nelson JS 1999 Cryogen spray cooling and higher fluence pulsed dye laser treatment improve port-wine stain clearance while minimizing epidermal damage. Dermatologic Surgery 25:767–772

Dierickx CC, Alora MB, Dover JS 1999 A clinical overview of hair removal using lasers and light sources. Dermatologic Clinics 17:357–366

Dierickx CC, Casparian JM, Venugopalan V, et al 1995 Thermal relaxation of portwine stain vessels probed in vivo: the need for 1–10 millisecond laser pulse treatment. Journal of Investigative Dermatology 105:709–714

Garden JM, Bakus AD 1997 Laser treatment of portwine stains and haemangiomas. Dermatologic Clinics 15:373–383

Geronemus RG, Lou WW 2001 Treatment of port-wine stains by variable pulse width pulsed dye laser: a preliminary study. Dermatologic Surgery 27:903–905

Geronemus RG, Quintana AT, Lou WW, Kauvar AN 2000 High-fluence modified pulsed dye laser photocoagulation with dynamic cooling of port-wine stains in infancy. Archives of Dermatology 136:942–943

Goldman L, Nath G, Schindler G, et al 1973 High power neodymium-YAG laser surgery. Acta Dermato-Venereologica (Stockholm) 53:45–49

Goldman L, Wilson R, Hornby P 1965 Radiation from a Q-switched ruby laser: effect of repeated impacts of power output of 10megawatts on a tattoo of man. Journal of Investigative Dermatology 44:69–71

Goyal S, Arndt KA, Stern RS, et al 1997 Laser treatment of tattoos; a prospective, paired comparison study of the Q-switched Nd:YAG (1064nm), frequency doubled Nd:YAG (532nm) and Q-switched ruby lasers. Journal of the American Academy of Dermatology 36:122–125

Johson LF 1961 Optical maser characteristics of rare earth ions in crystals. Journal of Applied Physiology 34:897–909

Jones A, Roddey P, Orengo I, Rosen T 1996 The Q-switched Nd:YAG laser effectively treats tattoos in darkly pigmented skin. Dermatologic Surgery 22:999–1001

Kienle A, Hibst R 1997 Optimal parameters for laser treatment of leg telangiectasia. Lasers in Surgery and Medicine 20:346–353

Kilmer SL, Lee MS, Grevelink JM, et al 1993 The Q-switched Nd:YAG laser effectively treats tattoos: a controlled dose–response study. Archives of Dermatology 129:971–978

Maiman T 1960 Stimulated optical radiation in ruby. Nature 187:493–494

Patel CKN, McFarlane RA, Faust WL 1964 Selective excitation through vibrational energy transfer and optical laser action in N2CO2. Physiological Reviews 13:617–619

Tan OT, Murray S, Kurban AK 1989 Action spectrum of vascular specific injury using pulsed irradiation. Journal of Investigative Dermatology 92:868–871

Tse Y, Levine VJ, McClain SA, Ashinoff R 1994 The removal of cutaneous pigmentary lesions with the Q-switched ruby laser and the Q-switched neodymium:yttrium-aluminium-garnet laser: a comparative study. Journal of Dermatology and Surgical Oncology 20: 795–800

Waner M, Suen JY 1996 Lasers in head and neck cancer. In: Suen JY, Myers E (eds) Cancer of the head and neck. WB Saunders, New York

Weiss RA, Weiss MA 1999 Early clinical results with a multiple synchronized pulse 1064nm laser for leg telangiectasias and reticular veins. Dermatologic Surgery 25:399–402

2

혈관병변

Vascualr Lesion

Karen H. Kim, Thomas E. Rohrer, Roy G. Geronemus

서론

표재성 혈관병변은 피부과에서 레이저 치료의 대상이 되는 가장 흔한 질환 중의 하나이다. 혈관병변의 치료에는 올바른 진단과 함께 생물학적 특성에 대한 정확한 이해가 필요하다.

이번 장에서는 모세혈관확장증(telangiectasia), 홍반(erythema), 혈관이상(vascular anomalies) 등 선천성 및 후천성 혈관질환의 검사와 치료에 대해 알아보겠다. 레이저 및 광선 기술의 획기적인 발전은 이러한 혈관성 질환의 치료에 많은 진보를 가져왔다. 혈관질환과 같이 비교적 흔한 질환의 치료는 치료 반응성이 좋고 통증이 적으며 모든 피부형태에 맞추어 시행할 수 있어야 한다.

선택적 광열분해의 이론은 적절한 파장의 빛을 적절한 펄스로 충분히 공급함으로써, 주변 구조의 손상없이, 치료하고자 하는 특정 피부 부위의 발색단(chromophore)을 조준할 수 있다는 것이다. 따라서 치료하고자 하는 부위만 선택적으로 치료하여 주변 구조의 손상을 최소로 하는 것이 치료의 관건이라고 할 수 있다. 혈관병변 치료에 있어서 표적이 되는 발색단은 산화혈색소(oxyhemoglobulin)이다. 산화혈색소는 18 nm, 542 nm, 577 nm에서 빛을 최대로 흡수한다. 혈관병변의 치료 목표는 산화혈색소를 그 발색단으로 선택하고 그 주변혈관이 충분한 양의 에너지를 흡수하게 하여 그 혈관을 응고시키는 것이다(그림 2.1). 주변 구조의 열 손상을 최소화하기 위해 레이저 펄스는 치료 대상의 열이완 시간(thermal relaxation time)과 같거나 좀 더 짧아야 한다. 열이완 시간은 치료 대상의 냉각 시간으로 치료 대상의 면적에 비례한다. 예를 들어, 포도주

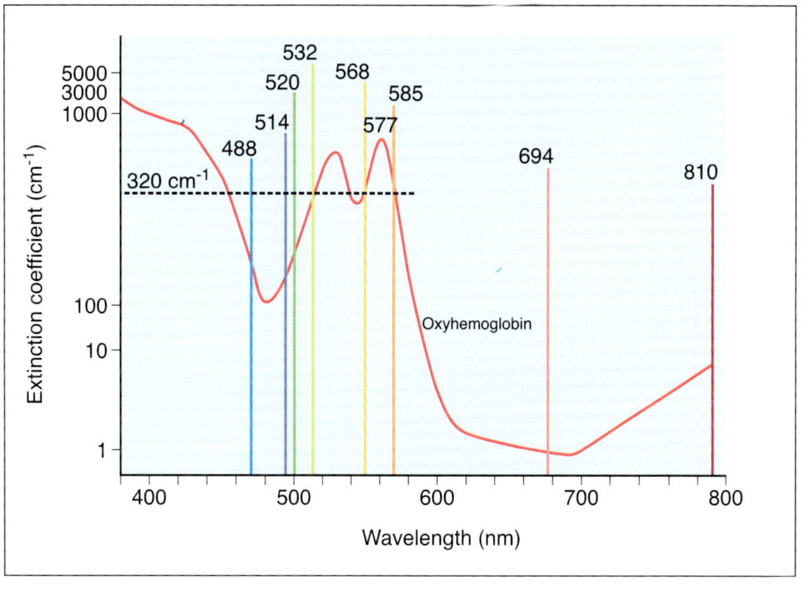

그림 2.1 산화혈색소의 광흡수 커브

색반점은 직경이 평균 50~100 ㎛인 혈관을 포함하고 있으며, 열이완 시간은 대략 1~10 ms이다. 만일 펄스 시간이 열이완 시간보다 길면 열의 확산을 초래하여 다른 구조에 손상을 주게 된다.

각기 다른 효과와 안전성이 있는 여러 가지 레이저가 혈관성 피부질환의 치료에 사용되고 있다. 여러 레이저 중 혈관병변의 치료에 처음으로 중대한 진보를 보인 것은 1970년대부터 사용된 488 nm와 514 nm의 지속성 아르곤 레이저이다. 초기 아르곤 레이저의 사용에 관한 보고서에서는 아르곤 레이저에서 발산되는 청색-녹색 광서(blue-green light)이 산화혈색소에 잘 흡수되어 매우 효과적인 것처럼 보였었다. 하지만 불행하게도 지속성 레이저 시스템(시간의 경과에도 외부출력의 변화가 거의 없거나 항시 같은 출력의 빛에너지를 방출하는 시스템)은 비특이적으로 표재성 진피의 응고와 괴사를 유발하였고, 때로는 많은 흉터와 피부변색도 관찰되었다. 성인의 1%에서 그리고 12세 이하 소아의 38%에서 영구적인 피부변색과 흉터가 생긴 것으로 보고되었다.

황색 범위(577 또는 585 nm)에 조절된 파장을 가진 아르곤 생성 조절 색소(argon pumped tunable dye)는 혈관에 보다 선택적으로 반응하며, 이는 488~638 nm의 파장을 갖는 quasicontinuous wave mode 레이저로서 577~585 nm에서도 작동할 수 있다. 이 레이저는 진폭을 20 ms로 변화할 수 있지만, 임상에서 실제 사용되기 위해서는 최소 펄스 100 ms 이상이 요구된다. 이 레이저 시스템은 전통적인 색소에 비해 시술 후 자반증이나 색소침착이 매우 적다는 장점이 있지만, 위축성 혹은 과형성 흉터가 비교군보다 25% 높게 나타난다.

1981년에 상용화된 copper vapor 레이저와 copper bromide 레이저는 quasicontinuous wave mode 레이저로서 578 nm 황색 광선을 낸다. 이 레이저는 510 nm 파장으로도 사용이 가능하여 피부색소침착 병변의 치료에 이용될 수 있는데, 초당 6,000~15,000회의 빈도로 20 ns 파동의 빛을 발산한다. 다양한 형태의 혈관 병변이 이러한 중금속 vapor 레이저로 잘 치료되는데, 안면 모세혈관확장증(Facial telangiectasia), 체리상 혈관종(cherry angioma), 화농성 육아종(pyogenic granuloma) 등이 이 copper vapor 레이저와 copper bromide 레이저로 성공적으로 치료된다. 또 긴 열이완 시간을 갖는 큰 혈관도 이 레이저 치료에 적합하다. 그러나 표피와 진피의 멜라닌에도 에너지가 흡수되기 때문에 이 치료는 Fitzpatrick 피부 타입Ⅰ 또는 Ⅱ와 같이 피부가 흰 사람에 제한되는 단점이 있다. 이 레이저 치료를 검은 피부의 환자들에게 시행하는 경우, 염증 후 착색(postinflamatory pigmentation change)의 위험성이 높아, 검은 피부의 환자들에게는 시행하면 안 된다. 다른 부작용으로는 딱지(crusting)나 수포(blistering) 생성 등이 있다.

1989년에 소개된 pulsed dye 레이저(PDL)는 혈관 질환의 치료에 일대 혁명을 가져왔다. PDL은 개발된 지 얼마되지 않아 포도주색반점, 혈관종, 모세혈관확장증 등의 치료에 안전하고 효과적인 치료법으로 자리잡았다. 초창기 PDL은 577 nm의 레이저 빛을 발산하는데, 이는 산화혈색소의 마지막 최대흡수 파장(418, 542, 577 nm)이다. 이 파장을 585 nm로 연장시키면 PDL은 혈관에 대한 선택적인 작용에 대해서는 영향을 받지 않으면서도 보다 깊은 진피층까지 그 영향을 줄 수 있다. 현재 널리 이용되는 PDL은 펄스가 긴 585~595 nm 파장의 빛을 발산한다. 585 nm에 비해 595 nm 파장의 빛이 더 깊은 곳까지 에너지를 침투시킬 수는 있지만, 585 nm를 넘으면 산화혈색소에 대한 흡수가 떨어지게 된다. 이러한 흡수율의 저하를 보상하기 위해서 장파장의 PDL(595~600 nm)은 585 nm보다 PDL fluency를 20~50% 올려 주어야 한다. 이때 단위로 사용되는 fluency는 단위 면적당 에너지로 정의되며 그 단위로는 joules/cm²가 사용된다. 포도주색반점을 595 nm PDL을 사용하여 치료한 결과, 585 nm PDL을 사용한 것에 비해 월등히 좋은 임상결과를 보여 585 nm PDL을 사용하여 치료가 잘 되지 않았던 포도주색반점 병변이 치료되었다. 이 효과는 피부의 온도를 치료 전에 낮추는 냉각요법(cooling)을 사용하여 표피층을 열에서 보호함으로써 효과를 증대시킬 수 있었다. 이를 통해, 보다 많은 양의 에너지를 치료 대상이 되는 혈관까지 전달할 수 있으며 치료 중 통증도 감소시킬 수 있다.

포도주색반점의 치료에 사용되는 레이저의 열이완 시간은 1~10 ms이며 펄스가 1.5 ms인 변형된 PDL도

고안되었다. 이 변형된 시스템은 더 낮은 최대 에너지(lower peak energy)로 더 높은 fluency의 에너지를 가할 수 있기 때문에, 효과는 높이고 부작용은 감소시킬 수 있다.

이밖에도 Intense Pulsed Light(IPL), KTP, diode, alexandrite, Nd:YAG(1064 nm) 레이저 등의 레이저를 이용하여 혈관병변을 치료하고 있다. IPL시스템은 다색성(polychromic)의 비간섭성(noncoherent) 515~1200 nm 파장의 빛을 발산하며, 안면 모세혈관확장증, 씨바테씨 다형피부증(poikilodema of Civatte), 표재성 혈관종(superficial hemangiomas), 포도주색반점 등 여러 질환의 치료에 효과적인 것으로 보고되고 있다.

IPL시스템은 다양한 깊이에 있는 혈관에 작용할 수 있도록 광폭의 빛을 발산한다. IPL도 선택적 광열반응의 원리를 기초로 한다. 외측 단파장 빛을 차단하는 필터를 사용하고 청색-녹색에서 황색광선을 발산함으로써 표피혈관에 선택적으로 치료가 가능하다.

파장이 길수록 더 깊은 곳에 있는 혈관까지 침투할 수 있고 따라서 치료에 사용되는 PDL 사용의 제한요인은 투과되는 깊이의 정도이다. 레이저 치료 후, 조직학적 연구를 통해 PDL 치료는 1.16 mm보다 깊은 곳에 있는 진피혈관에는 응고작용이 적은 것으로 밝혀졌다. 이것은 파장이 길수록 더 깊이 침투할 수는 있지만, 산화혈색소의 레이저 에너지 흡수는 줄어들게 되기 때문이다. 따라서 이러한 흡수율의 감소를 보상하기 위해서는 단위 면적당 에너지인 fluence를 높여 주어야 한다. 따라서, IPL은 표재성과 심층의 혈관계에 효과적으로 영향을 미치기 위해서 장파장, 높은 fluence의 빛을 사용한다. 또한 IPL은 광범위하게 퍼져 있는 넓은 면적의 혈관병변 치료에도 이용될 수 있다. IPL의 또 하나의 중요한 장점은 긴 펄스의 레이저를 냄으로써, 전부분에 걸쳐 더 균일하게 가열과 응고작용을 유발할 수 있다는 것이다.

Frequency를 두 배로 한 Nd:YAG(또는 KTP)는 파장이 1064 nm인 neodymium:yttriumaluminum-garent(Nd:YAG) crystal을 사용하며, KTP 레이저는 파장이 532 nm인 potassium titanyl phosphate crystal(KTP)을 사용하는 continuous wave 레이저이다. 후자는 532 nm의 녹색 광선을 발하며 혈색소에 좋은 흡수를 나타낸다. Nd:YAG 레이저의 능동매질(active medium)은 1~3%의 neodymium ions을 도핑한 yttriumaluminum-garent(YAG) crystal이다. 도핑(doping)이란 의도적으로 크리스탈에 불순물을 증가시키는 과정으로, YAG 크리스탈은 Nd 불순물을 포함하게 된다. Nd:YAG 레이저는 전형적으로 제논 아크 램프(xenon arc lamp) 같은 비간섭광원에 의해 전원을 공급받고 빛을 집광하기 위해 Nd:YAG 크리스탈이나 diode 레이저의 곡선부 표면을 사용한다. 단일 펄스가 10~50 ms 지속될 때 나오는 충분한 에너지는 주변 손상을 최소화하여 그 결과로 생기는 자반증의 발생을 최소화하며 혈관을 서서히 가열하게 된다. 안면 혈관은 이 KTP 레이저에 부작용이 거의 없이 잘 반응한다. 파장이 1064 nm, 펄스 500 ms까지 가능한 Nd: YAG 레이저뿐만 아니라 파장이 755 nm, 펄스 2~20 ms인 alexandrite 레이저와 같은 장파장을 갖는 레이저도 혈관병변의 치료에 이용되어 좋은 결과를 나타낸다. 이들 레이저는 PDL이나 KTP 같은 파장이 짧은 레이저 치료에 잘 반응하지 않는 안면 망상정맥의 치료에 유용하게 사용될 수 있다. 특정 연구에서는 1개월간 단 1회의 치료로, 8개의 모든 안면 망상정맥이 100% 소실된 것으로 보고하고 있지만, 이 연구 결과는 조금은 예외적인 것으로 보이며 저자들의 임상경험으로 미루어 볼 때, 수차례의 치료는 필요한 것으로 생각된다.

혈관이상 (혈관종과 포도주색반점)

혈관성 병변은 신생아에게서 가장 흔한 피부 기형이다(표 2.1). 일단 혈관이상으로 진단되면 어느 정도 질병의 경과를 예측할 수 있고, 치료 방침이 결정되기 때문에 정확히 발견하여 진단하는 것이 중요하다. 이 질환은 증상의 발현양상과 임상경과로 정확한 진단을 할 수 있다. 출생 당시부터 병변이 존재하면서 신체의 성장과 함께 같은 비율로 커져가는 병변은 대개 혈관이상인 경우가 많으며, 반면에 출생 후 수주 이내에 발생하

혈관종과 포도주색반점의 진단					
	출생 시 존재?	신체의 성장과 같은 비율로 성장하나?	자연적으로 퇴축하나?	높은 정맥압에 따라 크기가 증가하나?	떨림이 촉진되나?
혈관종	No	Yes	Yes	No	No
혈관기형	Yes	No	No	Yes–정맥기형 No–동맥, 동정맥기형 또는 림프기형	No–정맥기형 Yes–동맥 또는 동정맥기형

표 2.1 혈관종과 포도주색반점의 진단

며 신체의 다른 부위의 성장보다 빠르게 증가하는 것은 대개 혈관종이다. 혈관이상의 분류는 지금까지 계속적으로 변화해 왔다. Virchow와 Wegner는 1800년대 후반 처음으로 조직학적인 특징에 근거하여 혈관질환을 분류하였다. 이 분류에 따르면 혈관종양은 맥관종(angioma)과 임파종(lymphangioma)으로 분류되었으며, 이것을 다시 '단순형(simplex)', '해면상형(cavernous)', '포도상형(racemosum)' 으로 세분하였다.

후에 Mulliken과 Glowacki는 혈관병변의 임상양상과 현미경 소견뿐 아니라 생물학적 행태까지 감안한 분류체계를 개발하였다. 그 분류에 따르면 두 가지의 중요한 하위 타입이 있다. 혈관종(hemangioma)과 혈관기형(vascular malformation)이 그것이다. 혈관기형은 출생 당시에 병변이 존재하였는지 여부와 증식양상에 따라 구분된다. 혈관기형은 출생 당시부터 존재하면서 신체가 성장하면 그 비율에 따라 함께 증가한다. 이것은 일생 동안 지속되면서 성인기에 결절성으로 발전하여 문제를 일으키고 특히 외상에 취약한 부분에서 그 위험성이 증가한다.

반대로 혈관종은 출생 당시에는 존재하지 않으며, 출생 후 수주 이내 발생하여 대개 출생 1년 이내에 신체 발육 비율에 비해 훨씬 빠른 속도로 자라서, 생후 1년이 지난 이후에는 서서히 퇴축한다. Mulliken은 혈관종을 그 진피와 피하지방층에서의 깊이에 따라 '모세혈관성(capillary)', '해면상(cavernous)', '모세혈관-해면상(capillary cavernous)' 으로 다시 분류하였다. 예전에 딸기형 혈관종(strawberry hamangioma)으로 불리던 모세혈관성 혈관종(capillary hemangioma)은 유두상 진피(papillary dermis) 내에 위치하는 것을, 말하고 해면상 혈관종은 망상진피(reticular dermis) 또는 피하지방층에 위치하는 것을 말한다. 또 모세혈관성-해면상 혈관종은 유두상진피, 망상진피, 피하지방층에 존재하는 것을 말한다. 또 Waner와 Suen은 임상적인 침범 깊이를 기준으로 '표재형', '심층형', '혼합형' 으로 나누어 혈관종을 분류하였다.

혈관종 (Hamangiomas)

혈관종은 1세 이하 소아의 12%에서 발견되는 가장 흔한 혈관이상(vascualr anomaly)이다. 남자가 여자보다 3배나 발병률이 높으며 병변의 60%가 두경부에 위치하는 것으로 알려져 있다. 대다수(80%)의 혈관종이 단일 병변으로 존재하며, 이러한 경우 진단을 위한 방사선학적 검사는 필요하지 않다. 하지만 다발성 병변인 경우 자기공명영상(Magnetic resonance imaging; MRI)을 이용하여 타 장기의 침범 여부를 확인하여야 한다.

대다수의 혈관종은 전형적으로 출생 후 수주 이내에 발견되며 혈관종의 1/3은 출생 당시부터 단일 병변으로 두개부에서 발견된다. 혈관종은 생후 1년 동안 신체 다른 부위의 성장보다 빠른 속도로 성장하지만, 일부에서는 생후 1세말부터 퇴축을 시작한다. 50%의 혈관종은 5세가 되기 전까지 저절로 퇴축되며 그 후 1년에 10%씩 더 퇴축된다. 하지만 병변의 퇴축에도 불구하고 40~50%의 아이들에서는 섬유지방성(fibrofatty) 조직으로 남아 있게 된다. 이러한 병변들이 후에 중요한 미용상, 기능상 문제를 일으켜 아이가 생활함에 있어서 정신적인 문제를 일으킬 수 있기 때문에 부모나 치료 의사는 이 사실을 반드시 알고 있어야 한다.

혈관종의 분류에 혈관종의 임상양상은 중요한 기준이 된다. Waner와 Suen은 혈관종을 표재형, 심층형, 혼합형으로 피부에서 그 병변의 침범 위치에 따라 구분하였다. 세포 표식자(cellular marker) 역시 혈관종의 증식과 퇴축을 구분하는 데 이용되고 있는데, 혈관종의 증식을 알 수 있는 세포 표식자에는 증가된 fibroblast growth factor, type Ⅳ collagenase, vascular endothelial growth factor, urokinase, proliferating cell nuclear antigen 등이 있고, 혈관종의 퇴축을 알 수 있는 세포 표식자에는 tissue inhibitor metalloproteinase, amgiostatin, endostatin, interleukin 12, thrombospondin metalloproteinase inhibitor 등이 있다. 혈관종의 또 다른 임상병리적인 소견으로는 소변 bFGF(basic fibroblst growth factor)가 있다. 이 소변 bFGF는 크기가 증가하는 혈관종을 가진 소아에게서 많이 검출되고, 혈관기형을 가진 소아에서는 적게 검출되거나 검출되지 않는다. 또한, 혈관종 환자를 진찰할 때 혈관종의 해부학적인 위치와 다른 임상적인 양상을 주의깊게 관찰하여 비교적 드문 질환이기는 하지만 여러 계통을 침범하는 다른 증후군이 아닌가를 반드시 생각해 보아야 한다. 이러한 드문 전신성 증후군에는 PHACES, 미만성 신생아 혈관종(diffuse neonatal hemangioma) 등이 있다. PHACES는 Posterior fossa malformation, Hemangioma(특히 분절성), Arterial anomalis, Coarctation of aorta, Eye abnormalities, Sternal 또는 supraumbilical raphe에서 첫 글자를 딴 것이다. 또 크기가 큰 혈관종은 Kasabach-Merritt 증후군과 관계가 있을 수 있는데, 이 증후군은 용혈성 빈혈, 소비성 응고장애(consumptive coagulopathy), 혈소판 파괴 등을 임상적 특징으로 하는 질환이다.

혈관종과 관계된 합병증으로 궤양, 출혈, 흉터, 감염증 등이 있다. 궤양성 혈관종은 갑자기 크기가 증가하는 혈관종에서 발생하여 압통이 심한 특징을 갖는다. 안면부에서 갑자기 크기가 증가하는 혈관종의 경우, 시력에 영향을 미칠 수 있고 중요한 구조에 영향을 줄 수 있으므로 주의를 기울여야 한다.

혈관종의 치료

혈관종의 치료법을 결정하는 데 있어, 혈관종이 자연히 퇴축되는 경우도 있으므로, 임상적으로 관찰하는 것도 많은 상황에서 고려해 볼 만하다. 치료를 위한 시술을 시행할 때는 병변이 기도를 침범할 수 있는 가능성, 시축(visual axis) 손상의 가능성, 구강/소화기 장관의 폐쇄, 청력계통의 손상 등의 가능성을 고려해야 한다. 출혈, 궤양, 안면부 침범 등은 적극적인 시술의 적응증이 된다. 우리는 증식기 초기의 적극적인 치료가 결과적으로 혈관종의 최종 크기를 줄일 수 있다고 생각한다. 혈관종이 증식하거나 갑작스럽게 성장하는 것을 멈추게 할 수 있는데, 이것은 특히 얼굴, 흉부(특히 여성), 항문, 생식기 등 미용상으로 중요하거나 손상이나 궤양 등에 더욱 취약한 부위의 치료를 계획할 때 중요하다.

이러한 혈관종의 치료에는 여러 가지 방법이 사용되어 왔다(표 2.2). 냉각요법(Cryosurgery), 경화치료(sclerotherapy) 등이 사용되었으나, 흉터가 생길 위험성을 안고 있으며 그 결과가 일관되지 못하다. 고용량의 스테로이드(2~4 g/kg/day)를 전신적으로 혹은 병변에 국소적으로 사용하는 것이 빠른 속도로 성장하는 혈관종에 효과적인 것으로 보고되기도 한다. 그러나 전신적인 스테로이드 치료에도 불구하고, 치료 후 8~10일이 지나도 혈관종이 계속 성장하는 경우 스테로이드 치료를 중단하고 다른 치료 방법으로 대처하는 것을 고려해야 한다. 인터페론 알파(interferon-alpha)가 임상적으로 효과가 있는 것으로 보고되고는 있으나, 치료 환자군에서 강직성 양측마비(spastic diplegia), 보행장애, 언어장애, 미세운동장애 등의 신경계 부작용이 최고 26%까지 보고되어 있어 이 치료의 사용이 제한되고 있다.

크기가 큰 병변의 경우 레이저 치료와 함께 수술적인 제거가 적절한 것으로 생각된다. 그러나 수술하지 않고 자연적으로 소실되는 경우도 있으므로 수술 후 기능상, 미용상으로 이점이 있는가를 고려하여 치료 방침

레이저의 종류별 치료조건							
System	Wavelength (nm)	Fluence (J/cm²)	Pulse duration (ms)	Spot size (mm)	Epidermal cooling?	Vascular condition	Comments
PDL	585~595	6.5~7.5	10	10	Cryogen spray	안면 홍반/모세혈관확장증	Pulse stacking
		7.5	1.5	10	Cryogen spray	포도주색반점	Pulse stack in nodular areas only
		12	1.5	7	Cryogen spray	혈관종	
KTP	532	15~18	20	3	Contact cooling	모세혈관확장증 혈관종	Do not pulse stack for telangiectasia
IPL	550~1200	30~50	3		Contact	혈관종	590 nm filter
		28~42	2.5~3.5		Contact	혈관기형	570 nm filter
		25~35	2.5		Contact	홍반/다형 피부증	570 nm filter
Nd:YAG	1064	130				망상정맥	Do not pulse stack
Alexandrite	755	60~80	3	8	Cryogen	혈관종	Do not pulse stack

표 2.2 레이저의 종류별 치료조건
Note : 상기 표는 저자가 이용한 치료세팅임. 치료결과는 레이저, calibration에 따라 달라질 수 있음.

을 결정해야 한다. 퇴축된 후 남은 섬유지방조직(fibrofatty tissue)은 수술적으로 제거가 가능하다.

레이저는 혈관종의 치료에 중요한 역할을 하게 된다. Flash lamp pulsed dye, KTP, 아르곤, alexandrite, Nd:YAG 레이저 등이 혈관종의 치료에 매우 효과적인 것으로 보고되고 있다. 이때 레이저의 파장, 출력, spot size, 노출시간 등이 그 효과를 결정하는 요소가 된다. 레이저 치료는 안전성이 좋고 그 효과가 매우 좋아, flashlamp pulsed dye 레이저는 현재 표재성 혈관종의 치료의 제 1선택이 되고 있다. 585 nm 파장은 깊이 1.2 mm까지 빛이 도달할 수 있으며, 따라서 그 병변의 깊이가 레이저 사용을 결정하는 요소가 된다. 연구들을 통해 깊이 3 mm 이내의 병변은 4번의 연속적인 PDL로 94% 치료되나, 3 mm 이상 깊이 있는 혼합형 혈관종은 85.1% 정도 치료되어, 그 두께만 조금 줄어드는 것으로 보고되고 있다. 다른 연구에서는

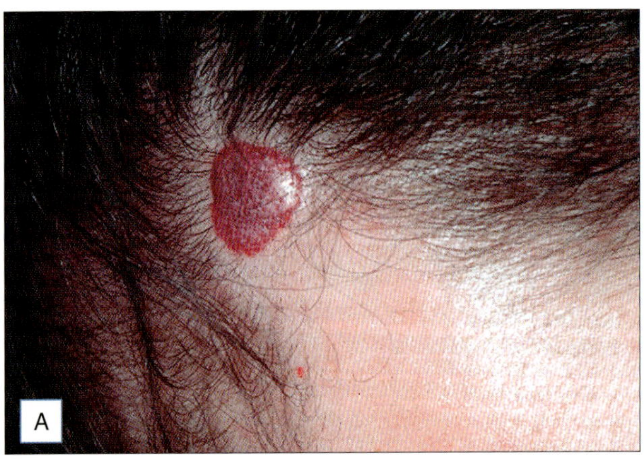

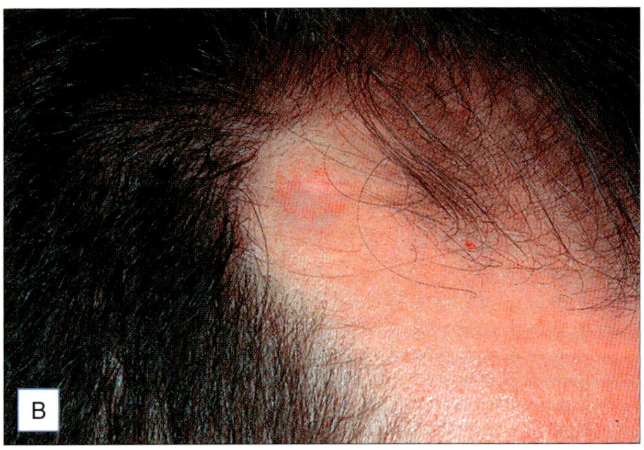

그림 2.2 PDL을 이용한 혈관증 치료 전후 사진. (A) 치료 전. (B) 치료 후

혼합형 혈관종에서는 두 차례의 치료를 통해 39%의 좋은 결과를 보인데 비해, 표재성 혈관종에서는 두 차례의 치료를 통해 평균 86%의 좋은 또는 아주 좋은 결과를 보고하고 있다. 585 nm PDL과 532 nm KTP의 치료 결과에 대한 비교에서 PDL이 더 높은 관해율(regression rate)을 보이는 것으로 알려져 있다(평균 3.0회의 치료에서 PDL은 93%, 2.6회의 치료에서 KTP는 70%, 그림 2.2).

파장이 긴 레이저는 더 깊은 곳까지 침투할 수 있어, 보다 두껍거나 큰 혈관의 치료에 적합하다고 할 수 있다. 1064 nm 파장의 Nd:YAG 레이저는 치료상 다음과 같은 몇 가지 장점이 있다. 우선 파장이 길기 때문에 진피층까지 도달할 수 있고, 산화혈색소가 이 파장에서 최대 흡수파장을 갖지만 멜라닌은 파장이 길어질수록 그 흡수율이 떨어지므로 치료 후 색소 과잉침착의 부작용을 줄일 수 있다. 이러한 점은 특히, 피부가 검어 색소 과잉침착의 위험이 높은 사람들의 치료에 도움이 된다.

Nd:YAG 레이저는 지속적 또는 맥동적인 조사가 모두 가능하며 4~6 mm의 깊이에 있는 깊고 큰 혈관의 치료에 이용할 수 있다. 지속성 Nd:YAG 레이저는 비특이적으로 열 손상을 가해 혈관종을 수축시키지만 흉터가 남을 수 있는 위험성을 안고 있다. 이러한 이유로 이 레이저는 깊은 곳에 위치하거나 혼합된 형태의 혈관종의 치료에 이용되고 있다. 심부에 위치한 혈관종의 경우 1회의 치료로 그 크기가 50%까지 감소하는 것으로 보고되고 있다. 파장이 긴 Nd:YAG 시스템, Coolglide(Altus, Burlingame, CA, USA) 등은 펄스가 0.1~300 ms이며 최대 fluency가 300 J/cm^{2}로 spot size가 3~10 mm인 경우에 사용된다. 이 시스템을 사용하여 한 번의 치료로 13건의 혈관종에서 50~99%가 관해를 보였다. 하지만 그 병변의 위치와 형태는 분류되지 않았다.

프로브(Probe)를 혈관종에 삽입하여 치료하는 간질성(interstitial) Nd:YAG 레이저 치료는 이 질환의 치료에 유용하며, 특히 피하 깊은 곳에 위치하는 혈관종의 치료에 도움이 된다. 하지만 흉터가 생길 수 있는 위험이 있어 대부분의 혈관종 치료에 있어서는 도움이 되지 못한다.

Intense pulse light system은 비간섭성의 515~1200 nm 파장의 다색광(polychromatic light)을 발산한다. Photoderm VL(ESC Medical, Need-ham, MA, USA)이 처음으로 개발된 IPL 시스템이고 이후로 다른 많은 시스템들이 개발되어 사용되고 있다. 펄스 지속시간은 1.0~100 ms으로, 단파장으로는 표재성 혈관에, 장파장으로는 깊숙한 곳에 있는 혈관에 영향을 줄 수 있다. 이때 펄스가 길면 혈관에 동일한 형태의 열 에너지를 공급할 수 있다. 1, 2, 3회로 나누어 간격을 두고 치료하는 경우, 표피나 작은 혈관의 경우에는 냉각기가 생기지만 심부 혈관은 지속적으로 열을 받게 되어 조직에 선택적으로 열 손상을 줄 수 있다. 크기가 큰 spot의 IPL 시스템을 이용하는 경우, 에너지 투과를 분산시키지 않고 증가시킬 수 있다. 이러한 시스템의 치료 변수들을 변화시킴으로써, 여러 가지 다른 혈관 질환을 효과적으로 치료할 수 있다.

다른 치료방법에 반응하지 않는 심부병변의 치료에, 이 시스템을 이용한 치료법이 효과가 있는 것으로 보이며, 1~4회의 치료를 통해 병변이 75~100%까지 없어진 것으로 보고되고 있다. 하지만 이 치료법은 치료 횟수가 매우 많이 필요하여 흉터가 남거나 시술 시 불편감이 많은 단점을 가지고 있다.

혈관종 환자치료에 대한 평가 시 혈관종의 위치는 매우 중요하다. 표재성 혈관종은 레이저 치료에 매우 잘 반응하며, 혼합성 혈관종의 경우, 표층부분은 치료에 잘 반응하지만 심층부분에서는 그 효과가 떨어진다. 혈관종 환자와 그 가족은 치료 후 7~10일이 지나서 자반이 생긴다는 것을 알고 있어야 한다. 약 3주간의 간격을 두고 여러 차례 치료를 해야 한다. 성장속도가 빠른 경우에는 그 간격을 좁혀 자주 치료해야 한다. 치료 후 반응하는 정도는 환자마다 다를 수 있다. 만일 여러 차례의 지속적인 치료에도 불구하고 빠르게 성장하는 경우에는 다른 치료 방법을 고려해야 한다.

포도주색반점 (모세혈관기형)

혈관기형은 국소적 또는 미만성으로 발생하며 태생 발달기의 이상으로 발생한다. 이것은 다시 동맥기형,

동정기형(arterio venous), 정맥기형, 림프기형으로 세분된다. 이중 모세혈관기형(port wine stains)과 림프기형은 대개 출생 당시부터 발견되는데 비해 정맥기형은 선천성인 것으로 보이지만 성인기가 되어서야 발견된다. 또 동맥성과 동정맥성 혈관기형은 호르몬의 영향으로 임신, 사춘기 등에 뚜렷해지기도 한다.

포도주색반점(nevus flammeus)은 모세혈관기형으로 원칙적으로 출생 당시부터 관찰되며 자연적으로 관해 되지 않는다. 전 인구의 0.3%에서 발견되며 남녀 발생비율은 동일한 것으로 알려져 있다. 또 포도주색반점은 유두 진피(papillary dermis)에 확장된 혈관들로 구성되며, 이 혈관들은 크기가 매우 다양하여 수 mm부터 체표면적의 50%까지 나타나는 경우도 있다. 신체의 모든 부분에 생길 수 있으나 두경부에 가장 많은 빈도로 발생한다. 안면부에 생기는 포도주색반점의 약 50%에서는 삼차신경의 세 감각영역 중 한 영역에만 국한되어 발생한다. 더 광범위하게 피부를 침범하는 경우, 더 많은 신경계통이나 눈 등 다른 계통의 이상을 동반하기 쉽다.

환자의 병력을 자세히 살펴보고 정밀한 이학적 검사만으로도 포도주색반점이나 혈관종이나 다른 혈관기형들을 감별할 수 있다. 때때로 단순모반(salmon patch)이나 혈관종의 초기 발생단계를 포도주색반점으로 잘못 진단하기도 한다. 이러한 경우, 병의 임상 경과를 살펴보는 것이 정확한 진단에 도움이 된다. 임상 양상 역시 진단에 많은 도움이 된다. 정맥이나 림프혈관기형은 전형적으로 부드럽고, 눌렀을 때 잘 들어가는데, 이중 정맥기형은 정맥압이 증가함에 따라 그 크기가 증가하고, 병변의 위치에 따라 정맥압을 변화시키므로 병변 크기가 변하는 것을 관찰하면 진단에 도움이 될 수 있다. 동맥 혹은 동정맥기형은 만졌을 때 비교적 딱딱하며 진동을 느낄 수 있고 주변 피부에 비해 따뜻한 느낌을 받을 수 있다.

혈관기형은 방사선학적 소견에 따라서도 나눌 수 있다. 혈관촬영을 통해 병변의 혈류 속도를 알 수 있는데, 모세혈관, 정맥, 림프관 기형은 병변부위 혈류 속도가 느리며 동맥류, 확장 혈관증, 협착, 동정맥루 등의 동맥기형은 유속이 빠른 것을 알 수 있다.

혈관종과 포도주색반점의 가장 큰 차이는 포도주색반점은 일생 동안 지속된다는 것이다. 그리고 대개 안면부에 존재하며 그 중 삼차신경의 상악분지(V2 division)에서 가장 흔하게 발생한다. 포도주색반점 환자의 2/3에서, 연부조직 침범부위에 과형성(hypertrophy)이 일어나며 혈관이 점진적으로 확장되어 40대에 이르러서는 초기의 편평하고 연적색(pink-red) 반점이 '자갈을 깐(cobblestone)' 양상의 자주색 판(plaque)과 결절(nodule)로 변하게 된다. 결과적으로 이러한 병변은 성인기에 이르면 출혈이나 외상의 위험이 높아지게 된다. 화농성 육아종 역시 발생할 수 있는데 이 경우 더욱 적극적인 치료가 필요하다.

이러한 혈관기형의 치료 중에는 Sturge-Weber syndrome, Osler-Weber-Rendu sysdrome, blue rubber bleb syndrome, Parkes-Weber sydrome, Kippel-Trenaunay syndrome, Servelle-Martorell syndrome, Cobb's syndrome, Maffucci's syndrome과 같은 혈관기형을 동반할 수 있는 다른 증후군들을 반드시 고려해야 한다. 삼차신경의 제 1분지(V1 division)에 포도주색반점이 있는 환자들은 Sturge-Weber 증후군이 발생할 위험성이 높다. 또한 포도주색반점이 위, 아래 눈꺼풀에 생긴 환자는 녹내장의 발생 위험성이 높기 때문에 정기적으로 안과 검진을 받아야 한다. 하지에 포도주색반점이 생긴 환자는 정기적으로 하지길이를 측정하여 하지 비대 여부를 확인하여야 한다. 해부학적인 위치, 발생 정도, 임상 양상 등을 고려하여 전신적인 검사와 방사선학적 검사 등을 실시할 필요가 있다.

포도주색반점의 치료

Flashlamp pulsed dye 레이저는 포도주색반점의 효과적인 치료방법이 될 수 있다. 이것은 포도주색반점에서 발산되는 파장(585 nm 또는 595 nm)이 표적 발색단인 산화혈색소에 잘 흡수되어 선택적으로 목표 혈관에만 손상을 주고 다른 표피층에 대한 손상은 최소화할 수 있기 때문이다(표 2.3). Pulsed dye 레이저는 메탄올에 로다민 색소(rhodamine dye)가 녹아 있어 가시광 범위의 황색의 빛을 내게 된다. 산화혈색소는 혈관병변 치료시의 표적 발색단으로 420, 540, 577 nm에서 최대 흡수 파장을 갖는다. 이 중 산화혈색소에만 선택적으로 흡수되며, 경쟁적인 발색단인 멜라닌에서는 파장이 420 nm에서 흡수율이 떨어진다. 이 파장으로는 진피층이 혈관까지 도달하지 못한다. 400~1000 nm 사이의 파장에서 침투율은 대략 정비례하며 증가한다. 585 nm 파장을 이용하여 초기에 pulsed dye 레이저는 산화혈색소에만 선택적으로 열을 가해 포도주색반점의 치료에 이용할 수 있었다. 초창기 pulsed dye 레이저는 0.45 ms의 펄스를 이용하였는데, 포도주색반점의 치료에 가장 적합한 펄스는 적어도 1 ms 이상으로 알려져 있었으나, 과거에는 기술적인 이유로 펄스 지속시간이 0.45 ms 이상인 섬광등을 만들 수 없었다. 과학기술의 발달로 인해 펄스 지속시간이 1.5 ms 이상인 섬광등을 만들 수 있게 되었고, 제 2세대 pulsed dye 레이저가 이것을 이용하게 되었다. 이후 비교적 심부에 위치하는 표재성 하지정맥을 치료하기 위해서 파장을 600 nm까지 증가시켰다. 현재 595 nm의 파장에 펄스 지속시간이 0.45~0.40 ms으로 맞추어진 Candela V Beam, Cynosure V Star 등이 상품화되어 이용되고 있다. 산화혈색소의 에너지 흡수율이 595 nm는 585 nm 보다 조금 떨어지지만, 파장이 길기 때문에 깊은 진피층까지 투과할 수 있는 장점이 있다. 펄스 지속시간 1.5 ms, fluency 11~12 J/cm^{2}인 595 nm PDL을 사용하여 4회 치료하면 75% 이상의 병변 소실을 보이는 포도주색반점 환자가 63%로서, 585 nm를 사용하여 치료했을 때의 40%보다 향상된 결과이다.

Pulsed dye 레이저

	Manufacturer	Wavelength (nm)	Pulse width (ms)	Cooling
C beam	Candela	585	0.45	Cryogen
Sclero HP	Candela	595	1.5	Cryogen
V beam	Candela	595	0.45~40	Cryogen
V Star	Cynosure	595	0.5~40	Air
N Light	USA Photonics	585	0.45	None

표 2.3 Pulsed dye 레이저

레이저 치료에 있어 중요한 고려 사항은 피부 유형이다. 앞서 기술했듯이 피부가 검은 유형의 환자인 경우, 그 피부 안의 멜라닌 발색단으로 인해 치료성적이 좋지 못하다. 그러나 피부 냉각요법이나, 펄스 폭을 다양하게 하고, 치료범위를 넓게 하는 방법을 사용함으로써, 피부조직에 대한 손상과 피부 착색을 줄이고, 환자의 치료 만족도를 높일 수 있다.

여러 연구들을 통해 pulsed dye 레이저가 안전하고 효과적으로 포도주색반점을 치료할 수 있다는 것이 밝혀져, 포도주색반점 치료의 제 1선택으로 널리 사용되고 있다. 그러나 20년 이상의 임상경험에서 여러 차례의 PDL 치료를 통해 포도주색반점이 완전히 소실된 것은 25% 이하인 데, 이것은 레이저 조사 후에 혈관병변의 광학 특성이 변하는 것과 관련이 있다는 의견이 있다.

5 J/cm^2 이상의 fluency를 이용한 PDL시, 치료 전후 reflectance spectrocopy를 이용하여 methe-

치료기술과 주의점

- 혈관기형이나 혈관종을 성공적으로 치료하기 위해서는 자반증 치료에 필요한 정도의 에너지가 요구된다.
- 초기에 치료할수록 좋은 결과를 가져오기 때문에 치료 적기는 초기 유아기이다.
- 초기 3회의 적절한 치료는 대부분 극적인 치료효과를 기대할 수 있다.
- 안구 주변을 치료할 때에는 눈을 보호할 수 있는 장비가 필요하다.
- 모발이 있는 곳을 치료할 때에는 손상을 막기 위해 Surgilube를 치료 전에 발라 준다.
- 치료 전 병변 부위를 펜으로 표시해야 한다.
  치료 중 그 경계가 불분명해질 수 있고 환자가 자극을 받았을 때, 정상적인 반응으로 홍조의 경계가 불분명해져 치료부위를 잘못 선택할 수 있다.
- 시술 부위에 따라 치료 결과가 달라질 수 있다.
  중앙 안면부보다 목, 턱, 뺨, 이마 등이 반응이 좋다.
- 응급 상황에 대비해 기도 유지를 할 수 있는 장비를 확보해야 하며, 산소 · 모발 · 화장 · 거즈 · 스폰지 · 기관 삽관용 튜브 등 불타기 쉬운 물질들의 노출을 최소화해야 한다. 안면 마스크에 wet drape를 하고 마스크가 제거될 때 산소, 질소를 수술시야에서 없애야 한다.
- Isotretinoin을 복용 중인 환자는 켈로이드나 비대 흉터의 생성 위험성으로 인해 레이저 시술 전, 최소 6개월 이상 약을 중지해야 한다.

Box 2.1 치료기술과 주의점

moglobulin이 생성되는 것을 확인하였다. methemoglobulin의 생성은 혈색소의 변성과 혈관벽의 파괴에 비례하여 생기는 것으로 생각되며, 새로 생성된 methemoglobulin의 광학 특성을 고려하여 치료변수를 조정하면 포도주색반점의 제거율을 더 높일 수 있을 것으로 생각된다.

저자들의 치료 경험으로 볼 때, 조기에 포도주색반점을 치료하는 것이 더 좋은 결과를 가져오는 것으로 생각된다(Box 2.1). 피부가 얇은 유아나, 표층에 위치한 작은 혈관인 경우, 침범부위가 작으면 치료 횟수가 적어도 좋은 치료 결과를 예측할 수 있다(그림 2.3, 2.4).

편평성 병변뿐 아니라 크기가 크고 깊은 혈관을 갖는 비후성, 결절성 포도주색반점은 pulsed dye 레이저 치료에 잘 반응하지 않는다. 이러한 경우 다른 레이저나 광선 치료를 통해 PDL 치료에 잘 반응하지 않는 병변의 치료에 도움이 될 수 있다. 이 중 Intense Pulsed Light 시스템은 치료 성적이 좋은 것으로 보고되고 있는데, 평균 4회의 치료를 통해 흑색 혹은 자색 병변이

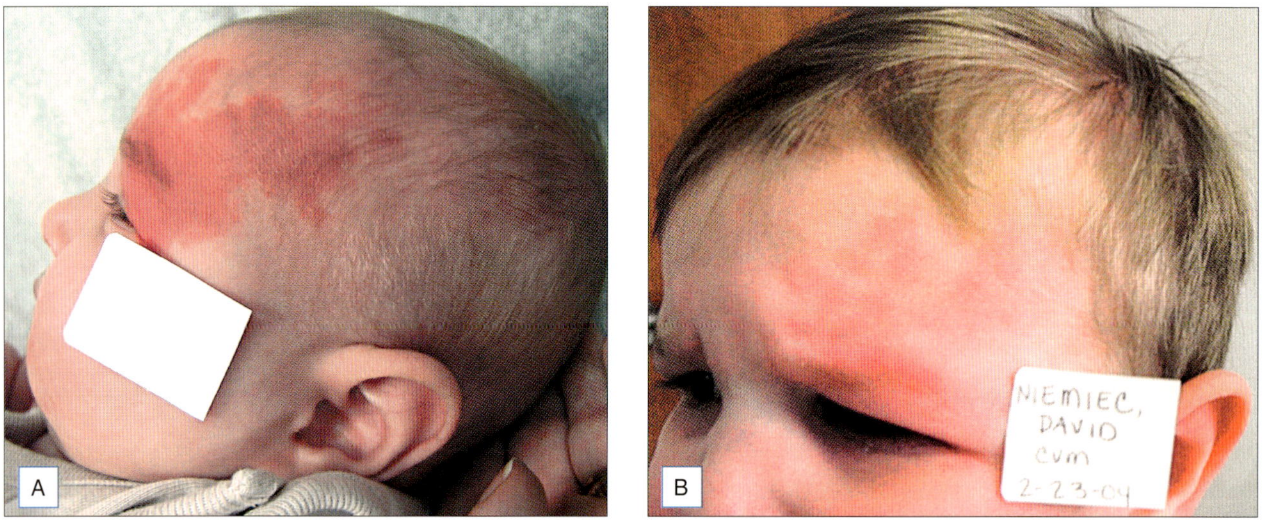

그림 2.3 포도주색반점의 치료 결과. (A) 치료 전. (B) PDL 12회 치료 후

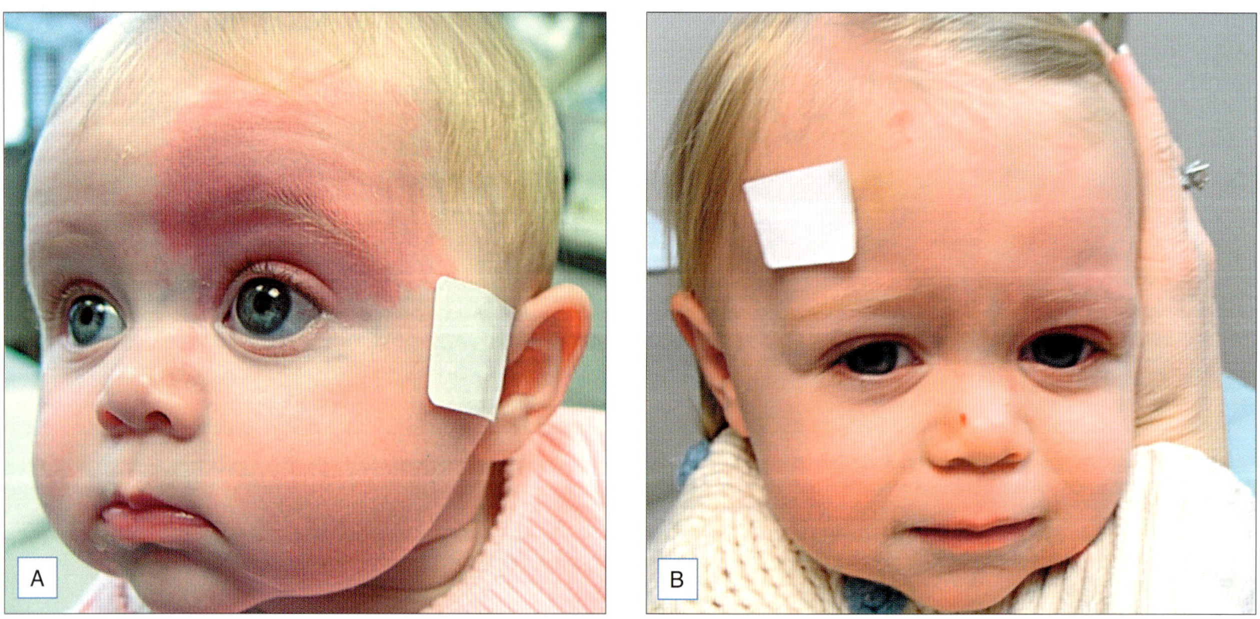

그림 2.4 포도주색반점의 치료 결과. (A) 치료 전. (B) PDL 6회 치료 후

70~99%에서 밝은색으로 치료되며, 분홍색 병변은 거의 완전히 치료되는 것으로 알려져 있다. 이것은 아마도 이 치료가 장파장으로 인해 더 깊은 곳까지 침투할 수 있는 넓은 영역의 광원을 가지고 있기 때문으로 생각된다. 결절성 포도주색반점은 1064 nm Nd:YAG 레이저를 통해 편평성 포도주색반점보다 한 번의 치료로 더 잘 치료되는 것으로 보고되고 있다. 포도주색반점의 치료로 광역학 요법(photodynamic therapy)은 유망한 것으로 보인다. PDT에 대한 추가 연구를 통해, 특히 치료에 잘 반응하지 않는 환자에 대한 치료 성과가 호전될 것으로 생각된다.

포도주색반점을 치료할 때에는 먼저 레이저 치료 부위를 결정하는 것이 중요한데, 이것은 치료 후 생기는 홍반으로 인해 병변의 침범 부위와 침범되지 않은 부위의 경계가 모호해지기 때문이다. 레이저를 조사하면 진피층 혈류량 증가가 동반되는데, 이것은 부분적인 국소 발열 때문이다. 마킹펜을 이용해 병변을 표시한 다음 치료를 함으로써 불필요한 부분에 레이저를 조사하지 않도록 한다. 치료와 연관되어 치료 후 자반증이 7~10일 정도 지속된다. 치료는 4~8주마다 반복적으로 시행한다. 피부가 검은 환자의 경우 앞에서 실시한 치료로 인해, 과다색소침착이 발생할 수 있는데, 이때에는 소실되는 것을 기다려야 하므로 치료 간격을 최소 3개월 이상 두고 다음 치료를 시행하는 것이 바람직하다.

정맥혈관기형

정맥혈관기형은 혈류 속도가 느린 혈관병변으로 전형적으로는 옅은 푸른색 종괴로 나타난다. 이 혈관기형은 정맥류, 혈관확장증, 국소 스폰지형 종괴, 근조직의 복잡성 병변 등 다양한 형태로 나타난다. 포도주색반점과 같이 출생 당시에 발견되어 유아기와 아동기를 거치면서 다른 신체 부위의 성장 비율에 비례하여 성장하게 된다. 그러나 성인기에 이르면 거의 성장하지 않는 것으로 알려져 있다.

이 기형은 대개 증상이 없으나 드물게, 붓거나 통증을 유발하거나 정맥결석, 혈전, 출혈 등을 유발하기도 하며, 광범위하게 발현되는 경우에는 국소적인 혈관 내 응고장애를 유발하기도 한다.

정맥혈관기형이 의심되는 환자의 경우, 추가적인 영상학적 검사가 요구된다. MRI는 이러한 환자에게 가장 많은 정보를 제공할 수 있는 검사로, T2 강조 영상에서 하얗게(hyperintense) 보인다. 또한 혈류 초음파 검사를 통해 혈류 흐름의 존재 여부와 그 양상(고속 또는 저속)을 확인할 수 있다.

두경부나 사지를 침범한 정맥혈관기형의 경우, 주변 조직에 대한 영향이나 안면부 변형의 위험성이 있어 치료를 요한다. 이러한 정맥혈관기형의 치료에는 수술, 경화요법(sclerotherapy), 레이저 치료 등이 있다. 이 중 수술은 경계가 확실한 경우에는 고려될 수 있으나 범위가 큰 경우에는 기능적인 운동장애나 신경손상을 유발할 수 있는 위험성이 있다. 경화요법은 병변 크기를 줄일 수 있어 다른 치료법과 병행해서 사용되는 경우가 많다. 경화제로는 액체나 microfoam의 형태를 사용하게 되는데, hypertonic saline, salicylate 같은 삼투성 약품, sodium tetradecyl sulfate, polidocanol, morrhuate sodium, diatrizoate, sodium와 같은 용매, 그리고 요오드, 알콜 같은 화학약품 등이 있다.

레이저 치료는 표재성으로 위치하는 정맥기형의 치료에 도움이 되는데, PDL, KTP 레이저 등이 이용되고 있다. 그러나 여러 번의 치료가 필요하며, 투과성의 한계로 제한된 치료 성과를 보이고 있다. Nd:YAG 레이저는 1064 nm 파장의 적외선을 발산하며 이것은 5~7 mm까지 도달할 수 있다. 경피적 또는 병변 내에 직접 Nd:YAG 광응고를 하는 것은 복잡성 혈관기형에 효과적인 것으로 알려져 있다.

또한 IPL 시스템은 크기가 작은 혈관기형의 치료에 효과적인 것으로 밝혀졌다. 다른 연구에 따르면 작은 정맥성 혈관기형의 치료에서 2~8회의 치료를 통해 70~100%의 제거율을 보이는 것으로 알려져 있다. 작은 병변일수록 큰 병변보다 치료 횟수가 더 적게 필요하다. 혈관기형의 위치에 따라 cut-off 필터는 550, 570, 590 nm를 사용한다. 대부분의 치료에서는 triple pulse로 평균 80 J/cm^{2}의 fluency로 연달아 시행한다.

안면 모세혈관확장증

임상적으로 의미있는 모세혈관확장증은 성인과 소아에서 10~15% 발생한다. 단순 모세혈관확장증은 확장된 작은 혈관으로 그 직경이 0.1~1.0 mm 정도이다. 이들은 안면 중심부에서 흔히 나타나며, 적색이나 푸른색의 선형혈관으로 보이게 된다. 거미상 모세혈관확장증(spider nevi)은 중심 모세동맥에서 압력에 의해 방사형으로 뻗어 나가는 붉은색 혈관으로 보이며, 특히 소아에서 흔히 관찰된다. 많은 경우 수년간 잔존하면서 치료를 요하게 된다. 외부적인 요인에 의해 나타나거나 더 심하게 나타나는 경우가 있는데 이러한 요인으로는 알코올, 에스트로젠, 부신피질호르몬, 기타 만성적인 화학적 자극 등이 있다. 외상이나 얼굴올림술, 코미용수술 등의 수술 후 상처 회복과정에서 생기는 장력 등도 역시 혈관신생을 촉진하여 모세혈관확장증을 유발할 수 있다. 확장된 혈관은 특징적으로 주사(rosacea)이며, 심부혈관의 확장과 확장된 혈관 수의 증가로 인해 안면부 홍반증이나 홍조를 띠게 된다. Civatte의 다형피부증(poikiloderma of Civatte)은 만성적으로 과도하게 태양광에 노출됨으로써 나타나는 임상증상을 말한다. 이것은 산재되거나 혼합된 확장성 혈관이나 모세혈관확장증뿐 아니라 망상의 갈색 색소침착이 하부 안면부, 목, 전흉부에서 관찰된다. 콜라겐 혈관질환은 두경부에서 모세혈관확장증과 연관되어 나타나기도 한다.

안면 모세혈관확장증의 치료는 피부 레이저 치료의 가장 흔한 적응증 중의 하나이다(Box 2.2). 병변 혈관은 대개 안면부에서 가장 눈에 띄는 부위에 위치하여 원치 않는 상황에서 붉어지는 양상을 보인다. 여성들은 이러한 것을 숨기기 위해서 화장을 두껍게 하는 경향이 있으며, 10대 청소년이나 남성의 경우도 불그스레한 얼굴을 창피해 하고 심지어 좌절감도 느끼며, 술을 많이 먹은 듯한 인상으로 인해 사회생활에 장애가 있다고 호소하기도 한다.

안면부 홍반이나 홍조가 있는 환자들은 레이저나 광선 치료가 나오기 전에는 선택할 수 있는 치료 방법이 별로 없었다. 레이저가 나오기 전에는 치료로서 전기소작법, 경화치료 등을 이용하였는데 이러한 방법들은 궤양이 생길 위험과 피부위축, 색소침착, 잦은 재발 등의 단점이 있었다.

안면 모세혈관확장증의 시술 후 관리

- 시술한 부위가 조금 붉어지거나 멍이 들거나 부을 수 있으며 특히 눈이나 입술 주위는 더 잘 부을 수 있다. 이러한 경우 상체를 거상시킨 상태에서 자고, 얼음주머니를 대주면 부종을 감소시키는 데 도움이 된다.
- 드물지만 수포나 딱지가 생기는 경우에는 Aquaphor healing oint를 하루 2회 발라주고 비접착성 밴드로 덮어 준다. 샤워는 가능하다.
- 수포나 딱지가 생기지 않은 경우 화장을 하는 것은 무방하나 물리적이나 화학적으로 지나치게 자주하는 일은 피해야 한다.

Box 2.2 안면 모세혈관확장증의 시술 후 관리

다행스럽게도 이 안면 모세혈관확장증은 레이저 치료에 매우 잘 반응하는 것으로 알려져 있다. 0.45~0.40 ms의 펄스를 갖는 pulsed dye 레이저를 통해 이것은 매우 효과적으로 치료될 수 있다. 낮은 fluence의 stacking pulse나 긴 펄스로 병변 부위의 혈관을 효과적으로 제거할 수 있으며 수술 후 자반증 발생의 위험에서 벗어날 수 있다. 펄스를 겹치지 않게 하는 경우(nonoverlapping 펄스) 1회의 치료시 67%의 제거율을 보이는데 비해 펄스를 겹치게 되면(pulse stacking) 87%로 그 치료 성적을 높일 수 있다(그림 2.5).

이 질환의 치료에 사용되는 다른 레이저 시스템에는 KTP, Nd:YAG, IPL 시스템들이 있다(표 2.4, 2.5). KTP 레이저는 532 nm 녹색광선의 frequency doubled Nd:YAG 레이저로 현재 Orion/Aura Gemini(lasescope, Palo Alto, CA, USA), Diolite(Iriderm, Mountain View, CA, USA), Versapulse(Coherent, Palo Alto, CA, USA) 등이 상용화되어 사용되고 있다. 532 nm는 혈색소의 최대 흡수 파장과 유사하여 표재성 혈관의 치료에 적합하다고 할 수 있다(그림 2.6).

Aura 레이저는 1~50 ms pulse의 에너지를 전달할 수 있는 안정적이고 지속적인 KTP doped Nd:YAG 레이저로 0.25, 1, 2, 4 mm 크기의 핸드피스와 1 mm spot 크기로 직경 1.3 cm의 육각형 모양으로 자동화되

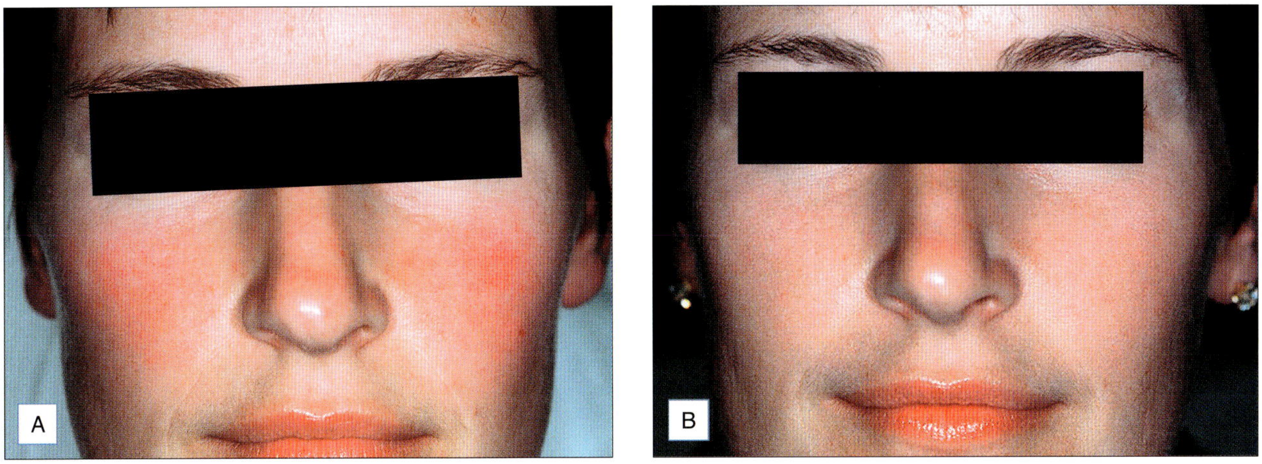

그림 2.5 안면부 홍반 및 모세혈관확장증의 치료 전후 사진. (A) 치료 전. (B) 치료 후

1064 nm Nd:YAG 레이저의 종류						
	Manufacturer	Wavelength (nm)	Pulse width (ms)	Spot size (mm)	Fluence (J/cm²)	Cooling
Lyra	Laserscope	1064	20~100	1.5,3,5,10	5~200	Contact
Cool Glide	Altus	1064	20~100	10	1~300	Contact
Varia	CoolTouch	1064	300~500	2,4,6,8	1~500	Cryogen pre and post
Vasculight	ESC	1064	2~16	6	1~150	Contact
Gentle:YAG	Candela	1064	0.25~300	1.5~18	1~500	Cryogen

표 2.4 1064 nm Nd:YAG 레이저의 종류

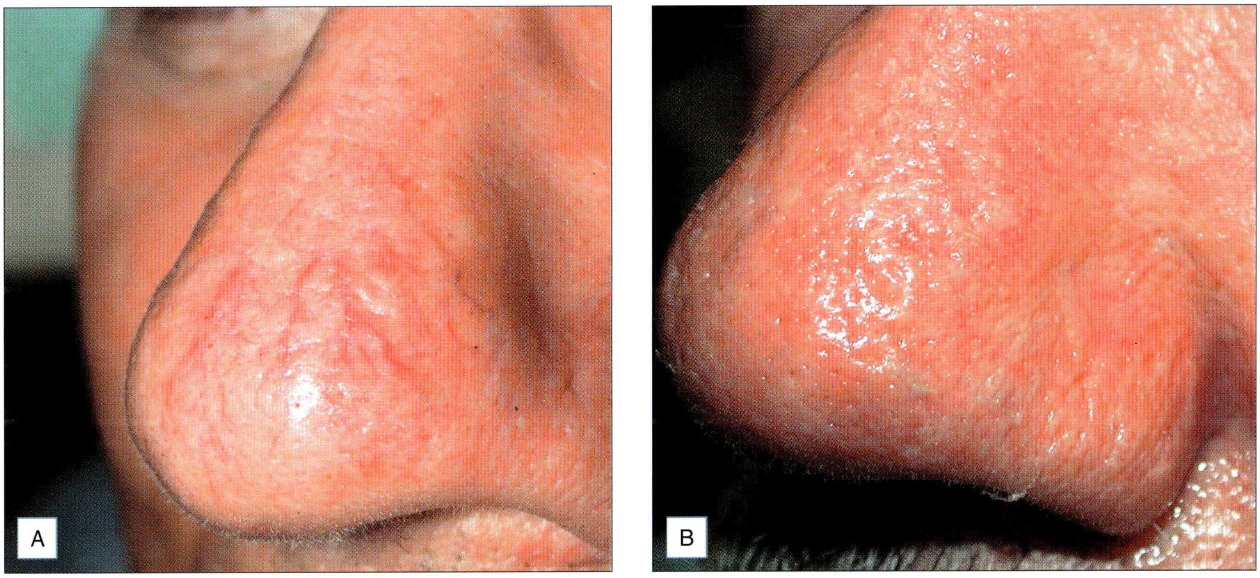

그림 2.6 모세혈관확장증의 치료 전후 사진. (A) 치료 전. (B) KTP 치료 후

IPL의 종류							
	Source of light	Spectrum (nm)	Optical filter	Fluence (J/cm²)	Pulse sequence	Pulse duration (ms)	Spot size (mm)
Photoderm	IPL	515~1200	515/55/570/590/615/645/695/755	3~90	1, 2, 3	1~300	120,280
EpiLight	IPL	590~1200	590/615/645/695/755	20~65	2, 3, 4, 5	2.5~7	1~300
VascuLight SR,HR,VX,DL	IPL/Nd:YAG	515~1200/1064	515/550/560/570/590/615/640/645/695/755	3~90/ 40~150	1, 2, 3	0.5~25/ 2~16	1~300/ 1~300
AestiLight	IPL	645~1200	Factory setting	24~32	3	Factory setting	Factory setting
IPL Quantum HR	IPL	695~1200	645, 755	Prepro-grammed settings	Prepro-grammed settings	Prepro-grammed settings	272
IPL Quantum SR	IPL	560~1200	560,590,640	Prepro-grammed settings	Prepro-grammed settings	Prepro-grammed settings	272
Ellipe relax light	IPL	400~950	600~950, 550~950, 400~720	21~23	1~7	0.5~88.5	1.5~127
Aurora DS	IPL/RF	680~980		10~30 5~20	10~30 5~20	7~100/200	
Aurora SR	IPL/RF	580~980		10~30 5~20	10~30 5~20	7~100/200	

표 2.5 IPL의 종류

어 스캔이 가능한 5개의 핸드피스를 가지고 있다.

DioLite는 10~50 ms의 펄스로 에너지를 전달하고, Fluence는 0.1~950 J/cm², spot의 크기는 0.2, 0.5, 0.7, 1, 1.4 mm인 레이저이다. Q switched 방식으로 millisecond pulse를 방출하는 KTP 레이저와는 달리 Versapulse는 다양한 펄스 폭을 갖는 frequency doubled Nd:YAG 레이저로 실제로 millisecond 영역의 펄스를 발생한다. 따라서 Versapulse는 이 부류의 다른 레이저 시스템에 비해 조금 높은 에너지를 방출한다. 이것은 접촉부위 냉각을 위해 수냉식(water-cooled) sapphire chill tip을 사용하며, spot size는 2~10 mm까지 변화시킬 수 있으며, 펄스는 2~50 ms이고, fluence는 0.6~40 J/cm²이다. 다른 연구에 의하면 KTP 레이저로 치료한 안면 모세혈관확장증 환자의 93.9%가 75~100%의 제거율을 보이는 것으로 나타났다. 거미상 혈관종(spider angioma)은 이 치료에 매우 잘 반응하나 콧등 아래(perialar)는 그 반응성이 감소되어 종종 수차례의 치료를 요하게 된다. 1회의 치료만으로도 거미상 혈관종 환자의 83%가 좋거나 매우 좋은 결과를 보이는데 비해, 이 부위에 생긴 경우에는 1회의 치료로 좋거나 아주 좋은 결과를 보이는 경우가 53%에 불과하다.

긴 펄스의 alexandrite(755 nm)와 diode(800, 810, 930 nm) 레이저는 혈색소의 최대 흡수파장 안에서 더 장파장을 갖게 되어 이론상으로는 깊이 위치하는 큰 혈관의 치료에 적합하다. Gentlelase(Candela, Wayland,

MA, USA)는 펄스가 3 ms인 alexandrite 레이저이다. 이용 가능한 spot의 크기가 8, 10, 12, 15, 18 mm이고 최대 fluence는 20~100 J/cm²이다. Gentlease는 피부냉각을 위해 cryogen spray를 이용한다.

Epi Touch Alex(ESC/Sharplan, Lumenis)는 펄스가 2 ms, spot size가 5, 7, 10 mm, fluence가 1~50 J/cm²인 alexandrite 레이저이며, Apogee(Cynosure, Chelmsford, MA, USA)는 펄스가 5, 10, 20 ms, spot size가 7, 10, 12.5, 6×10 mm, fluence가 35~50 J/cm²인 alexandrite 레이저이다. Light-Sheer(Star medical Tech., Lumenis Pleasanton, CA, USA)는 펄스가 5~20 ms, spot size가 9×9 mm, fluence가 10~40 J/cm²인 Al-Ga-As semiconductor diode 레이저로서, 접촉면 냉각을 위해 chill tip을 사용한다. 피부 혈관의 직경이 0.4 mm 이상인 것은 alexandrite와 diode 레이저에 잘 반응하는 것으로 알려져 있다. 정확히 발표된 논문은 없으나 alexandrite와 diode 레이저는 혈관종이나 혈관기형의 치료에 효과적인 것으로 알려져 현재 사용되고 있다.

Pulsed dye 레이저, 532 nm 레이저와 같은 예전의 단파장 레이저로 잘 치료되지 않았던 청색 망상혈관들은 Nd:YAG 1064 nm 레이저에는 잘 반응하는 것으로 알려져 있다. 안면모세혈관확장증과 안구주변 망상정맥증 환자의 97%에서, 75% 이상의 호전을 보였다. 망상정맥은 아직까지 가장 치료가 어려운 분야로서, 여러 차례의 치료가 필요한 분야이다. 또 다른 어려운 분야는 콧등 하부(perialar) 병변이다. 이 부위의 모세혈관확장증은 여러 번의 치료가 필요하며 또한, 이후에도 추가적인 치료가 필요한 경우가 많다. IPL 시스템은 안면모세혈관확장증과 Civatte의 다형피부증(poikiloderma of Civatte), 특히 이것이 넓은 부위에 생긴 경우 도움이 된다. 1~10회에 걸친 치료를 통해 안면 모세혈관확장증이 매우 좋은 IPL의 효과를 나타낸 것으로 보고되었다. 다형피부증(poikiloderma of Civatte) 환자의 경우에는 평균 2.8회의 치료를 통해 50~75%에서 치료 성과의 호전을 보였다. 또한 Photoderm VL로 세 차례 치료한 결과 82%의 환자에서 75~100%의 제거율을 보였다.

기타 혈관성 병변

버찌 혈관종 (Cherry angioma)

버찌혈관종(Cherry angioma)은 경계가 명확하며, 작고, 적색 구진의 확장된 혈관으로 구성되어 있다. 전형적으로 초기 성인기에 잘 나타나며, 나이가 들수록 그 크기가 커지는 경향이 있다. 신체 어디에나 생길 수 있으나 복부에 가장 많이 생긴다.

이 양성 질환에 대한 치료로는 전기소작법, 표층절제술(shave excision), 레이저 치료 등이 있다. 여기에 사용되는 레이저로는 KTP, PDL, 아르곤, continuous wave dye, Nd:YAG 레이저 등이 있다. PDL로 치료 시에는 자반증을 치료할 때와 같은 출력으로 충분하며, 환자에게 시술 후 7~10일간 멍이 들 수 있다는 것을 설명 해 주어야 한다. KTP, Nd:YAG 레이저를 사용하는 경우, 돔 형의 구진이 작은 가피를 형성할 수 있다. 그런 경우 완전히 치료될 때까지 Aquaphor 연고 등을 사용하여 병변이 마르지 않게 해야 한다.

정맥호 (Venous lake)

정맥호(venous lake)는 기존에 있던 약해진 혈관벽으로 인해 정맥염주(varicosities) 또는 혈관 확장이 유발되는 것이다. 혈관벽의 탄력섬유증(elastosis)은 광손상(photodamage)에 의해 혈관벽을 약하게 만들고 혈관의 확장을 야기한다. 이들은 고령의 성인에서 푸른색 구진으로 발현되며 특히 입술과 귀에 가장 흔히 발생한다. 이 병변은 레이저 치료에 매우 잘 반응하며, KTP, PDL, 아르곤, continuous wave dye, Nd:YAG 레이저, IPL 등으로 매우 잘 치료된다.

단순모반 (Nevus simplex)

단순모반('salmon patch' 또는 'stroke bite')는 신생아의 25~40%에서 보이는 혈관 모반(vascular birthmark)이다. 이는 확장된 혈관으로 구성되어 있으며 태아순환이 잔존하여 생긴 것이다. 이 병변이 주로 발생하는 곳은 목덜미, 미간(glabella), 눈꺼풀 등이다. 대다수의 경우 3세 이전에 자연적으로 소실되나, 목덜미 주변의 병변은 없어지지 않고 남는 경향이 있다. 이렇게 없어지지 않고 남는 병변은 PDL로 효과적으로 치료할 수 있는데, 포도주색반점의 치료와 유사하게 자반증에 대한 용량으로 치료하는 것이 효과를 높이고 치료 횟수를 줄이는 것으로 추천되고 있다.

동정맥 기형
(Arterovenous malformations, AVMs)

동정맥 기형(AVMs)은 병변 내 혈류 속도가 빠른 병변으로 다른 혈관 기형과 달리 성인기까지 모르고 지내기 쉽다. 사춘기, 임신, 외상, 수술 등의 상황에서 이러한 병변이 악화되어 증상을 유발하는데, 피부에 생기는 경우 옅은 푸른색이나 분홍색 반점 또는 박동성의 종괴로 나타난다. 이 병변은 때로는 통증을 유발하고, 박동성이 있을 수 있으며 다한증이나 다모증과 연관된 증상이 병변부위에 함께 나타나기도 하며, 만졌을 때 찬 느낌을 받는 경우도 있다.

AVMs는 전형적으로는 독립된 병변으로 존재하지만, 광범위하게 분포할 수도 있으며 기저 혈관계를 침범하는 경우도 있다. 청진 시 잡음(bruit)이 들리기도 하는데, 혈관종이나 다른 혈관기형과 감별이 어려운 경우, 이 잡음이 감별 진단에 도움이 된다. MRI와 초음파 검사가 추가적인 검사로 도움이 될 수 있으나 정확한 진단을 위해 혈관촬영이 가장 좋은 검사이다.

치료방법으로는 외과적 절제를 통한 색전술과 외과적 절제를 하지 않은 색전술이 있다. 레이저 치료가 이 병변의 치료에 도움이 되는지는 아직 명확하게 밝혀져 있지 않다.

림프 기형 (Lymphatic malformation)

림프 기형은 림프관의 기형으로 국소성 또는 미만성으로 발현된다. 이 병변은 대개 선천적인 원인으로, 전형적으로는 유아기에 발견되나 성인기에 발견되기도 한다. 후천적으로는 방사선이나 흉터, 만성 림프부종 등의 원인으로 발생하기도 한다. 혈액낭종(Cystic hygroma)은 목에 생기며 주변 림프계와 이어져 있는 림프낭이다. 여러 개의 림프 기형이 국소적으로 군집을 형성한 것을 lymphangioma circumscriptum이라고 하며 임상적으로는 '개구리 알(frog spawn)'을 닮은 무색의 액체로 채워진 수포로 보인다. 잘 생기는 곳으로는 겨드랑이, 사지 근위부, 흉부, 복부 등이다. 크고 광범위한 림프 기형은 사지의 림프부종으로 발현되며 전형적으로는 표재성 수포를 동반한다.

표재성 림프 기형의 치료 옵션으로는 CO_2 또는 erbium 레이저를 이용한 절제술이 포함된다. 하지만 광범위한 림프 기형은 수술적인 치료가 가장 좋은 방법으로 알려져 있다. 표재성 림프 기형은 혈관병변처럼 보이는데, 특히 주변 모세혈관에서 출혈이 생기는 경우 더욱 그러하다. 그러나 혈관병변과는 달리 림프 기형은 가시광선 레이저나 광원 치료에는 잘 반응하지 않는다.

치료방법

수술 전후 주의해야 할 사항은 안면부 홍반, 모세혈관확장증, 혈관기형, 혈관종 등의 치료에서와 유사하다. 수술 전에 환자는 국소 마취제 주사나 신경차단술 중에서 하나를 선택할 수 있는데, 대부분의 모세혈관확장증이나 홍반증 환자는 국소 마취제는 피하는 것이 좋다. 이러한 약제들은 대부분 국소 혈관의 수축, 피부변색(skin pallor), 표적 발색단이 옅어지는(lightening) 현상을 유발하기 때문이다. 만일 국소 마취제를 선택해야 하는 경우에는 2.5% 리도카인(lignocaine)과 2.5% 프릴로카인(prilocaine)을 사용한다.

신경차단술로는 눈확의 상부신경과 하부신경, 턱신경 차단술이 시행될 수 있다. 1세 이하 영아의 경우 전신순환으로 흡수되어 독성을 유발할 수 있는 위험성이 있기 때문에 마취제는 사용하지 않는 것이 좋다. 많은 부분에 병변이 있는 비교적 나이든 소아는 리도카인으로 처치하든가 전신마취 하에 수술실에서 시술하는 것도 고려할 수 있다.

안면모세혈관확장증의 치료에 큰 spot을 이용하고, 펄스 폭이 적어도 6~10 ms 이상인 pulsed dye 레이저를 사용함으로써 자반증이 생기는 fluence 이하에서도 효과적으로 치료할 수 있다. 진성 자반증이 생기는 fluence보다 조금 낮은 fluence로 치료 시 수초간 일시적으로 자반증이 지속되는 것을 볼 수 있는데, 이것은 적절한 에너지가 전달되고 있다는 것을 알 수 있는 시각적인 단서가 된다. 수차례의 자반증이 일어나지 않는 펄스(nonpurpuric pulse)를 반복조사(stacking)함으로써 치료 결과가 많이 향상되었다. 목표로 하는 혈관이 수축을 일으키거나 없어진 경우, 또는 자반증이 발생하거나 4회 이상 치료한 경우에는 stacking을 중지해야 한다. 뺨 같은 넓은 부위에 병변이 존재하는 경우에는 다음 펄스와 50% 정도 겹치게 하는 경우가 있다. 이렇게 50% 중복하는 방법으로 치료하는 경우, 중심부에는 두 배의 펄스가 전달되고 주변부에는 한 차례의 펄스만이 전달되는 효과를 얻을 수 있으며, 융합성 홍반(confluent erythema)을 자반증의 용량이나 연속적인 stacking 펄스로 치료할 때 생길 수 있는 벌집모양(honeycomb appearance)이 생기는 것을 방지할 수 있다.

KTP와 Nd:YAG 레이저로 치료할 때, 팁을 분리된 확장증 혈관에 대고 겹쳐지지 않는 펄스(nonoverlapping pulse)로 치료한다. 치료 즉시 표적 혈관의 색이 옅어지거나 혈관이 없어지는 경우도 있는데, 환자들에게는 수일 이내에 없어졌던 혈관이 다시 생길 수 있으나 점차 소실되기 때문에 걱정할 필요가 없다는 설명을 해주는 것이 좋다. 재치료해야 하는 경우가 흔히 있는데, 대개 4주의 간격을 두고 시행한다. 전술한 바와 같이 콧등 하부(perialar area)는 잘 치료되지 않아 대개 수차례의 치료가 필요한 부위이다. 망상정맥 역시 치료가 어려워 수차례의 치료가 필요한 경우가 많다.

시술 이후에 차가운 겔 팩(Second Skin)이나 얼음주머니 등을 이용하여 시술 부위에 마사지해 주면 시술 후 올 수 있는 통증과 일시적 부종을 줄일 수 있다. 자반증은 혈관기형이나 혈관종 치료 직후에 나타나 7~10일 정도 지속된다. 또 약한 홍반이나 부종이 안면 모세혈관확장증이나 홍반 치료 후에 나타날 수 있는데, 이것은 시술 후 한두 시간 정도 지속된다. 안면 모세혈관확장증을 532 nm KTP 레이저로 치료할 때 때때로 표피에 가피가 생길 수 있는데 대개는 3~5일 정도 지나면 치료된다. 치료할 부위에 Surgilube 같은 aqueous lubricant 등을 도포하여 팁과 피부의 접촉을 원활하게 하여 가피가 생길 수 있는 위험을 줄일 수 있는데, 특히 콧등 아래 부위 같이 냉각젤 등을 지속적으로 부착할 수 없는 부위 등에 효과적이다. 가피는 버찌 혈관종, 정맥호 등의 레이저 치료 후에 잘 나타난다. 따라서 환자들에게는 이러한 결과가 올 수 있다는 것을 치료 전에 알려주고 치료 부위에 아쿠아포 치료 연고 등을 1주 정도 사용하여 치료 부위가 건조해지지 않게 유지해야 한다.

안면모세혈관확장증, 안면부 홍반이나 혈관기형 등의 치료는 매 4~6주마다 반복하며, 증식을 계속하는 혈관종의 경우 임상적인 호전이 있을 때까지 3주마다 치료한다.

부작용, 합병증, 향후 치료방향

Pulsed dye 레이저로 인해 합병증이 생기는 경우는 흔하지 않다. 피부냉각기법을 사용하기 전에는 PDL 치료의 합병증으로 피부 위축, 흉터, 색소침착, 비대 흉터, 습진성 피부염(eczematous dermatitis) 등이 1% 이내로 보고되었다. 또 색소 결핍증이 치료 환자의 2.6%에서 발생하였으며 치료 펄스를 겹치게 하거나, 어린 소아에게서 높은 fluence를 과도하게 사용한 경우 피부 위축이 생기는 경우가 있다. 냉각가스 스프레이 시스템과 긴 펄스의 595 nm pulsed dye 레이저를 사용한 후로 이러한 부작용은 현저히 줄어 거의 일어나지 않게 되었다. pulsed dye 레이저로 포도주색반점을 치료한 경우 1~2개월 후 때때로 피부 함몰이 발생되기도 하는데 이러한 것은 일시적인 변화로 3~18개월 이내에 대개 자연적으로 소실된다.

위축성 흉터는 모든 레이저 치료에서 과도하게 레이저를 사용한 경우 생길 수 있는데, 특히 Nd:YAG(1064 nm)나 frequency doubled Nd:YAG(532 nm) 레이저를 사용한 경우에서 볼 수 있다. 이러한 레이저 시스템에서는 항상 펄스 stacking을 피해야 한다. 치료시에 spot이 겹치지 않게 하여 표적이 되는 혈관들을 찾아가며 치료한다. 환자에 따라 치료 직후부터 치료부위 피부에는 변화를 나타내지 않고 병변 혈관의 색이 옅어지는 것을 보이는 경우도 있는데, 이때 치료 부위의 피부가 회백색으로 변하면 후에 가피가 생길 가능성이 높다. 이러한 경우 완전히 상처가 치유될 때까지(대개 5~7일 이내) 국소도포용 항생제 연고나 아쿠아포 (Aguaphor) 치유 연고 등을 사용하여 치료 부위가 마르지 않게 유지하도록 환자에게 교육해야 한다. 그리고 추후 치료가 더 필요한 경우에는 이전 fluence보다 줄여서 치료해야 한다.

결론

혈관병변의 치료 방침은 적합한 치료 방침을 찾으려는 지속적인 연구로 계속적으로 발전해 왔다. 최근, 장파장 시스템, 펄스의 다양화, 피부 냉각기법 등 레이저, 광선 치료를 토대로 하는 치료 기술의 발달은 안면부 혈관종, 혈관기형, 모세혈관확장증 등의 치료에 큰 진보를 가져왔다. 새로운 과학기술의 발달과 여러 질환에 대한 정확한 이해로, 향후에는 더 적은 치료 횟수로 부작용을 최소화하면서 병변의 완전 소실을 가능하게 할 것으로 생각된다.

참고문헌

Bernstein LB, Geronemus RG 1995 Keloid formation with the 585nm pulsed dye laser during isotretinoin treatment. Archives of Dermatology 133:111–112

Bernstein EF, Lee J, Lowery J, et al 1998 Treatment of spider veins with the 595nm pulsed dye laser. Journal of the American Academy of Dermatology 39:746–750

Cassuto DA, Ancona DM, Emanuelli G 2000 Treatment of facial telangiectasia with a diode-pumped Nd:YAG laser at 532nm. Journal of Cutaneous Laser Therapy 2:141–146

Chiller KG, Passero D, Frieden IJ 2002 Hemangiomas of infancy: clinical characteristics, morphologic subtypes, and their relationship to race, ethnicity, and sex. Archives of Dermatology 138:1567–1576

Dover JS, Arndt KA 2000 New approaches to the treatment of vascular lesions. Lasers in Surgery and Medicine 26:158–163

Eremia S, Li CY 2002 Treatment of face veins with a cryogen spray variable pulse width 1064 Nd:YAG laser: a prospective study of 17 patients. Dermatologic Surgery 28:244–247

Finn MC, Glowacki J, Mulliken JB 1993 Congenital vascular lesions: clinical application of new classification. Journal of Pediatric Surgery 18:894–900

Garden JM, Bakus AD, Paller AS 1992 Treatment of cutaneous hemangiomas by the flashlamp pumped-dye laser: prospective analysis. Journal of Pediatrics 120:550–560

Geronemus RG 1991 Treatment of spider telangiectases in children using the flash-lamp pulsed dye laser. Pediatric Dermatology 8:61–63

Geronemus RG, Ashinoff R 1991 The medical necessity of evaluation and treatment of port-wine stains. Journal of Dermatologic Surgical Oncology 17:76–79

Goldman MP, Weiss MP 2001 Treatment of poikiloderma of Civatte on the neck with an intense pulse light source. Plastic and Reconstructive Surgery 107:1376–1381

Groot D, Rao J, Johnston P, Nakatsui T 2003 Algorithm for using a long-pulsed Nd:YAG laser in the treatment of deep cutaneous vascular lesions. Dermatologic Surgery 29:35–42

Jacobs, AH, Walton RG 1976 The incidence of birthmarks in the neonate. Pediatrics 58:218–222

Landthaler M, Hohenleutner U, El Raheem TA 1995 Therapy of vascular lesions in the head and neck area by means of argon, Nd:YAG, and flashlamp-pumped pulsed dye lasers. Advances in Otorhino-laryngology 49:81–86

Laube S, Taibjee S, Lanigan SW 2003 Treatment of resistant port wine stains with the V Beam pulsed dye laser. Lasers in Surgery and Medicine 33:282–287

Levine V, Geronemus RG 1995 Adverse effects associated with the 577- and 585-nanometer pulsed dye laser in the treatment of cutaneous vascular lesions: a study of 500 patients. 32:613–617

Loo WJ, Lanigan SW 2002 Recent advances in laser therapy for the treatment of cutaneous vascular disorders. Lasers in Medical Science 17:9–12

Pham RTH 2001 Treatment of vascular lesions with combined dynamic precooling, postcooling thermal quenching, and Nd:YAG 1064nm laser. Facial Plastic Surgery 17:203–208

Raulin C, Greve B 2001 Retrospective clinical comparison of hemangioma treatment by flashlamp-pumped (585nm) and frequency-doubled Nd:YAG (532nm) lasers. Lasers in Surgery and Medicine 28:40–43

Raulin C, Greve B, Grema H 2003 IPL technology: a review. Lasers in Surgery and Medicine 32:78–87

Reid WH, Miller ID, Murphy MJ, McKibben B, Paul JP 1992 Treatment of port-wine stains using the pulsed dye laser. British Journal of Plastic Surgery 45:565–570

Renfro L, Geronemus RG 1993 Anatomical differences of port wine stains in response to treatment with the pulsed dye laser. Archives of Dermatology 129:182–188

Rohrer TE, Chatrath V, Iyengar V 2004 Does pulse stacking improve the results of treatment with variable-pulse pulsed-dye lasers? Dermatologic Surgery 30:163–167

Tan OT, Morrison P, Kurban AK 1990 585nm for the treatment of port-wine stains. Plastic and Recontructive Surgery 86:1112–1117

Waldorf HA, Alster TA, McMillan K, et al 1997 Effect of dynamic cooling on 585nm pulsed dye laser treatment of port wine stain birthmarks. Dermatologic Surgery 23:657–662

Weiss RA, Goldman MP, Weiss MA 2000 Treatment of poikiloderma of Civatte with an intense pulsed light source. Dermatologic Surgery 26:823–828

West TB, Alser TS 1998 Comparison of the long-pulse dye (590–595nm) and KTP (532nm) lasers in the treatment of facial and leg telangiectasias. Dermatologic Surgery 24:221–226

3 하지정맥

Leg Veins

Jeffrey Hsu, Robert Weiss

서론

하지정맥 확장증은 미국 여성의 29~41%에서, 남성의 6~15%에서 발생한다. 1970년대부터 이 병변의 치료에 레이저가 사용되었는데, 1980년대 pulsed dye 레이저가 나올 때까지는 만족할 만한 결과를 가져오지 못했다. 1990년대 들어서 파장과 펄스가 긴 레이저가 개발되면서 안정적으로 좋은 결과를 가져오게 되었고, 하지정맥의 치료에 레이저가 중요한 위치를 차지하게 되었다. 다른 치료에서와 마찬가지로, 하지정맥의 레이저 치료는 광열분해 원리에 기초를 둔다. 치료에 사용되는 레이저가 갖추어야 할 이상적인 조건으로는 다음과 같은 네 가지가 있다. 첫째, 주변 조직보다 혈색소에 더 선택적으로 흡수될 수 있는 파장일 것, 둘째, 표적혈관이 위치하는 깊이까지 침투할 수 있을 것, 셋째, 상피조직에는 손상을 주지 않으면서도 표적으로 하는 혈관에는 손상을 줄 수 있을 정도의 충분한 에너지가 있을 것, 넷째, 주변 조직에 손상 없이 표적혈관만 서서히 응고시킬 수 있는 펄스일 것 등이다.

환자 검사

큰 정맥혈관에 정맥류가 있는 경우, 그에 동반된 모세혈관 확장에 대한 치료는 혈관에 작용하는 수압을 해결하지 않으면 근본적인 치료가 어렵다. 대복재정맥(greater saphenous vein; GSV) 기능부전의 경우 수술적 치료나 정맥 혈관 내 수술에 의한 제거가 필요하다. 보행성(ambulatory) 정맥절제술은 모든 큰 정맥류의 치료에 이용되며, 압박 경화 치료(compression sclerotherapy)로 큰 정맥류와 망상정맥류를 치료할 수도 있다. 그 후에 모세혈관확장증에 대해 경화치료나 레이저, 광선 치료 등의 방법으로 이 병변의 치료를 생각해야 한다. 하지만 혈관에 작용하는 수압에 관한 문제없이 독립적으로 모세혈관확장증만 있는 환자에서는 처음부터 경화 치료나 레이저 치료를 사용할 수 있다.

치료자는 그 혈류 역류의 원인이 무엇인지를 먼저 정확히 진단해야 하며, 이학적 검사를 통해 심부 혈관 부전에 의해 어느 표층의 모세혈관확장증이 문제인지를 결정해야 한다. 따라서 표재성 정맥의 정확한 해부학을 알고, 적절한 진단 도구를 사용해야 할 것이다. 이런 중요한 표재성 정맥계에는 대복재정맥(GSV), 소복재정맥(lesser saphenous vein; LSV), 측면진피하 정맥계(lateral subdermic venous system; LSVS) 등이 있다(그림 3.1~3.3). 젊은 환자들에서는 대개 측면정맥계로부터 역류되는 모세혈관확장증으로 발현된다. 의사는 가족 내 큰 정맥류와 같은 질병의 가족력이 있는 경우 GSV나 LSVS로부터 역류가 있는지를 반드시 고려해야 한다.

환자 기대

환자에게는 나타날 수 있는 부작용들(이상색소침착, matting, 궤양, 흉터 등)에 대한 내용뿐 아니라, 그것이 매우 작은 정맥이라 할지라도 완전히 없어지지 않는다는 것을 반드시 설명해야 한다. 환자에게 질병의 자연사와 치료의 위험성을 설명한 후 병변에 대한 디지털 이미지를 기록한다. 이 이미지는 향후 치료경과 파악에 매우 중요하며, 특히나 환자에게 향후 치료의 성과를 설명하는데에도 중요한 자료가 된다. 많은 환자들이 부분적인 호전을 인지하지 못하기 때문에, 치료 전후의

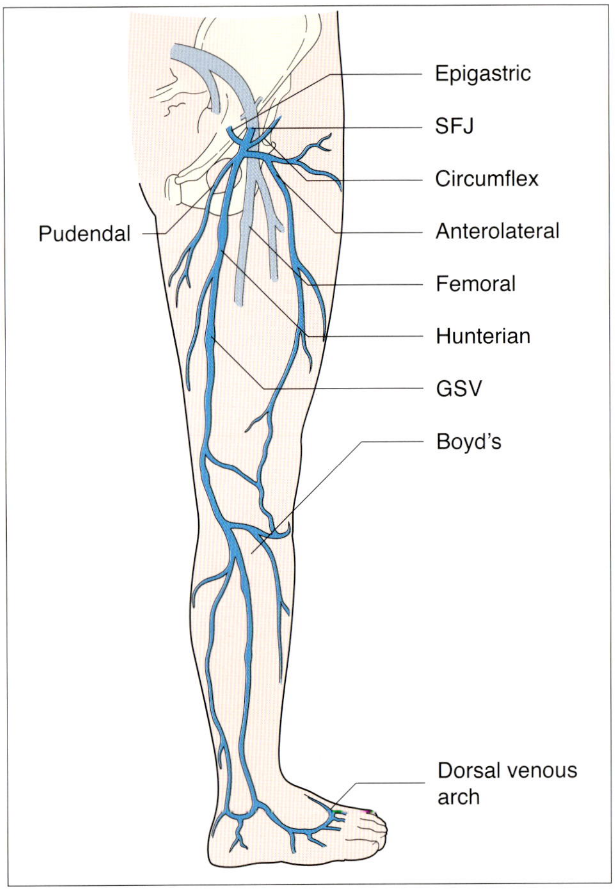

그림 3.1 대복재정맥(greater saphenous vein).
SFJ = saphenofemoral junction

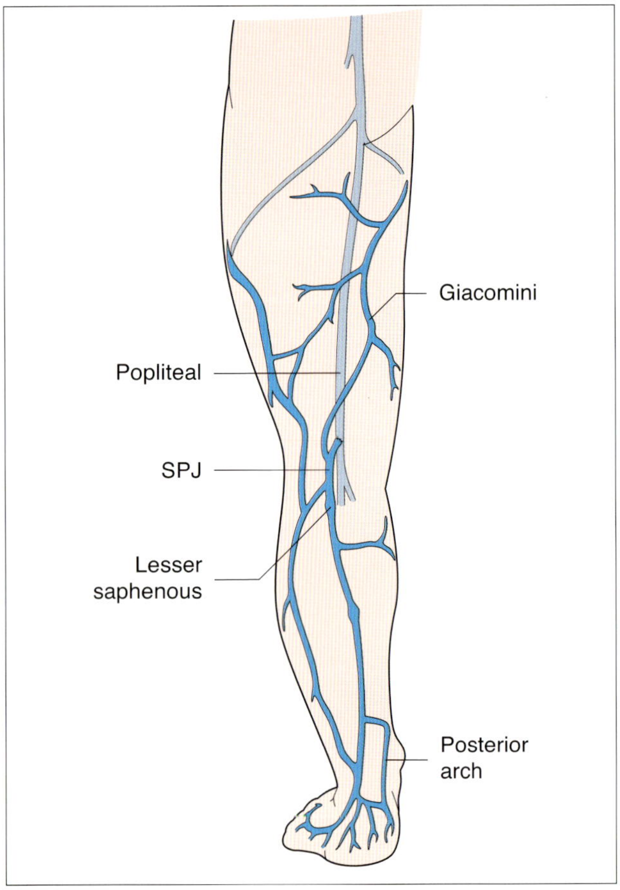

그림 3.2 소복재정맥(lesser saphenous vein).
SPJ = sapheonpopliteal junction

디지털 이미지 비교를 통해 환자의 만족도를 증가시킬 수 있다. 또한 환자들에게는 하지정맥의 치료가 짧은 기간에 치료될 수 있는 것이 아니라는 것을 설명하여 이해시켜야 한다. 레이저와 광선 치료를 이용하는 경우 8~12주의 간격을 두고 시행하는 것이 적당하다. 종종 2주 내에는 아무런 변화가 없는 것으로 보여도 최종적으로는 호전되는 경우가 있다.

심장과 하지정맥 진단에 사용되는 기구들	
Heart	**Leg vein**
Stethoscope	Handheld Doppler
Electrocardiogram	Photoplethysmography
Echocardiogram	Duplex ultrasound

표 3.1 심장과 하지정맥 진단에 사용되는 기구들

진단방법

대개의 임상의사들이 심혈관계 질환의 진단에는 익숙한데 비해 정맥계통 질병의 진단에는 그렇지 못한 경우가 많다(표 3.1). 손으로 잡고 하는 도플러 초음파(handheld Doppler)가 가장 흔히 사용되는데, 표층 정맥계통의 역류를 발견할 수 있으면서 적은 비용으로도 높은 효과를 얻을 수 있는 검사법이다(그림 3.4). 표재성 정맥(피부 2 cm 이내) 검사에 적절한 주파수는 8~10 MHz이다. 정상적으로 판막이 작동하는 경우에는 종아리를 손으로 누르면 혈류흐름 신호가 소리로 나타나는데 이 압박을 풀어주게 되면 역류가 발생하지만 정맥판막의 작동으로 0.5~1.0초 안에 멈추어 그 역류는 중단된다.

혈량측정법(plethysmography)에서는 압력과 용적의 변화를 측정한다(그림 3.5). 광혈량측정법(photoplethysmography)은 가장 흔히 사용되는 혈량측정법

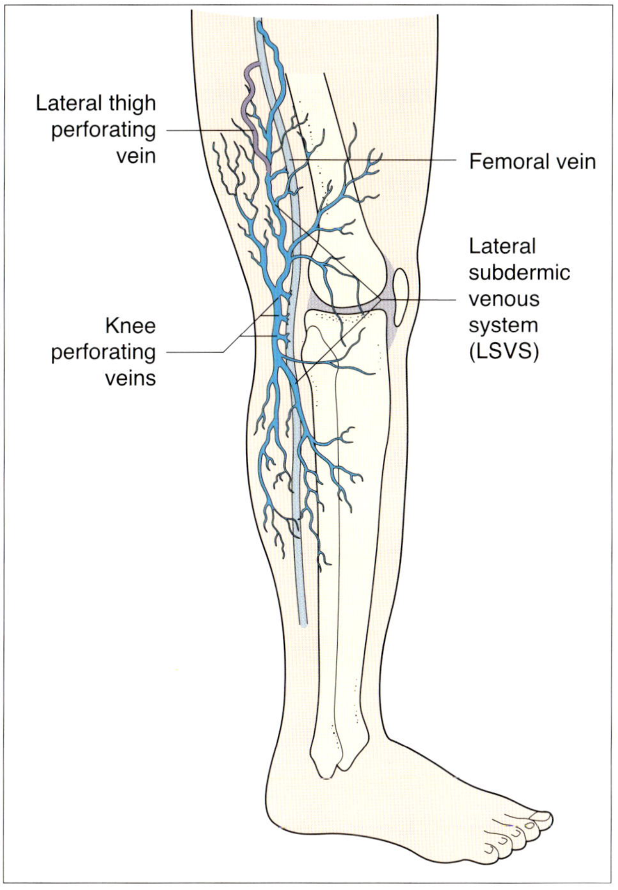

그림 3.3 측부 진피하 정맥계(lateral subdermic venous system)

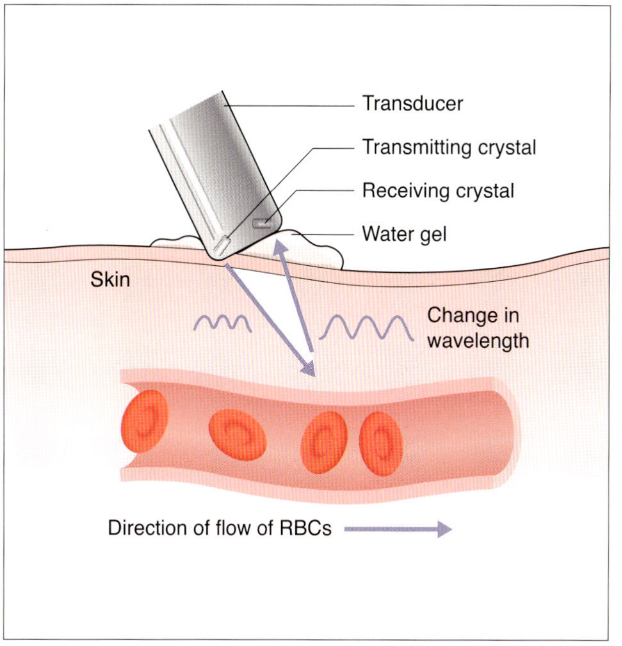

그림 3.4 Handheld Doppler

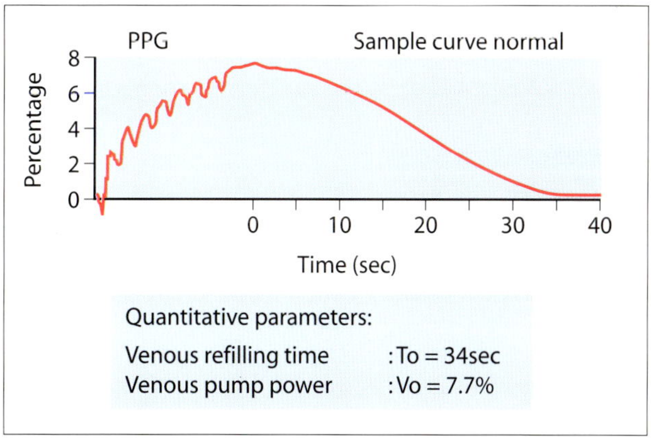

그림 3.5 혈량측정법(Plethysmography)

의 변형으로 혈색소의 빛 흡수를 통해 혈류 용적을 계산한다. 환자에게 발목을 수차례 뒤굽힘(dorsiflexion)시켜 하지정맥에 차 있는 정맥혈을 다른 곳으로 내보낸 후, 이 장치를 통해 하지정맥으로 다시 차는 정맥혈의 용적을 측정한다. 만일 역류가 존재 한다면, 하지정맥으로 다시 피가 차는 속도가 빠를 것이다. 이 시간이 25초보다 빠른 경우에는 의미있는 정맥계통의 이상이 있다고 할 수 있다.

Duplex 초음파는 정맥계의 해부학적 구조를 2차원 상에 보여주는데 컬러마커(color marker)로 도플러 혈류 신호(Doppler flow signal) 위에 포개놓는다(그림 3.6). 이를 통해 역류의 원인이 어딘지를 확인할 수 있다. 머리쪽으로 향하는 혈류를 증가시키기 위해서 혈관의 원위부를 압박한 상태에서, 변환기를 검사하고자 하는 혈관에 위치시킨다. 압박을 풀었을 때 정상적인 혈관은 판막의 작동으로 그 역류가 발생하지 않는다. 0.5초 이상 역류가 존재하는 경우에는 병적인 역류로 판단한다.

치료 전략

치료 표적 선택

정맥류의 성공적인 치료를 위해서는 치료방침을 계획적으로 세우는 것이 중요하다(그림 3.7). 망상 또는 큰 정맥류는 먼저 수술적인 방법이나 정맥혈관 내 수술(endovenous ablation) 방법으로 일차적인 제거를 시

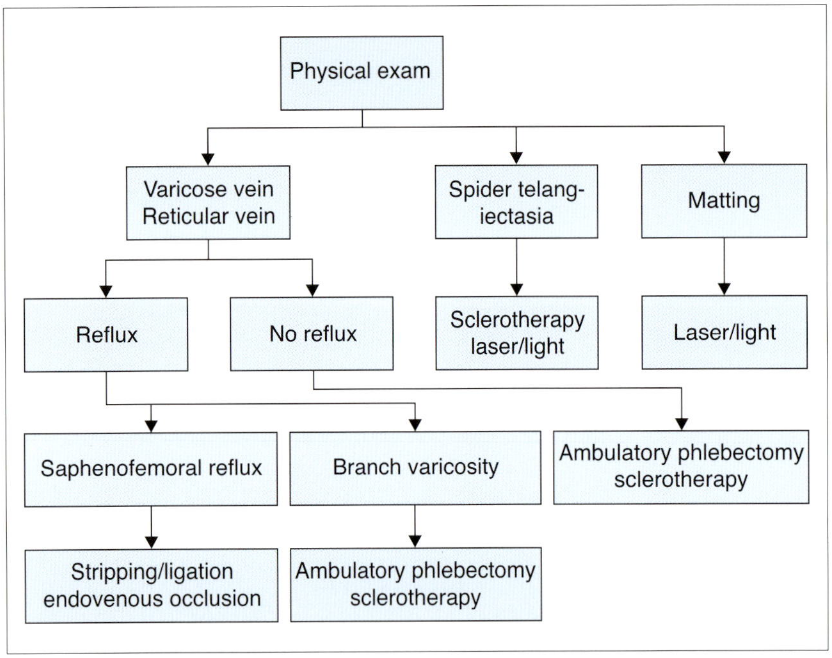

그림 3.6 적절한 치료를 위한 순서도

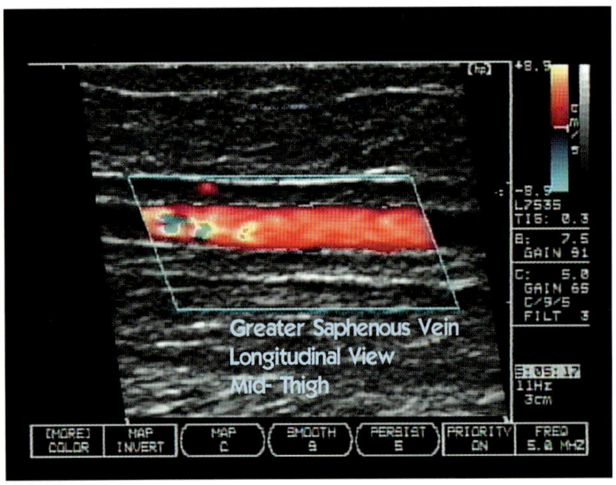

그림 3.7 Duplex 초음파

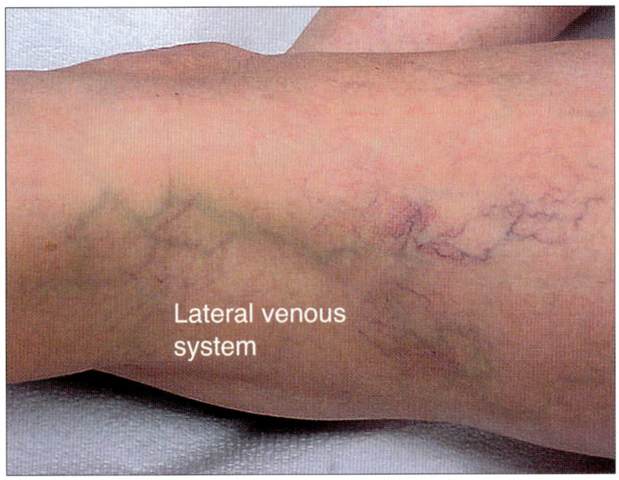

그림 3.8 망상정맥(Reticular veins)

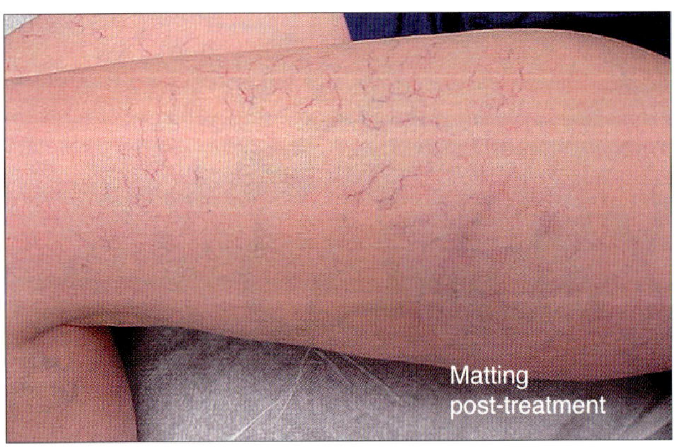

그림 3.9 모세혈관 확장성(Telangiectatic matting)

행하고, 그 후 남은 혈관을 큰 혈관부터 작은 혈관의 순서로 경화 치료를 실시한다(그림 3.8). 너무 작아 경화 치료가 어렵거나 경화 치료 후에도 남아 있는 혈관들은 레이저나 광선 치료를 고려해 본다. 또 다른 레이저, 광선 치료의 적응증은 모세혈관 확장성 매팅(matting)이다(그림 3.9). 매팅이란 종종 경화 치료 후에 나타나는 새로운 다발성의 작은 모세혈관확장증으로 그 치료 부위 0.2 mm 이내에 많은 작은 혈관으로 구성된 홍반(patch)으로 나타난다. 경화 치료 후 매팅의 발생빈도는 15~24% 정도로, 대개는 3~12개월 안에 자연 호전되나, 환자에게 사전에 설명하지 않은 경우에는 치료에 대한 환자의 만족도를 저하시킬 수 있다.

치료변수의 선택 (Parameter selectcion)

하지 혈관의 레이저 치료에 있어서 해결해야 할 중요한 문제는 그 크기와 병변의 깊이가 매우 다양하다는 것이다. 더욱이 표층의 혈관들은 깊은 곳의 망상정맥들과 연결되어 있어 레이저 치료 후 경화 치료와 같은 추가적인 치료가 필요한 경우가 많다. 레이저의 파장과 펄스의 선택은 치료하고자 하는 혈관의 크기와 관계가 있다. 혈관의 크기를 짐작하기 위해서 이미 그 크기를 알고 있는 바늘과 혈관을 비교하는 방법을 사용하면 도움이 될 수 있다(표 3.2). 일반적으로 파장이 길면 더 깊은 곳까지 투과할 수 있으며, 크기가 큰 혈관을 서서히 가열하려면 긴 펄스가 필요하다. Spot size가 크면 더 깊이 투과할 수 있으며, 표적까지 에너지를 더 효과적으로 전달할 수 있다. 파장이 긴 레이저의 또 다른 이점은 혈관 크기와 깊이에 따라 최대 흡수파장이 역동적인 특성(dynamic nature)을 갖는다는 것이다. 이것은 혈관크기가 0.5 mm에 이를수록, 또 0.5 mm 깊이에 이를수록, 녹색광선(541 nm)에서의 혈색소의 최대 흡수파장이 적색광선이나 적외선(800~1000 nm)에서 보다 높아지며, 장파장의 가시광선부나 적외선 근접부에서 혈색소에 의한 흡수에 더 중요하게 된다.

바늘을 통한 혈관 크기의 예측

Needle gauge	Outer diameter (mm)
12	2.77
18	1.25
20	0.91
25	0.50
26	0.45
28	0.38
30	0.32
32	0.26

표 3.2 바늘을 통한 혈관 크기의 예측

레이저의 선택

Potassium titanyl phosphate(KTP) 레이저

하지 혈관의 첫 성공적인 치료는 pulsed dye 레이저와 광원의 형태로 시작되었다. 532 nm의 pulsed KTP가 초기 그 치료의 방법으로 선택되었는데, 이것은 혈색소가 이 파장에서 흡수율이 높기 때문이다. KTP 크리스탈은 제조가 용이하며, 사용이 편리하고, 재현성이 좋다는 장점이 있다(Box 3.1). 이러한 천분의 일초 단위(mili-second)의 장치는 결국에는 안면부 모세혈관확장증의 치료에 가치가 있는 것으로 판명되었지만, 작은 spot을 사용하고 펄스가 10 ms 이내인 것을 사용하였던 초기에는 그 결과가 좋지 못하였다. 후에 3~5 mm 크기의 spot을 사용하고 펄스를 10~50 ms, fluences를 12~20 J/cm^{2}로 하고 나서부터 그 결과가 호전되었다.

하지만 KTP 레이저는 투과가 적절하지 못하고, 흡수 파장이 532 nm로 멜라닌과 유사하여 멜라닌에 흡수가 많이 된다는 단점이 있다. 따라서 피부가 검거나 햇빛에 탄 환자의 경우 색소이상침착(dyspigmentation)의 위험성이 높다. 이런 경우 상피를 보호하기 위해 냉각요법을 사용하는 것이 중요하다. 이런 사용상의

KTP 레이저의 종류

- Pulsed KTP (532 nm, 1~200 ms)
- VersaPulse (Lumenis)
- Illustra (Cynosure)
- Diolite (Iriderm)
- Aura (Laserscope)

Box 3.1 KTP 레이저의 종류

제약에도 불구하고, 피부가 Ⅰ, Ⅲ형인 환자에서 pulsed KTP는 부위가 작은, 표재성 말초혈관 확장증의 치료에 가장 적합한 것으로 생각된다. 치료 성과는 시술자의 치료 기술에 상당 부분 좌우되는데, 혈관수축이라든가 혈관 내 응고 등 더 좋은 치료 결과와 연관되는 임상적인 치료 목적에 도달하기 위해서는 여러 차례의 시술이 필요하지만, 홈이 파이거나(gooving) 흉터의 위험성이 있기 때문에 Pulse stacking은 피해야 한다.

Pulsed dye 레이저 (PDL)

원래 585 nm, 펄스 450 μs PDL은 매우 얕은 곳에 위치하며(평균깊이 0.46 mm), 작은(100 μm) 혈관으로 구성되는 포도주색반점의 치료에 성공적으로 사용되었다. 따라서 이 레이저로는 다리 혈관의 치료에 있어서 만족할 만한 결과를 얻을 수 없다. 왜냐하면 펄스지속시간이 짧아서 표재성으로 존재하는 0.1 mm 이내의 작은 혈관에만 효과적이기 때문이다. 선택적 광열분해의 원리에 의하면, 직경이 0.1 mm에서 수 mm인 다리 혈관의 치료에 사용될 수 있는 이상적인 펄스는 1~50 ms 정도이다. 짧은 치료 시간(time frame)으로 높은 에너지를 전달하는 경우, 혈관이 파열되어 자반증이나 헤모시데린(hemosiderin) 침착을 유발하게 되어 임상적으로 장기간에 걸친 과다색소침착이 나타나게 된다. Polla 등은 이 레이저를 통해 말초혈관확장증을 치료받은 환자에서 병변이 75% 이상 소실된 환자는 단지 15%에 지나지 않았고, 73%의 혈관은 경미한 호전이나 거의 호전을 보이지 않았다. 이중 치료에 반응을 보인 혈관들은 생각했던 것처럼 표재성의 작은 혈관들이었다. 더욱이 50%의 환자에서 색소이상침착(dyspigmentation)이 나타났다. 그러나 적절하게 사용되는 경우 결과의 호전을 기대할 수도 있는 것으로 보인다.

다른 연구에서는 0.2 mm 이내의 모세혈관확장증 병변과 경화 치료로 생긴 모세혈관 확장성 매팅(telangiectatic matting)을 450 nm PDL을 이용하여 spot size 5 mm, fluence 6.5~8 J/cm^{2}로 조사한 후에 72시간 동안 압박을 가해 주었다. 그 결과 선상의 모세혈관확장증 환자에서 단 1회의 치료로 4개월 이내에 완전한 병변 소실을 보인 경우가 67%에 달하였으며, 대상 환자의 10%에서만 순간적인 과다색소침착을 보였다.

Long pulsed dye 레이저의 출현으로 표재성으로 존재하는 모세혈관확장증뿐 아니라 다른 부위에 있는 혈관도 치료할 수 있게 되었다. 로다민(rhodamine) dye를 이용한 몇 종류의 장치를 통해 펄스를 1.5~4.0 ms까지 가능하게 하였고(표 3.3) 585~600 nm의 파장을 사용하여 더 깊은 곳의 표적 혈관까지 침투할 수 있게 하였다. 하지만 이 파장 범위에서는 멜라닌 역시 높은 흡수율을 갖기 때문에 적절하게 상피 냉각요법을 사용하지 않는다면 과다색소침착이 생길 위험성이 있다.

1.5 ms PDL을 이용한 몇 가지의 연구에서 여러 가지 다른 결과가 보고되었다. 585 nm PDL로 1 mm 이내의 혈관에 대해 3×7 mm 타원형(elliptical) 핸드피스를 사용하여 fluence 18 J/cm^{2}로 치료한 연구에서는 67%에서 병변의 소실을 보였으며, 595 nm PDL을 사용한 다른 연구에서는 이보다 조금 더 좋은 결과를 보였다. 이 두 가지 연구에서 부작용으로 가피, 색소이상침착이 나타날 수 있는 것으로 보고하고 있다. Reichert는 역류성 망상정맥(reticular vein)이 처음 소실된 부위에 치료하는 경우 치료 성적이 더 좋은 것으로 보고하고 있다. 이 연구에서는 0.1~1 mm의 모세혈관확장증 혈관을 1.5 ms PDL, 585~600 nm 파장으로 치료하였다. 0.5 mm 이내 크기의 혈관인 경우 한 번 내지 두 번의 치료를 통해 완전한 병변의 소실을 볼 수 있었던 것에 비해 0.5~10.0 mm 크기의 혈관인 경우에는 네 차례의 치료를 통해 80%의 완전 소실을

Pulsed dye 레이저의 종류

Pulsed dye (585, 590, 595, 600 nm)	Pulse duration (ms)
SPTL-1b (Candela)	0.45
LV (Cynosure)	0.45
ScleroPlus (Candela)	1.5
PhotoGenica LVS (Cynosure)	1.5
Vbeam (Candela)	0.5~40
PhotoGenica V-Star (Cynosure)	0.5~40

표 3.3 Pulsed dye 레이저의 종류

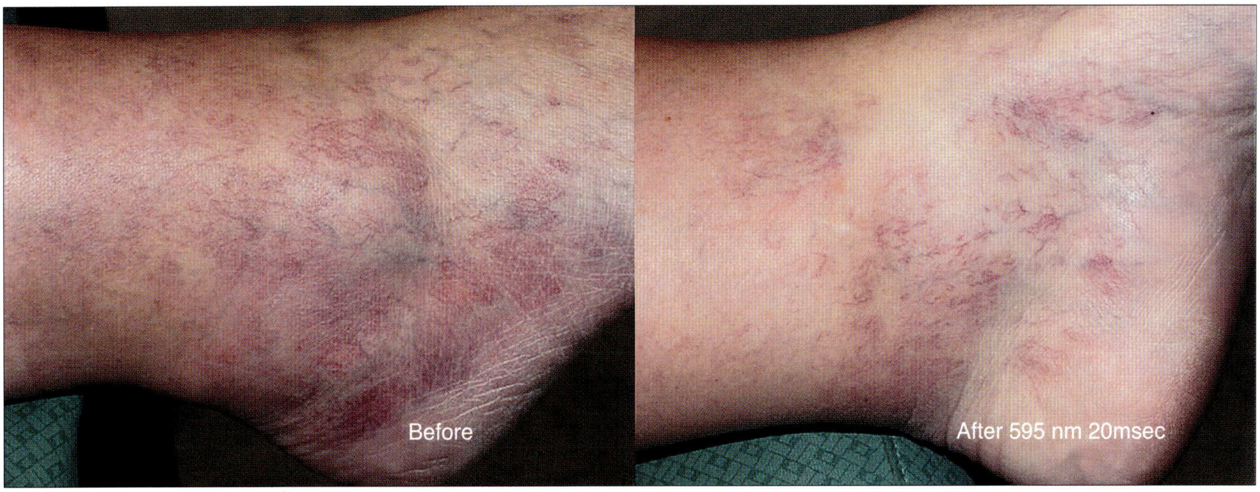

그림 3.10 PDL 치료 전 · 후 사진

볼 수 있었다. 이 연구에서도 대상 환자 50%에서 일시적인 색소이상침착(dyspigmentation)을 보이는 것으로 나타났다. 또 ultra-long pulsed dye 레이저(40 ms까지)의 효과에 관해서는 대조군과 비교 실험하여 발표된 연구결과는 아직 없으나, 저자들은 매우 작은 모세혈관확장증 혈관(<0.3 mm)을 fluence 15~20 J/cm^2, 펄스폭 10~20 ms을 이용하여 치료한 경우 성공적인 결과를 가져올 수 있다고 생각한다. 더 큰 정맥(1.5 mm까지)의 치료에는 더 긴 펄스를 필요로 할 것이다(그림 3.10).

Long pulsed alexandrite 레이저

몇 종류의 다른 pulsed dye 레이저가 700~900 nm 범위에서 혈색소에 대해 최대 흡수파장을 갖는 것을 이용하여 치료에 사용하였다. 이런 종류에는 Long pulsed alexandrite 레이저, long pulsed Nd:YAG 레이저, diode 레이저 등이 있다. 더 장파장을 이용하면 더 깊고 더 직경이 큰 정맥을 치료할 수 있으며, 멜라닌에 대해 상대적으로 덜 흡수되는 장점이 있다.

755 nm 파장의 alexandrite 레이저는 피부 2~3 mm까지 침투할 수 있다(표 3.4). 펄스를 20 ms까지 변경하여 함께 사용하는 경우 이 레이저는 일정한 정도로 모세혈관확장증의 치료에 사용할 수 있다. McDaniel등은 세 차례의 치료를 통해 총 63%까지 병변의 소실을 보였다고 보고하고 있다. 이 레이저의 치료에는 중간 크기(0.4~1 mm) 혈관이 가장 잘 반응하며, 그 다음으로 큰 혈관(1~3 mm)이 잘 반응한다.

Alexandrite 레이저의 종류	
Alexandrite laser (755 nm)	**Pulse duration (ms)**
EpiTouch (Lumenis)	2~40
GentleLaser (Candela)	3
LPIR/Apogee (Cynosure)	5~20

표 3.4 Alexandrite 레이저의 종류

크기가 0.3 mm 이내의 혈관은 이 레이저에 잘 반응하지 않으며, 이런 작은 혈관의 경우에는 짧은 펄스가 중요하다. 이 연구에서 중요 변수는 펄스 5 ms, fluence 20 J/cm^{2}이다. 다른 연구에서는 3 ms 펄스, fluence 60~80 J/cm^2, 8 mm spot으로 모든 크기의 혈관(0.3~2 mm)을 한 차례 치료하여 75%의 병변 소실을 보이는 것으로 보고하고 있다. 일시적인 과다색소침착이 전체의 1/3에서 치료부위에 나타났다.

Diode 레이저

800~930 nm diode 레이저는 깊은 부위에 위치하는 큰 망상정맥까지 투과하는 능력이 alexandrite 레

Diode 레이저의 종류	
Diode laser (800, 810 nm)	**Pulse duration (ms)**
FeatherLite (LaserLite)	50~250
LightSheer (Star Medical)	5~30

표 3.5 Diode 레이저의 종류

Nd:YAG 레이저의 종류	
Nd:YAG laser (1064 nm)	**Pulse duration (ms)**
CoolGlide (Altus)	10~100
CoolTouch Varia (CoolTouch)	0.3~100
Lyra (Laserscope)	1~100
Vasculight (Lumenis)	2~16
VeinLaser (HGM Medical)	1~50

표 3.6 Nd:YAG 레이저의 종류

이저와 유사하며, 900 nm 정도에서는 비교적 멜라닌 흡수의 간섭이 적으면서, 네 번째로 높은 혈색소 최대 흡수파장과 일치한다(표 3.5). Dierickx는 이 800 nm diode array 레이저를 5~30 ms, 15~40 J/cm^{2}로 이용해서 세 차례 치료하여 75% 이상에서 병변이 소실되는 것을 확인하였다. 940 nm 파장을 이용하면 fluence 250~400 J/cm^{2}로 피부 3 mm까지 투과되며 1 mm 크기의 작은 혈관까지 도달할 수 있다. 이론적으로는 적색의 모세혈관확장증 병변이 산화혈색소를 더 많이 포함하고 있기 때문에 레이저 치료에 더 잘 반응한다.

Kaudewitz 등은 짧은 관찰 기간의 연구를 통해 1회의 치료로 76%의 환자에서 1 mm 이내 혈관은 50% 이상 병변의 소실을 보였으며, 46%의 환자에서는 75~100%의 병변소실을 보인 것으로 보고하고 있다. 흥미로운 점은, 1년간의 추적관찰을 통해 75%의 환자에서 75~100%의 병변소실을 보이는 것으로 보고되고 있으나 그 정확한 기전은 아직 알려져 있지 않다. 하지만 이런 관찰 등을 근거로 환자들에게 지속적인 호전을 보일 것이라고 안심시켜야 불필요한 추가 치료를 피할 수 있다. 일시적인 색소이상침착, 모세혈관 확장성 매팅 등이 일부 환자에서 나타나지만, 대개 1년 이내에 소실되었다.

Long Pulsed Nd:YAG 1064 nm 레이저

Long Pulsed Nd:YAG 레이저의 발전은 하지정맥혈관의 치료에 획기적인 이정표가 되었다(표 3.6). 파장이 긴 레이저를 이용하면 깊고 직경이 큰 정맥도 치료가 가능하다. Nd:YAG 레이저는 3 mm까지 투과할 수 있기 때문에 진피 중간층의 크기가 큰 혈관의 치료에 효과적으로 이용될 수 있다. 또 이 레이저는 멜라닌에 대해서는 흡수율이 떨어지기 때문에 피부가 검은 환자의 경우에도 상피조직에 대한 손상을 줄일 수 있다. 하지만 깊은 곳까지 투과하기 위해서는 높은 fluence가 필요한데, 이런 경우 이 열로 인해 표적으로 하는 혈관 주변 조직의 부수적인 손상을 증가시킬 수 있다. 더욱이 이 Long Pulsed Nd:YAG 1064 nm 레이저는 통증이 다소 있기 때문에 냉각요법과 국소마취가 필요하다. 반면에 fluence가 낮은 다른 레이저의 경우에는 적절한 임상적인 반응을 얻기 위해서 여러 차례 조사가 요구되며, 높은 fluence로 여러 차례 조사하는 경우에는 매우 조심스럽게 시술하여야 한다.

0.5~3 mm의 직경이 큰 혈관이 이 레이저에 가장 잘 반응한다(그림 3.11). 최근의 연구에서는 0.5~3 mm 직경의 혈관을 펄스 폭 16 ms, fluence 130~140 J/cm^{2}로, 한 차례의 치료만으로 75%의 병변의 소실을 보인다고 보고하였으며, 기존의 다른 레이저와 달리 Fitzpatrick 4형의 피부에서도 주변 피부상피조직의 손상이 전혀 관찰되지 않았다. 다른 연구에서는 두 차례의 치료를 통해, 모세혈관확장증 병변(0.3~1.5 mm)에서는 85% 이상, 망상정맥혈관(1.5~3 mm)에서는 75%에서 호전을 보이는 것으로 보고하고 있다.

Eremia 등은 3 mm 직경의 정맥을 치료함에 있어, 1064 nm Nd:YAG 레이저와 810 nm diode, 755 nm alexandrite 레이저의 효과를 비교한 연구에서 Nd:YAG 레이저를 이용한 경우에 더 좋은 결과를 가져온

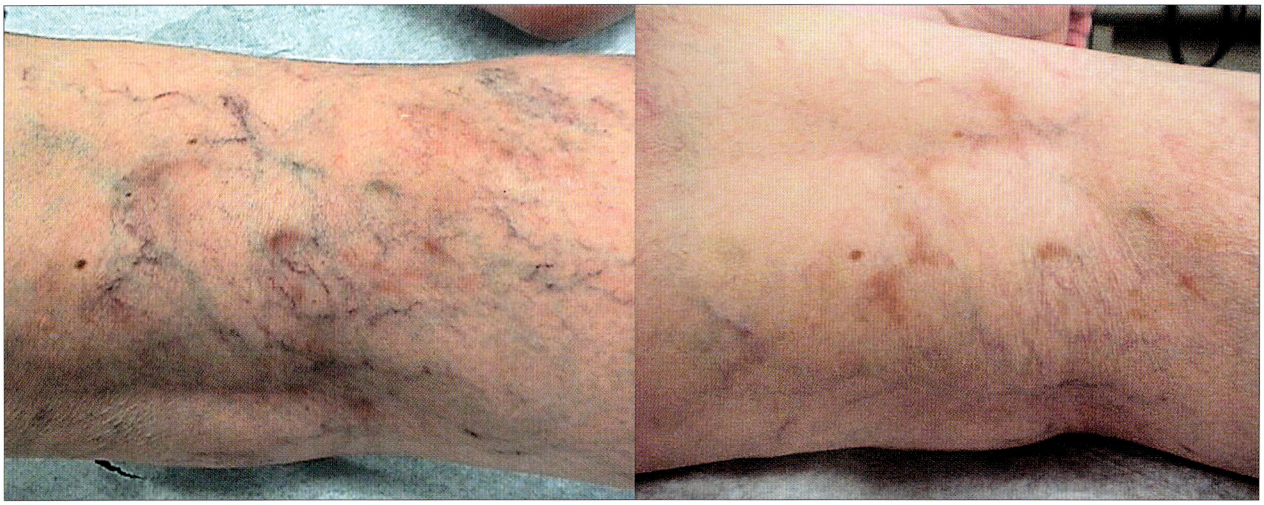

그림 3.11 1064 nm Nd:YAG 레이저를 이용한 치료 전후 사진

다고 보고하고 있다. 정맥질환에는 Nd:YAG 레이저가 더 좋은 치료결과를 가져오는 것으로 보이나, 비교 연구를 통해 보면 아직까지는 경화 치료가 병변소실이나 증상의 호전에 있어 더 좋은 결과를 가져오는 것으로 보고되고 있다. 최근에는 쥐의 다양한 크기의 혈관을 1064 nm Nd:YAG 레이저를 이용해서 치료하는 실험 모델을 통해 이 레이저로 혈관 병변을 치료할 때의 이상적인 치료 변수들에 대해 보고되고 있다. 하지만 아직 이런 결과를 실제 임상에서 이용할 수 있는 방법은 확정되지 않았다. 다른 레이저와 마찬가지로 이 레이저의 치료목표 역시 주변 조직의 손상 없이 혈관을 없애고 하얗게 하는 것이다.

최근의 연구에 의하면 1064 nm 파장을 흡수함으로써 methemoglobin의 생성이 촉진되는 것으로 알려졌다. 혈색소에 열을 가하게 되면 산화작용을 통해 methemoglobin이 생성된다. 이때 생기는 methemoglobin은 산화혈색소보다 3배, 탈산화혈색소보다는(deoxyhemoglobin) 13배 흡수율이 높다. 따라서 이론적으로는 에너지를 열의 형태로 주는 것보다 단일 펄스의 형태로 주는 것이 표적 조직에 과열의 위험을 방지하고, 주변 조직의 손상을 최소화시키는 이점이 있다고 할 수 있다. 각각의 펄스가 다음 펄스의 표적으로서 methemoglobin을 만들어 낸다. 따라서 multipulse 방식이 주변 조직을 보호하고, 치료 중 불편감을 줄이면서 효과를 높일 수 있는 방법이다. Nonuniform 펄스 sequence mode, 2 mm spot size, 300~360 J/cm^2 fluence로 1064 nm Nd:YAG 레이저를 이용하여 1~2 mm의 푸른 혈관을 치료한 결과, 1회 치료로 55%, 2회 치료에서 86%, 3회 치료로 98%에서 병변의 소실을 보였다.

Intnese pulse light (IPL)

IPL 장치는 모델에 따라 차이가 있으나, 파장은 515~1200 nm까지, fluence는 90 J/cm^{2}까지 낼 수 있는 섬광등 빛을 광원으로 사용하며, 펄스는 2~100 ms까지 가능한 비간섭성(noncoherent) 장치이다.

IPL의 특이점 중 하나는 선택성을 높이기 위해 낮은 파장을 제거할 수 있는 필터를 사용할 수 있다는 것이다. 560~755 nm까지 여러 필터의 사용이 가능하나, 혈관질환의 치료에 가장 많이 사용되는 필터는 550~570 nm 필터로 약간의 적외선과 함께 황색과 적색을 낸다.

IPL의 광폭 파장은 혈관의 깊이와 그 크기에 따라 혈색소의 광학적 성질이 변하는 것을 이용한다. 혈관의 크기가 0.1~1 mm로 증가할 때, 그리고 그 깊이가 0.3~1.0 mm로 증가할 때, 혈색소의 최대 흡수파장은 600~900 nm로 변하게 된다. 따라서 515~1200 nm까지의 넓은 범위의 파장을 이용하면 작은 표재성 혈관부터, 깊은 곳의 큰 정맥까지 동시에 치료할 수 있다. 또 다른 IPL의 임상적인 장점은 spot size가 커서 치료가 용이하다는 점이다.

초기 연구에서는 혈관의 크기에 따라 0.2 mm 이내에서는 90%까지, 0.2~0.5 mm와 0.5~1.0 mm 크기는 80%까지 병변이 소실된 것으로 보고하고 있다. 이후 연구에서 좋은 결과를 보고하고는 있지만 아직 만족할 만한 결과를 보고하지는 못하고 있다. 이런 모든 연구들에서 일시적인 색소이상침착 같은 부작용이 전체 환자의 3% 정도 나타나는 것으로 보고되고 있다. 0.2 mm 이내의 혈관의 치료에 있어서 유용한 치료법으로는 22 J/cm^{2}의 3 ms로 1회 치료하거나, 35~40 J/cm^2 2.4와 4.0 ms 펄스와 10 ms의 간격으로 두 번 반복 치료하는 것이다. 0.2~0.5 mm의 혈관은 35~45 J/cm^2, 3~6 ms 펄스와 20 ms의 간격으로 치료할 수 있다. 다른 치료방침으로는 IPL의 펄스 다양성을 이용하여 좋은 치료 결과를 위해 긴 펄스와 짧은 펄스를 1회 치료시 혼합하여 사용하는 것이다. Fluence를 70 J/cm^{2}까지 10~20 ms의 휴지기를 두고 처음에는 2.4~3 ms를 두 번째에는 7 ms의 펄스를 내는 것이다. 광선택성(photoselectivity)의 이론에 기초하여 파장이 긴 것은 큰 혈관에 짧은 것은 작은 혈관에 작용하게 한다. 이 치료법으로 치료한 경우 두 번의 치료를 통해 74%에서 병변의 소실을 보였으며 8%에서 색소이상침착을 보인 것으로 보고하고 있다.

경험자들을 위한 최신 토픽

경화 치료와 레이저 치료

큰 정맥류의 치료에는 직접적인 수술적 제거와 혈관 내 수술을 통한 치료가 여전히 가장 좋은 것으로 알려져 있지만, 작은 혈관의 치료에 있어서는 아직 경화 치료가 가장 표준이 되는 치료 방법으로 알려져 있다. 최근의 비교 연구를 통해 하지 모세혈관확장증 병변의 치료에 경화 치료가 더 적은 치료 횟수를 요하며, 치료에도 더 잘 반응하는 것으로 밝혀졌다. 하지만 레이저, 광학 기술의 발달로 환자와 의사 모두에게 치료 방법의 선택에 있어 경우에 따라 레이저와 광선 치료를 선택할 수 있는 기회가 늘어나고 있다. 이렇게 치료 방법의 선택에 있어서 가장 먼저 고려해야 할 사항은, 환자가 경화 치료에 금기인 경우로, 이런 예에는 심부정맥 혈전증(DVT)의 위험성이 높은 환자, 혈액응고 장애의 병력이 있는 환자, 경화제에 과민반응이 있는 환자, 임신중인 환자 등이 있다. 환자가 경화 치료에 편견을 가지고 있는 경우 역시 고려할 수 있는데, 많은 환자들이 바늘에 대한 공포를 가지고 있어. 경화 치료시 부분마취를 위해 여러 번 피부를 찌르는 것보다 레이저 치료를 하는 것을 덜 아프게 느끼게 된다. 또 어떤 사람들은 레이저 치료가 경화 치료보다 더 최신 치료라고 생각하여 레이저 치료를 원하는 경우가 있다. 따라서 치료자는 이런 잘못된 편견들까지 고려하여 환자가 자신에게 가장 이득이 되면서 위험이 제일 적은 치료 방법을 선택할 수 있도록 잘 상담하여야 한다. 이때 치료자는 환자가 다리 혈관의 치료가 감정적이고 주관적인 일련의 문제들을 일으킬 수 있는 미용상의 문제로 인식하고 있다는 것을 반드시 알고 있어야 하며, 따라서 치료성과의 정도는 환자가 만족하는 정도일 것이다. 그 밖에 또 다른 치료 선택의 변수로 치료자 자신의 기호를 들 수 있다. 경화 치료의 성공여부는 치료자의 술기의 익숙 정도에 많이 좌우된다. 초심자는 경화 치료에 익숙해질 때까지 학습곡선(Learning curve)을 격게 된다. 따라서 경화 치료에 덜 익숙한 치료자는 레이저 치료에 비중을 두어 환자를 치료하고 경화 치료가 필요한 경우 경화 치료에 익숙한 다른 치료자에게 환자를 의뢰하는 경우가 있다. 또한 이런 치료 방침의 결정에 기술적인 요인뿐 아니라 경제적인 요인이 영향을 미치기도 한다. 최신 레이저 치료 장비의 초기 구입에 많은 비용이 들고 유지비용 또한 많이 들기 때문에 치료자가 상대적으로 비용이 적게 드는 경화 치료로 제한하는 경우가 있다.

치료 대상이 되는 혈관의 크기는 치료방침에 중요한 결정요소가 된다. 모세혈관확장증에서 보이는 것과 같은 0.3 mm 이내의 매우 작은 혈관은 그 혈관내로 경화제를 집어넣기가 매우 어렵고, 이런 경우 레이저 치료의 좋은 적응증이 된다. 0.3~1.5 mm 정도 크기의 혈관은 레이저 치료에도 잘 반응하지만, 경화 치료의 경험이 많은 치료자가 치료하는 경우 좋은 결과를 가져올 수 있다. 크기가 1.5~3 mm인 중간 크기 정도의 혈관은 비교적 레이저 치료에도 잘 반응하나, 경화 치료를 처음에 사용하는 것이 좋다. 크기가 3 mm 이상인 혈관의 치료에 있어서는 레이저의 역할이 상당히 제한적이다. 또한 색소 이상침착의 위험성이 매우 높은 Ⅳ~Ⅵ형 피부의 환자는 경화 치료를 하는 것이 좋다.

냉각요법

피부 냉각(skin cooling)은 냉각마취(cryoanesthesia)를 위해서나 피부 보호를 위해서나 모두 레이저 치료에 있어 빠질 수 없는 중요한 부분이다. 이것은 특히나 피부가 검은 환자에게 더욱 필수적이다. 상피의 멜라닌은 상피에 있는 치료 표적이 되는 산화혈색소와 같은 발색단에 조사한 빛을 흡수하여 상피조직에 손상을 가져온다. 이런 문제를 극복하기 위한 방법 중의 하나가 선택적으로 상피조직을 냉각시키는 것이다. 피부 냉각요법을 통해 상피조직의 손상을 줄일 수 있으며, 치료 시 좀 더 높은 fluence를 줄 수 있어, 검은 피부를 치료할 수 있다. 이런 냉각기법으로 냉각 매질(cold medium)을 피부에 놓게 되는데 이런 매질은 일반적으로 찬 공기, 냉각스프레이(cryogen spray), 냉각겔(cold gel), 냉각 사파이어윈도우(cold sappire window) 등이 있다. 적절한 냉각을 위해 매질에 관계없이 고려해야 할 몇 가지 사항이 있다. 접촉시간, 냉매(cooling source)의 온도, 접촉의 질(quality of contact) 등이다. 냉각에는 세 가지 모드가 있는데, 전냉각(precooling), 병렬냉각(parallel cooling), 후냉각(post cooling)이다. 전냉각(precooling)은 레이저 펄스 전에 피부의 온도를 낮추는 것이다. 저온 손상의 위험성이 있기 때문에 안전한 사전냉각에는 제한이 있다. 보호적인 차원의 사전냉각은 펄스 간격이 5 ms보다 짧은 경우 효과적이며 주로 냉각스프레이가 이용된다. 병렬냉각(parallel cooling)은 레이저 펄스를 조사하는 동시에 피부의 온도를 낮추는 것이다. 5~10 ms보다 긴 펄스와 함께 병렬냉각을 시행하는 경우 더욱 피부를 보호할 수 있다. 흔히 사용되는 냉매로는 냉각 사파이어가 있다. 전냉각(Precooling)에 많이 사용되는 냉각 스프레이는 레이저가 일단 조사되기 시작하면 레이저 광을 방해할 수 있기 때문에 병렬냉각(parallel cooling)에는 적합하지 않다. 후냉각(post cooling)은 통증과 부종을 최소화하기 위해서 사용되며, 크기가 큰 혈관에 많은 열을 가한 것을 냉각시켜 피부를 보호해 준다. 공기를 냉각시키는 방법으로 피부를 영하 30°까지 온도를 떨어뜨릴 수 있다. 이 냉매를 사용하면 냉각 시간을 더 길게 할 수 있으며 그 결과로 더 깊은 곳까지 냉각된다. 결과적으로 피부 전층이 선택성 없이 냉각되게 된다(bulk cooling). 한편으론 공기를 통한 냉각 방식은 레이저 광을 방해하지 않으며, 피부 위치에 관계없이 사용이 가능하고, 혈관병변의 치료에 있어 매우 중요한 피부의 국소 압박이 필요없다는 장점이 있다.

레이저와 고주파를 통한 정맥류의 치료

장기적으로 하지 주혈관정맥류(truncal varicose vein)를 치료하기 위해 가장 상위 부위에서 혈류의 역류를 일으키는 부위를 제거해야 하고, 판막부전이 있는 혈관을 제거해야 한다. 최근까지 복재정맥의 역류에 관한 치료의 표준은 장기적인 치료 결과에 대한 명확한 근거는 없었지만, 혈관의 제거 여부에 관계없이 그 혈관을 결찰하는 것이었다. 이런 경우 재발은 결찰된 지류부위로부터 새로운 재문합(reanastomosis)이 일어나거나 지류부위가 완전히 결찰되지 않아 그 결과 정맥류가 발생한다. 또한 기존의 혈관제거(stripping) 방법은 흉터가 많이 남으며 회복기간 중 통증이 심했다. Oesch가 사용하기 시작한 역침투 삽입(inversion perforator invagination, PIN) stripping 방법은 혈관의 제거 방법을 획기적으로 개선하였다. 그러나 미국의 외과의사들은 이 새로운 방법을 받아들이는 것을 주저하여, 환자에게 불필요한 손상을 가하고 있다.

주정맥염주(truncal varicosites)를 경화 치료 할 때 초음파를 이용해서 경화치료를 할 수 있는 방법이 있지만 연간 10~42%의 재개통률을 보이며 아직까지는 불완전한 것으로 남아 있다. 거품 경화 치료(foam sclerotherapy)를 한 경우 장기 치료 성공률은 증가하는 것으로 보이나, 비록 드물기는 하지만 경화제가 심부 정

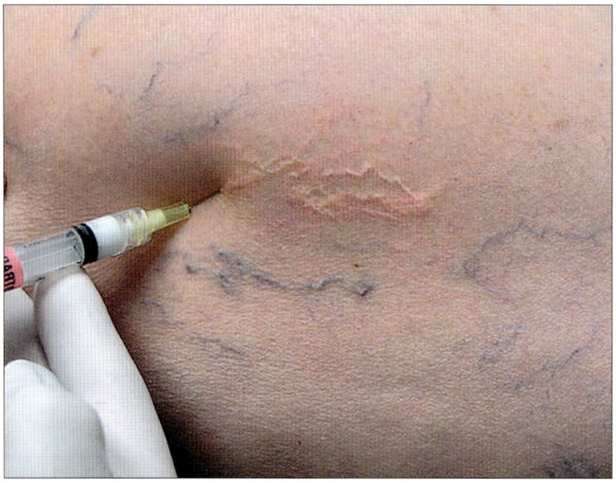

그림 3.12 Foamed detergent solution 주입 직후 사진

맥계로 유입될 수 있어 그 안전성은 여전히 의문으로 남아 있다. 적절히 사용된다면 거품 경화 치료는 더 작은 정맥확장증 병변을 빠른 시간 내에 제거할 수 있다(그림 3.12).

최근, 기술의 발달로 고주파(RF)를 이용한 혈관내 응고술이 개발되었다. 이 방법은 처음, 대개 무릎 조금 아래 수준에서 GSV에 바늘 삽입부위(entry point)를 결정하고, Duplex 초음파를 이용하여 혈관의 위치를 확인하며 복재정맥에 바늘을 삽입하여 유도철사(guide wire)를 위치시킨다. 그리고 집(sheath)을 목표로 하는 부위까지 유도철사를 따라 위치시킨 후, 마지막으로 집을 통해 RF 카테터를 삽입시켜, 초음파로 위치를 확인하면서 최종 판막(terminal valve)의 기저부위에 위치시킨다. 그리고 나서 튜메선트 마취제를 혈관의 경로를 따라 주사한다. 튜메선트는 열을 낮추어 주어 정맥 주변 조직의 손상을 최소화하며, 정맥을 압박하고, 카테터 팁(catheter tip)과 혈관벽의 접촉을 증가시키는 역할을 한다. 카테터를 살짝 빼면서 RF를 작동시키는 방법으로 혈관을 전기소작하지 않고 수축시킨다. 시술자는 연속 피드백 메커니즘(feedback mechanism)을 통해 치료 부위의 임피던스(impedence)와 온도를 모니터할 수 있다. 시술이 끝나면 복재정맥에는 더 이상 혈류가 흐르지 않게 된다.

환자는 압박밴드를 부착한 다음 수술대를 내려와 보행 등 일상적인 생활이 가능하다. 시술 후 72시간 내에는 Duplex 초음파를 이용해 복재정맥에 혈류가 흐르지 않는 것과 혈전이 생기지 않은 것을 확인해야 한다. 시간이 흐르면서 증상의 호전과 정맥류의 소실을 관찰할 수 있을 것이다(그림 3.13). 여러 기관에서 시행한 전향적 연구들에서 RF를 이용한 치료가 이전의 혈관결찰과 제거를 통한 방법보다 좋은 결과를 가져온다는 것을 보고하고 있다. 저자들은 기존의 치료 방법보다 혈관내 시술을 통한 RF 방법이 기존의 혈관제거술보다 단기간으로 볼 때 이점이 있는 것으로 결론짓고 있으며, 장기간의 결과 역시 좋은 것으로 생각하고 있다. 2년간의 추적

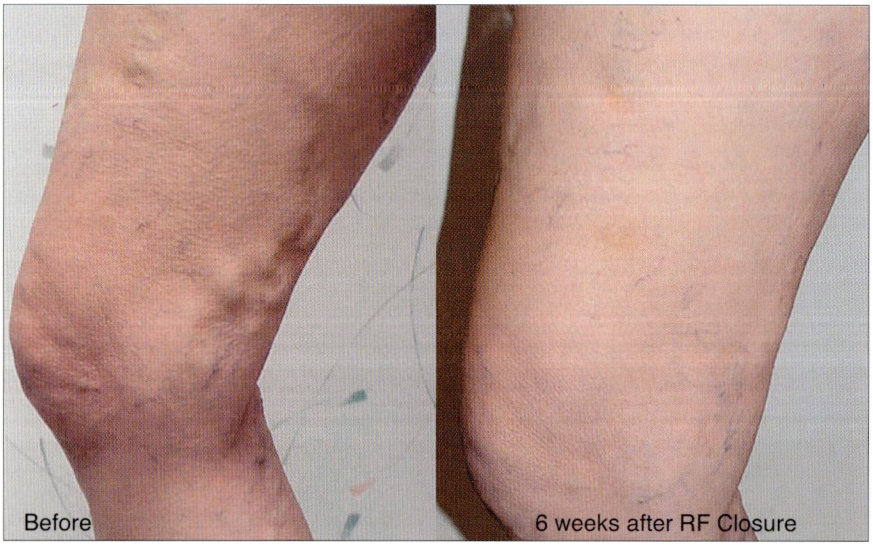

그림 3.13 정맥내 RF ablation을 통한 치료 전후의 사진

관찰을 통해 사지 혈관에서 역류는 90% 이상, 증상의 호전은 95% 정도 되는 것으로 알려져 있다.

또한, 다른 방법으로 레이저 치료를 통한 정맥내 제거(endovenous ablation) 역시 성공적인 것으로 보인다. 이 방법은 역시 튜메선트(Tumescent) 마취제를 사용하여, RF catheter를 삽입할 때와 유사한 방법으로 레이저 섬유를 복재정맥을 통해 삽입하는 것인데, RF를 사용하는 대신 레이저를 사용하여 열을 발생한다. 몇 가지 레이저를 이런 용도로 사용할 수 있는데, 초기에는 810 nm diode 레이저를 사용하였다. 3년 동안 423명의 환자에서 499 GSV 정맥류를 대상으로 810 nm diode 레이저를 사용하여 치료하였는데, 장기간의 관찰이 가능했던 499 GSV에서 2년간의 추적관찰 결과 재발률이 7% 이내였다. 그러나 동물 실험을 통해 810 nm 정맥내 레이저 기술을 이용하여 치료한 결과, RF를 이용한 것보다 정맥의 파열 위험도와 콜라겐 수축으로 인한 치료 실패의 확률이 더 높은 것으로 보고하고 있다.

이전의 연구들에서 혈관의 수축 없이 일어나는 혈액의 응고는 조기에 재관류를 형성하여 재발하게 되는 것으로 알려져 있다. 그 이후 계속해서 정맥내 제거를 위해 다른 레이저 시스템들이 사용되어 왔다. 940 nm와 980 nm diode 레이저가 이런 용도로 사용되어 비슷한 정도의 효과를 보였으며, 가장 최근에는 자동 풀백 메커니즘(pullback mechanism)을 이용하여 정맥내 시술을 통해 제거가 가능한 1320 nm Nd:YAG 레이저가 개발되어 아주 좋은 치료 성적을 내고 있다. 시술 후 멍이 드는 정도나 동통의 정도가 RF를 이용하였을 때와 비교하여 차이가 없는 것으로 보인다.

레이저 섬유와 그 조준된 빛이 정확하게 위치를 보여 주는 데 도움을 주지만, 치료자가 치료 온도를 모니터할 수 있게 해주는 안전한 피드백 메커니즘은 아직 고안되지 않았다. 아주 숙련된 시술자들의 경우 그 부작용의 유형은 비슷하다. 그러나 레이저 섬유는 더 유연하여 조정이 용이하고, 치료 풀백(pullback) 시간이 RF(4 min vs 15~20 min)보다 훨씬 짧다. 그러나 RF에 비해 레이저 시스템의 가장 큰 장점은 경제적으로 RF에 비해 시술 비용이 저렴하다는 것이다.

RF와 레이저 시스템 모두 이전의 수술적인 치료에 비해 전신마취를 하지 않아도 되며, 회복기간을 단축시켰으며 대다수의 환자들이 시술 후 바로 일상생활이 가능하다는 장점이 있다. 3년간의 관찰을 통한 연구에서 그 치료 성공률이 이전의 수술적인 방법보다 훨씬 높은 것으로 나타났다.

결론

3 mm 이상의 정맥류 혈관이나 망상 혈관의 치료에 있어서는 아직까지 수술적 치료, 정맥내 치료, 경화 치료 등이 치료의 첫 번째 선택으로 알려져 있다. 3 mm 정도의 모세혈관확장증 병변이나 그보다 작은 병변의 치료에 있어서 레이저, 광원치료가 고려될 수 있는데, 현재는 다음과 같은 경우 레이저 치료가 우선적인 치료 방법으로 고려된다. 첫째, 의학적으로 경화제 사용이 금기인 환자, 둘째, 바늘에 대한 공포가 있는 환자, 셋째, 이전의 경화 치료에서 실패한 경우, 넷째, 혈관에 캐뉼러 삽입을 할 수 없는 경우(0.3 mm 이내), 족부나 발목 혈관 등 경화 치료를 선택하기 어려운 위치인 경우 등이다. 경화 치료가 치료자의 기술에 따라 결과가 많이 좌우되는 데 비해, 레이저 치료는 그 시술법이 비교적 용이하다. 하지만 하지정맥류를 치료하려면 그의 경험에 관계없이 정맥의 해부학, 역류의 생리학 등에 대한 정확한 이해 하에 환자에 접근하여야 하며, 정맥류, 부전 천공지(incompetent perforator), 망상정맥, 마지막으로 모세혈관확장증 등의 논리적인 순서로 문제를 해결해야 한다.

최근의 치료기술의 발달에도 불구하고 모든 하지정맥 병변의 완전한 치료는 그 병변의 다양성으로 인해 아직 이루어지지 않고 있다. 현재 하지 혈관의 치료에 사용되는 레이저 치료에 대한 기준이 없어 여러 가지 방법들이 혼용되고 변형되어 사용되고 있다. 하지만 이런 하지 혈관의 병변은 가장 흔한 혈관병변의 하나이며 미용상의 문제를 가장 많이 야기하는 것으로, 지속적인 치료 방법의 개선이 뒤따라야 한다.

참고문헌

Barton JK, Frangineas G, Pummer H, Black JF 2001 Cooperative phenomena in two-pulse, two-color laser photocoagulation of cutaneous blood vessels. Photochemistry and Photobiology 73:642–650

Davis LT, Duffy DM 1990 Determination of incidence and risk factors for postsclerotherapy telangiectatic matting of the lower extremity: a retrospective analysis. Journal of Dermatology and Surgical Oncology 16:327–330

Dierickx CC, Casparian JM, Venugopalan V, Farinelli WA, Anderson RR 1995 Thermal relaxation of port-wine stain vessels probed in vivo: the need for 1–10-millisecond laser pulse treatment. Journal of Investigative Dermatology 105:709–714

Eremia S, Li CY 2001 Treatment of leg and face veins with a cryogen spray variable pulse width 1064-nm Nd:YAG laser—a prospective study of 47 patients. Journal of Cosmetics and Laser Therapy 3:147–153

Garden JM, Backus AD 1996 Treatment of leg veins with high energy pulsed dye laser. Lasers in Surgery and Medicine 8(suppl):34

Goldman MP, Eckhouse S 1996 Photothermal sclerosis of leg veins. ESC Medical Systems, LTD Photoderm VL Cooperative Study Group. Dermatologic Surgery 22:323–330

Goldman MP, Fitzpatrick RE 1990 Pulsed-dye laser treatment of leg telangiectasia: with and without simultaneous sclerotherapy. Journal of Dermatologic and Surgical Oncology 16:338–344

Hoopman J, Ozturk S, Kenkel J 2004 An algorithm for determining ideal pulse width and energy settings vs. vessel diameter using 1064nm Nd:YAG laser. Lasers in Surgery and Medicine 16(suppl):18

Hsia J, Lowery JA, Zelickson B. Treatment of leg telangiectasia using a long-pulse dye laser at 595nm. Lasers in Surgery and Medicine 20:1–5

Kanter A 1998 Clinical determinants of ultrasound guided sclerotherapy outcome. Part I: The effects of age, gender, and vein size. Dermatologic Surgery 24:131–135

Kaudewitz P, Klovekorn W, Rother W 2002 Treatment of leg vein telangiectases: 1-year results with a new 940nm diode laser. Dermatologic Surgery 28:1031–1034

Kauvar AN, Lou WW 2000 Pulsed alexandrite laser for the treatment of leg telangiectasia and reticular veins. Archives of Dermatology 136:1371–1375

Lupton JR, Alster TS, Romero P 2002 Clinical comparison of sclerotherapy versus long-pulsed Nd:YAG laser treatment for lower extremity telangiectases. Dermatologic Surgery 28:694–697

Lurie F, Creton D, Eklof B, et al 2003 Prospective randomized study of endovenous radiofrequency obliteration (closure procedure) versus ligation and stripping in a selected patient population (EVOLVeS Study). Journal of Vascular Surgery 38:207–214

Min RJ, Khilnani N, Zimmet SE 2003 Endovenous laser treatment of saphenous vein reflux: long-term results. Journal of Vascular and Interventional Radiology 14:991–996

Mordon S, Brisot D, Fournier N 2003 Using a 'non uniform pulse sequence' can improve selective coagulation with a Nd:YAG laser (1.06micron) thanks to Met-hemoglobin absorption: a clinical study on blue leg veins. Lasers in Surgery and Medicine 32:160–170

Perrin MR, Guex JJ, Ruckley CV, et al 2000 Recurrent varices after surgery (REVAS), a consensus document. REVAS group. Cardiovascular Surgery 8:233–245

Politowski M, Zelazny T 1966 Complications and difficulties in electrocoagulation of varices of the lower extremities. Surgery 59:932–934

Polla LL, Tan OT, Garden JM, Parrish JA 1987 Tunable pulsed dye laser for the treatment of benign cutaneous vascular ectasia. Dermatologic 174:11–17

Reichert D 1998 Evaluation of the long-pulse dye laser for the treatment of leg telangiectasias. Dermatologic Surgery 24:737–740

Weiss RA 1993 Evaluation of the venous system by Doppler ultrasound and photoplethysmography or light reflection rheography before sclerotherapy. Seminars in Dermatology 12:78–87

Weiss RA 2001 Endovenous techniques for elimination of saphenous reflux: a valuable treatment modality. Dermatologic Surgery 27:902–905

Weiss RA 2002 Comparison of endovenous radiofrequency versus 810nm diode laser occlusion of large veins in an animal model. Dermatologic Surgery 28:56–61

Weiss RA, Dover JS 2002 Leg vein management: sclerotherapy, ambulatory phlebectomy, and laser surgery. Seminars in Cutaneous Medicine and Surgery 21:76–103

Weiss RA, Weiss MA 1999 Early clinical results with a multiple synchronized pulse 1064nm laser for leg telangiectasias and reticular veins. Dermatologic Surgery 25:399–402

4

색소병변과 문신

Pigmented Lesions and Tattoos

Chrysalyne D. Schmult, Ronald G. Wheeland

서론

이번 장에서는 착색병변과 문신의 치료에 레이저를 이용하는 방법에 대해서 다루어 보겠다. 이 두 병변의 치료에 사용되는 레이저는 대개 같으므로 같은 장에서 다루기로 하였다. 하지만 이 두 병변에 대한 접근은 각 병변의 특이성에 따라 매우 달라질 수 있다.

문신의 제거에서 레이저 광원의 표적은, 진피층에 분포하는 대식세포나 세포외 조직에 함유되어 있는 작은 잉크 입자이고, 양성 착색병변의 경우 레이저 광원의 표적은 발색단으로 멜라닌이 된다. 그러나 레이저를 이용한 제모에서는 모낭에 있는 멜라닌 적재 단위(melanin laden unit)가 표적인데 비해, 착색병변의 제거에서는 멜라닌 세포, 각질세포, 진피 대식세포 등에 소량 존재하는 멜라닌이 표적이 된다. 착색병변이나 문신의 제거에 있어 레이저 치료 시 표적은 매우 크기가 작다. 따라서 주변 정상조직의 손상을 최소화하기 위한 열이완 시간의 사용과 효과적인 치료를 위해 펄스가 매우 짧아야 한다. 이러한 이유로 펄스가 nanosecond 범위인 Q-switched 레이저가 두 가지 병변에서 주로 사용된다. 대부분 Q-switched 레이저 시스템은 시술자에 의한 펄스의 변경이 불가능한 상태로 대개 미리 정해져 있다. 최근에는 titanium:sapphire 레이저 등의 펄스가 Q-switched 레이저보다 짧아 원치 않는 손상을 줄여줄 수 있어 더 좋은 결과를 가져올 수 있다. 레이저를 이용한 치료법들은 아직까지도 계속 활발히 연구 중에 있는 부분이나, 궁극적으로는 Q-switched 레이저보다 더 좋은 결과를 가져 올 수 있을 것으로 생각된다.

이번 장에서는 문신제거에 대해 세 가지 분야로 나누어 동등하게 기술할 것이다. 첫째는 전문가나 비전문가에 의해 시술된 장식문신(decorative tatoo), 둘째, 입술, 눈썹 등을 강조하기 위한 미용문신, 셋째로 암 환자의 방사선 치료를 위한 부위 표시를 위해 사용되는 의료용 문신이다(후술하는 '경험자들을 위한 치료기술의 미용살색 문신' 참고). 이 장에서 양성 착색병변이라 함은 일광흑자(solar lentigines), 오타모반, 이토모반(nevi of Ota and Ito), 담갈색 반점(cafe au lait macule)으로 한정하며, 상기 병변 이외에 기미(melasma), 모반세포모반(nevocellular nevi), 악성흑색점(lentigo maligna) 등 다른 착색병변들에서는 레이저 치료의 효과가 아직 완전히 입증되지 않았다. 하지만 이들 병변의 치료에도 레이저를 사용하였을 때 성공적으로 치료된 경우가 있는데 아직 그 증례가 적고, 많은 치료 반응이 매우 다양하게 보고되고 있다. 따라서 이러한 병변의 치료에 레이저가 기준이 되지 못하고 있으며, 경험이 많은 숙련자가 그 치료방침을 증례에 맞게 선택해야 할 것이다(참고문헌에 있는 레이저를 이용한 모반의 치료에 대한 논문 참고). 이 병변들 외에 한 가지 알고 있어야 할 것은 침윤성 흑색종에는 레이저 치료가 효과가 없다는 것이다.

환자의 선택과 문신제거

최근 장식문신을 한 젊은층이 늘어나면서 그 제거를 원하는 사람의 숫자 역시 증가하고 있다. 최근의 문신들은 대개 전문가에 의해 시술된 것인데, 전문가가 시행한 문신들은 다양한 색을 사용하고, 진피층에 다양한 깊이로 존재하기 때문에 비전문가가 시행한 문신보다 더 제거하기 어렵고 때로는 현재의 기술로는 제거가 불

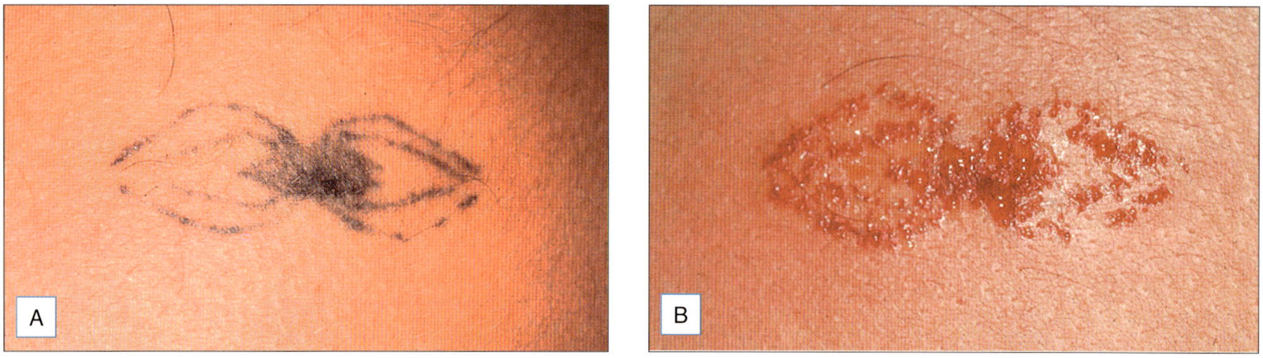

그림 4.1 비전문가에 의해 시행된 가슴 부위의 검은 문신. (A) 치료 전. (B) Q-switched Nd:YAG 레이저를 이용하여 치료한 직후의 출혈 소견

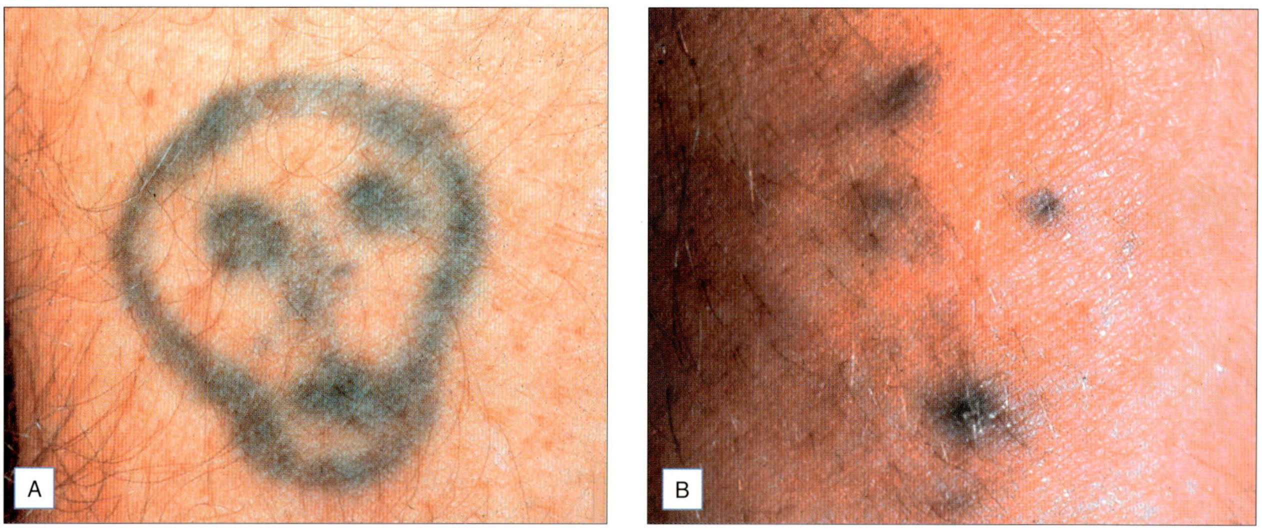

그림 4.2 비전문가에 의해 시행된 팔 부위의 검은 문신. (A) 치료 전. (B) Q-switched ruby 레이저를 이용하여 한 차례 치료 후 6개월 뒤의 사진

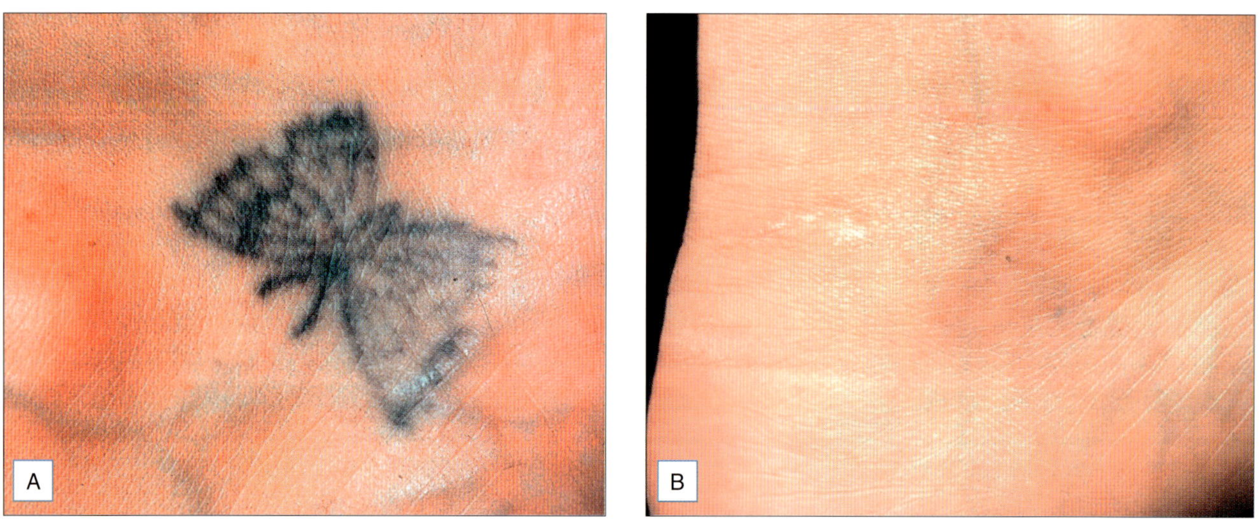

그림 4.3 전문가에 의해 시행된 발목 부위의 작고 검은 문신. (A) 치료 전. (B) Q-switched ruby 레이저로 3차례 치료 후 병변이 소실된 사진

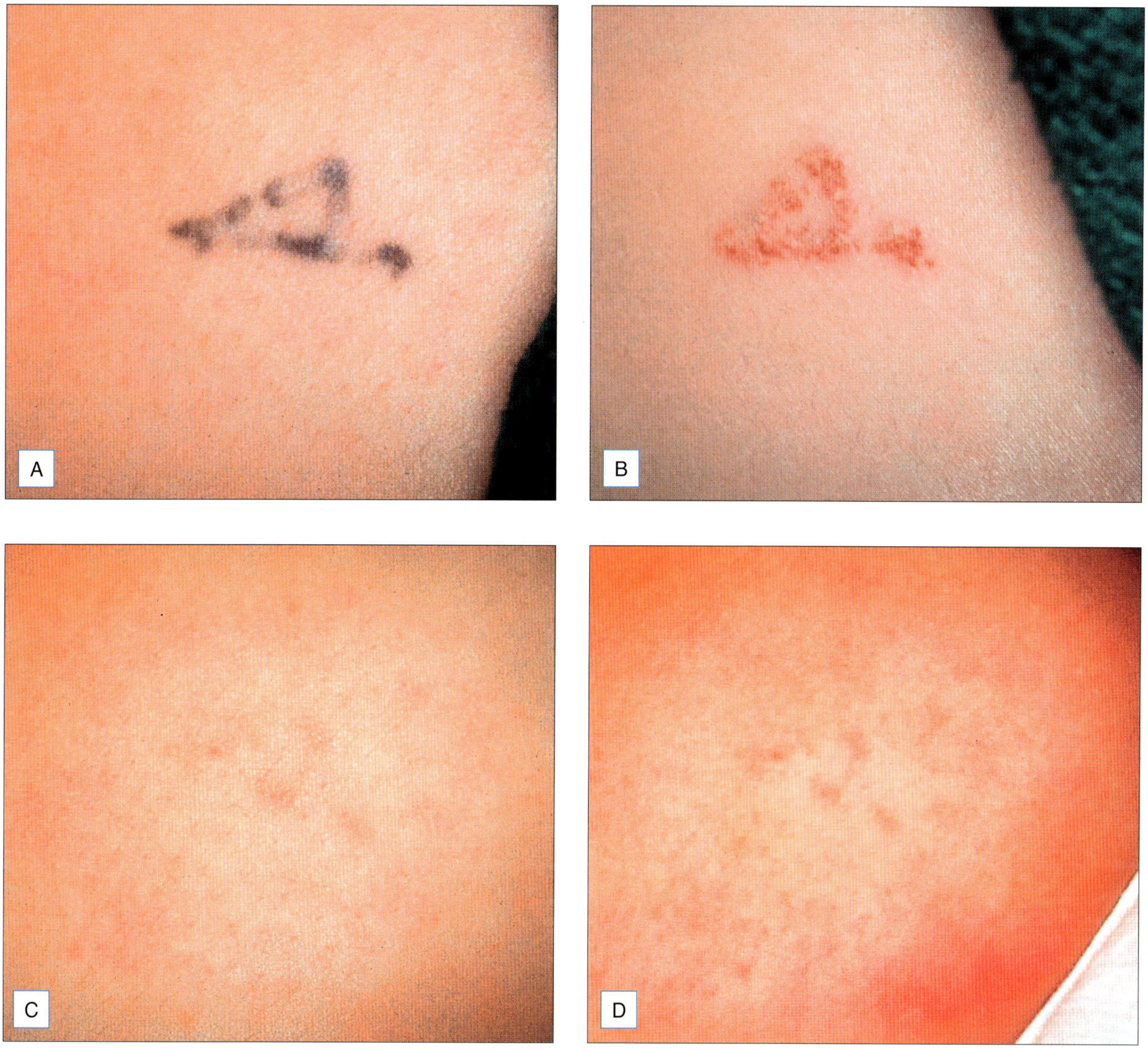

그림 4.4 비전문가에 의해 시행된 유방 부위의 작고 검은 문신. (A) 치료 전. (B) Q-switched Nd:YAG 레이저로 시행한 후의 점상 출혈된 사진. (C) 세 번째 치료 전에 남아 있는 작은 반점. (D) 세 차례 치료 후 완전히 병변이 소실된 후의 사진

가능한 경우도 있다(그림 4.1~4.4). 따라서 치료의 만족도는 환자 개개인의 기대 정도를 어느 정도 만족시키느냐 하는 것이다. 환자에게는 치료를 시작하기 앞서 치료 부위에 따라 5~20회까지 여러 차례 치료할 필요가 있으며, 경우에 따라서는 여러 번의 치료에도 불구하고 그 문신이 완전히 없어지지 않고 부분적으로 남을 수도 있다는 것을 반드시 설명해야 한다(그림 4.5).

치료 시에는 환자의 피부가 검은 경우(Fitzpatrick 피부타입 Ⅳ~Ⅵ)나 햇빛에 그을린 경우, 또는 피부에 색소가 영구적으로 과다 또는 과소 침착된 환자들은 표피층에 있는 멜라닌이 레이저 광선을 경쟁적으로 흡수하기 때문에 레이저 치료의 부작용을 유발할 수 있으므로 매우 주의를 기울여야 한다. 상피조직에 더 많은 양의 빛이 흡수되는 경우 멜라닌 세포에 더 많은 손상을 줄 위험이 있으며 이것은 흉터가 생길 위험성을 증가시킨다. 또한 상피층 색소에 빛이 많이 흡수되는 경우, 표적으로 하는 진피층의 잉크에는 빛이 덜 도달하게 되어 피부가 검지 않은 사람들보다 필요 이상으로 많은 치료

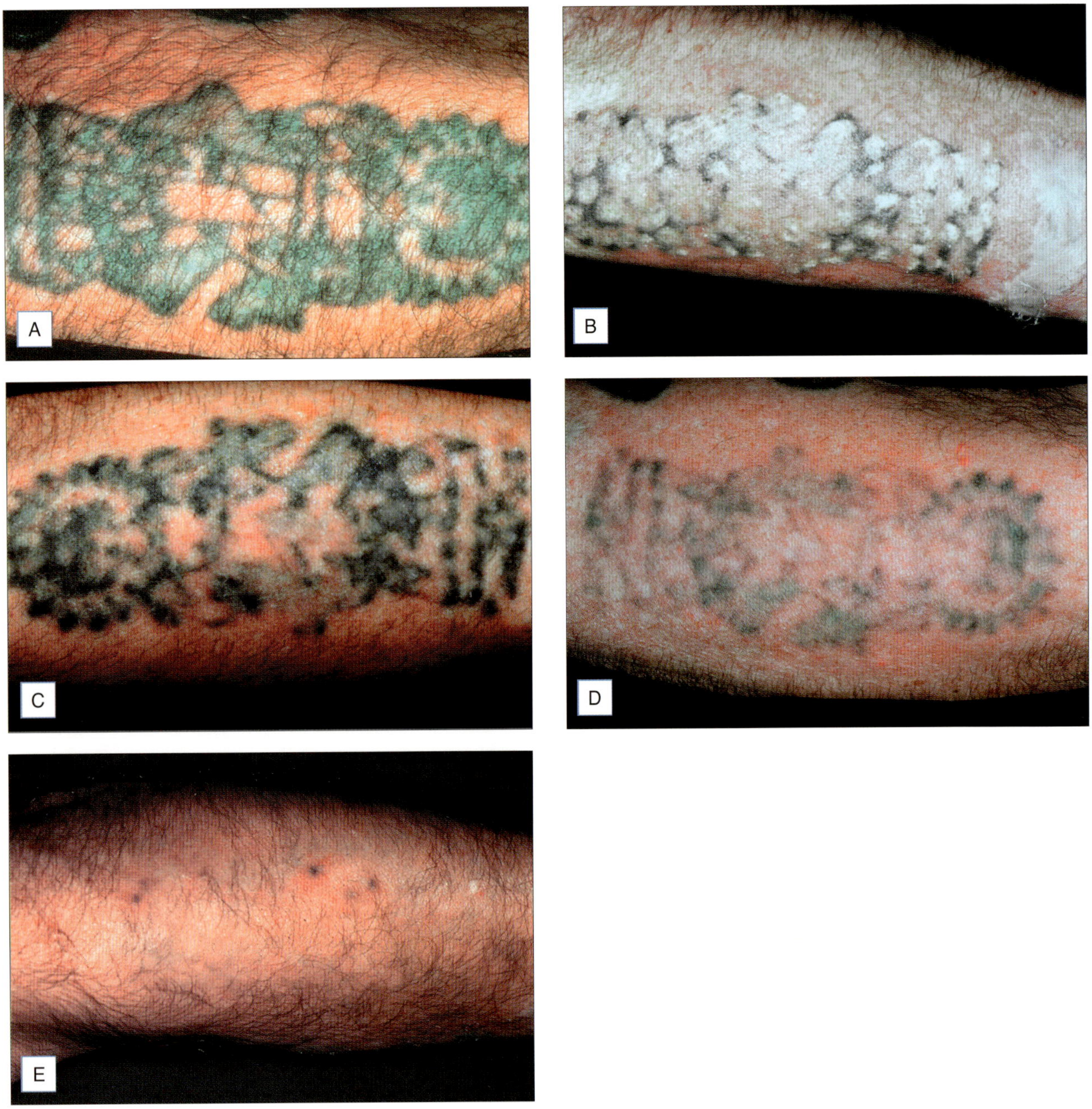

그림 4.5 전문가에 의해 시행된 여러 색의 큰 문신. (A) 치료 전. (B) Q-switched ruby 레이저로 1회 치료 직후 치료부위만 하얗게 변한 사진. (C) 4회 치료 후 6주 경과한 후 사진으로 부분적으로 색이 옅어져 있다. (D) 5회 치료 후 6주 경과한 시점의 사진으로 색이 좀 더 옅어져 있다. (E) 7회 치료 뒤 6개월 후의 사진으로 병변이 거의 사라졌다.

가 필요하게 된다.

문신 치료에 가장 효과적으로 반응하는 경우는 하얀 피부이면서 햇빛에 그을지 않은 Ⅰ, Ⅱ타입의 피부에 검푸른색이나 검정색 문신을 한 경우로 문신 후 적어도 1년 이상이 지난 경우이다. 문신을 한 후 시간이 오래 경과되면 경과될수록 대식세포가 외부 염색물질을 함입(phagocytose)하여 피부에서 염색물질이 없어지게 된다. 이렇게 인체 내에서 외부 문신 잉크를 제거하려는 정상적인 반응으로 인해 오래된 문신은 흐릿해지고, 글씨를 알아보기 힘들며 경계가 불분명해지게 된다. 문신을 Q-switched 레이저로 치료한 경우 문신의 잉크 입자들은 더 작은 조각으로 세분되어 대식

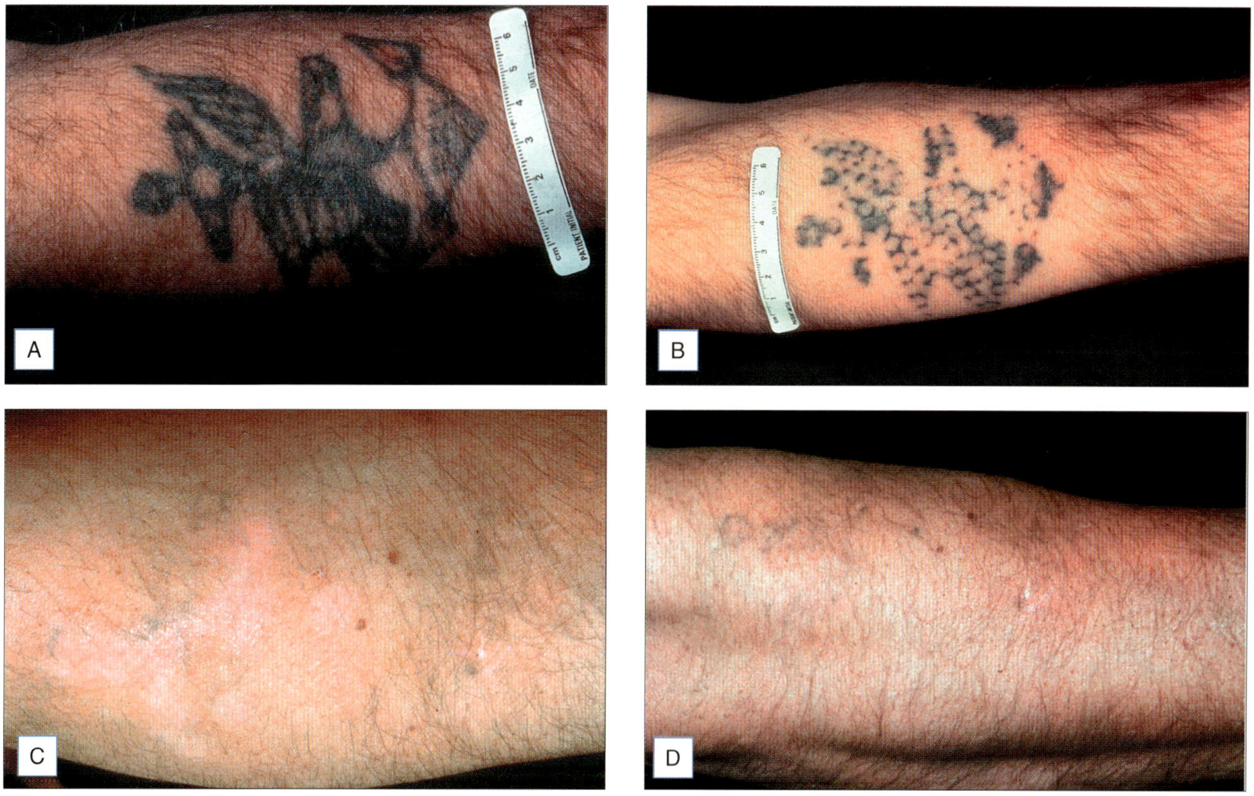

그림 4.6 전문가가 시행한 연흑색 문신. (A) 치료 전. (B) Q-switched 루비 레이저로 1회 치료 직후의 사진으로 문신의 잉크가 부분적으로 빠진 사진. (C) 4회 치료 뒤 6주 후의 사진으로 완전히 제거되었으나 부분적으로 색소침착저하증이 보임. (D) 마지막 치료 뒤 12개월 후의 사진으로 정상 피부로 회복된 모습

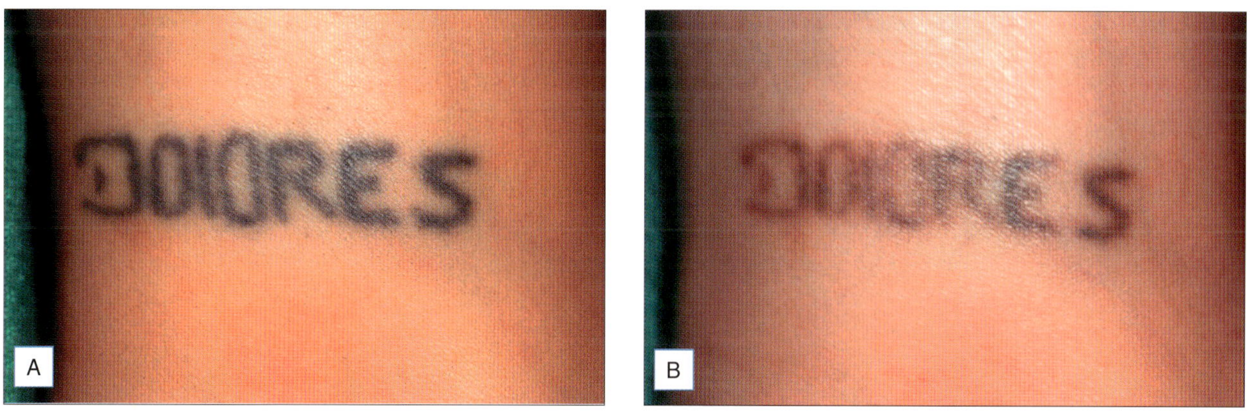

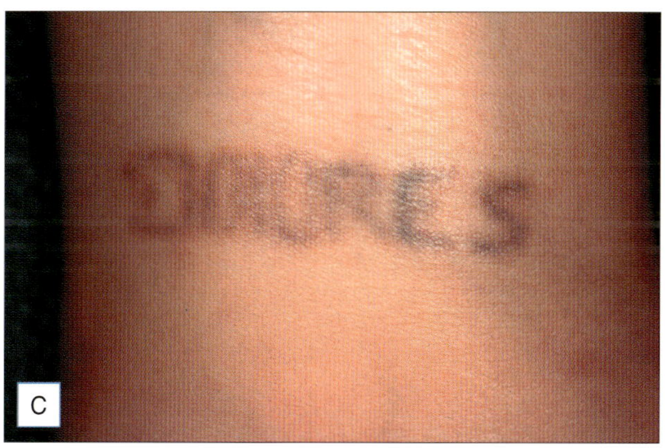

그림 4.7 비전문가에 의해 시행된 작고 검은 색의 문신. (A) 치료 전. (B) Q-switched Nd:YAG 레이저로 치료한 후의 사진으로 80%의 문신 잉크가 없어졌으나 염증 후 과다색소침착이 관찰되었다. (C) 3회 치료 후 6주 뒤의 문신 잉크가 거의 완벽하게 사라진 사진으로 아직 색소침착은 남아있는 상태

세포에 의한 제거가 더욱 촉진되며, 경우에 따라서는 완전히 없어지는 것을 볼 수 있다. 반대로 문신하고 시간이 얼마 경과하지 않은 경우이거나, 여러 색을 써서 문신을 한 경우, 피부가 검은 경우 등은 완전히 제거하기가 매우 어렵고, 시술 후 흉터가 생기거나 색소변형 등의 부작용의 위험성이 높아 숙련된 전문의가 시술하는 것이 좋다.

양성 착색병변의 치료에 대한 환자의 선택

양성 착색병변의 치료에 있어 가장 먼저 고려해야 할 사항은 시술 전에 정확한 진단을 확립하는 것이다. 흑색종이나 다른 악성 병변이 의심되는 경우에는 감별 진단을 위해서 반드시 조직검사를 시행해야 한다.

문신 제거에서와 마찬가지로 피부가 검은 사람(Fitzpatrick 피부타입 Ⅳ~Ⅵ)은 시술 후 색소의 변형이나 흉터가 생길 위험성이 높아 더 많은 주의가 필요하다.

착색병변의 치료로 얻을 수 있는 이점

흑자(lentigines)는 1~3회의 치료로 완전히 없어질 수 있다(그림 4.8~4.10). 그러나 CALMs(그림 4.11), 염증 후 과다색소침착(그림 4.12), 오타모반과 이토모반(그림 4.13) 등은 5~10회의 치료가 필요하게 되고 경우에 따라서는 더 많은 치료에도 불구하고 완전히 없어지지 않는 것을 볼 수 있다. 오타모반 환자들에게는 병변 중 공막부위(scleral component)는 현재의 치료 기술로는 치료되지 않는다는 사실을 반드시 설명해야 한다.

양성 착색병변의 경우 치료 효과는 일반적으로 영구적이다. 하지만 자외선에 만성적으로 노출되어 이후 발

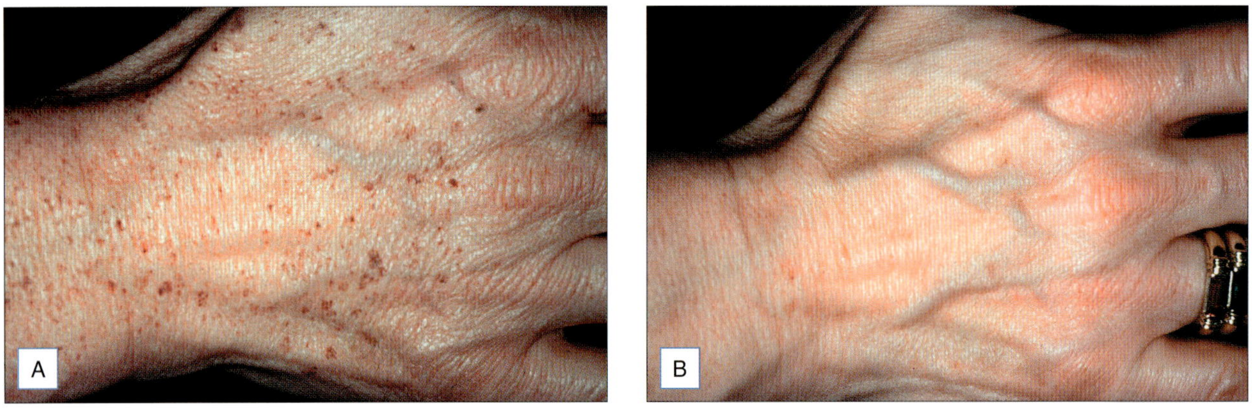

그림 4.8 손등에 생긴 여러 개의 작은 갈색 흑자. (A) 치료 전. (B) Q-switched 레이저를 이용해서 치료하여 6주 경과 후의 사진으로 병변이 거의 완전하게 소실되었다.

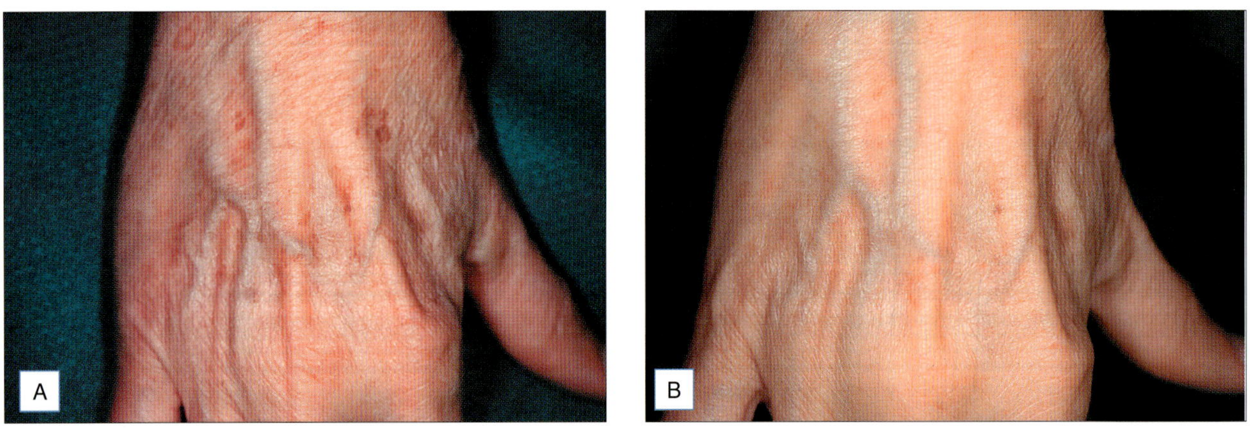

그림 4.9 손등에 생긴 여러 개의 작은 갈색 흑자. (A) 치료 전. (B) Q-switched 레이저를 이용하여 치료하여 6주 경과 후의 사진으로 병변이 거의 완전하게 소실되었다.

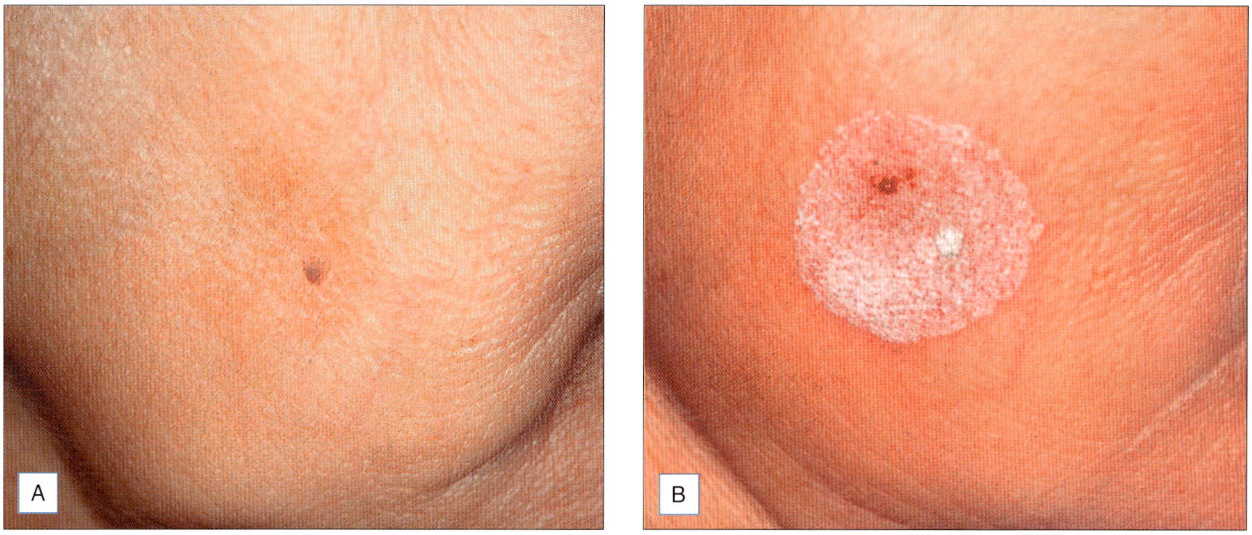

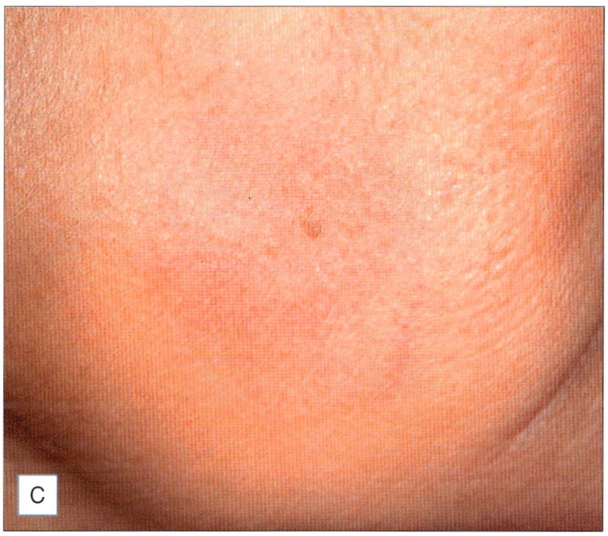

그림 4.10 오른쪽 아랫볼에 있는 중심에 반점이 있는 독립된 중간 크기의 갈색 흑자. (A) 시술 전. (B) Q-switched Nd:YAG 레이저로 1회 치료 직후의 사진으로 일시적으로 피부가 하얗게 변한 것을 볼 수 있다. (C) 6주 후의 사진-상당 부부의 흑자가 소실되었으나, 중심 반점은 남아있는 모습으로 조직검사를 통해 심각한 다른 질환의 가능성을 배제해야 한다.

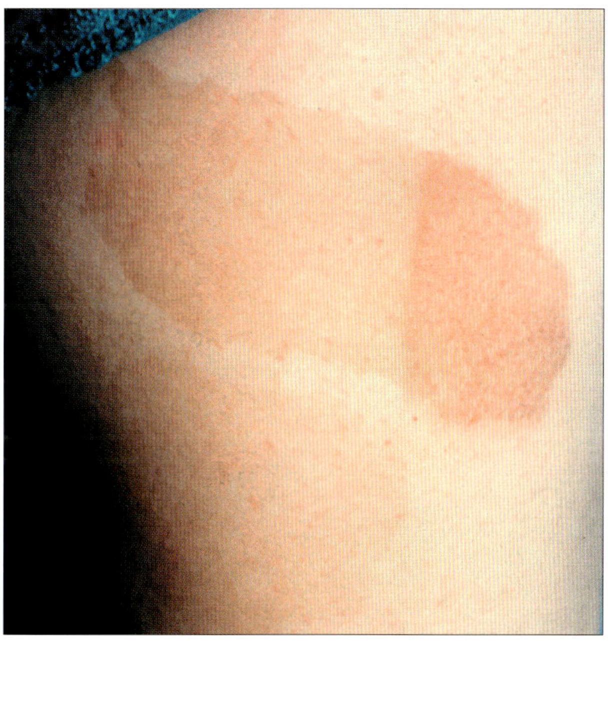

그림 4.11 Q-switched Nd:YAG로 Solitary 담갈색 패치를 시험적으로 치료하여 12주가 지난 후의 사진. 병변의 측부에 색소침착이 나타난 것을 볼 수 있다.

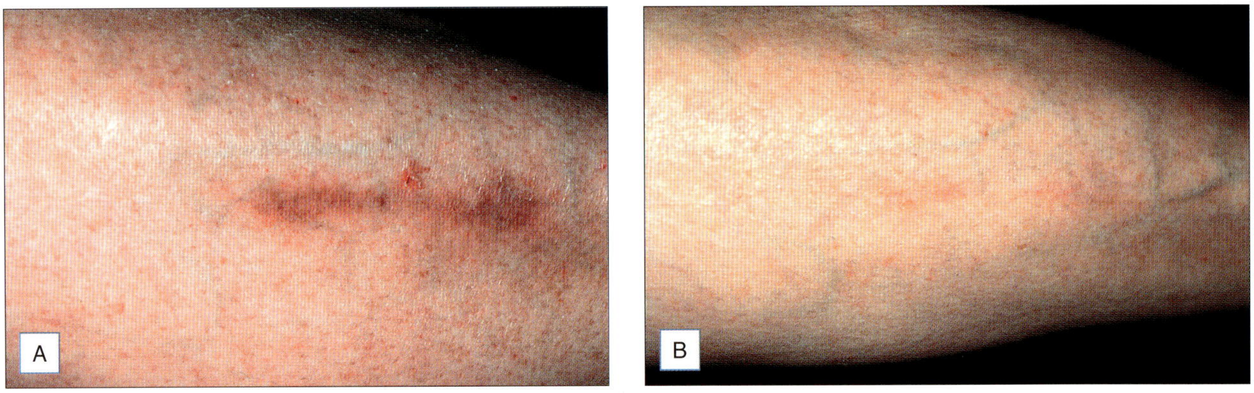

그림 4.12 하지의 작은 혈관에 대한 경화 치료 후, 염증발생 후 과다색소침착이 나타난 사진. (A) 치료 전. (B) Q-switched 루비 레이저로 수차례 치료한 다음 6주 후의 사진

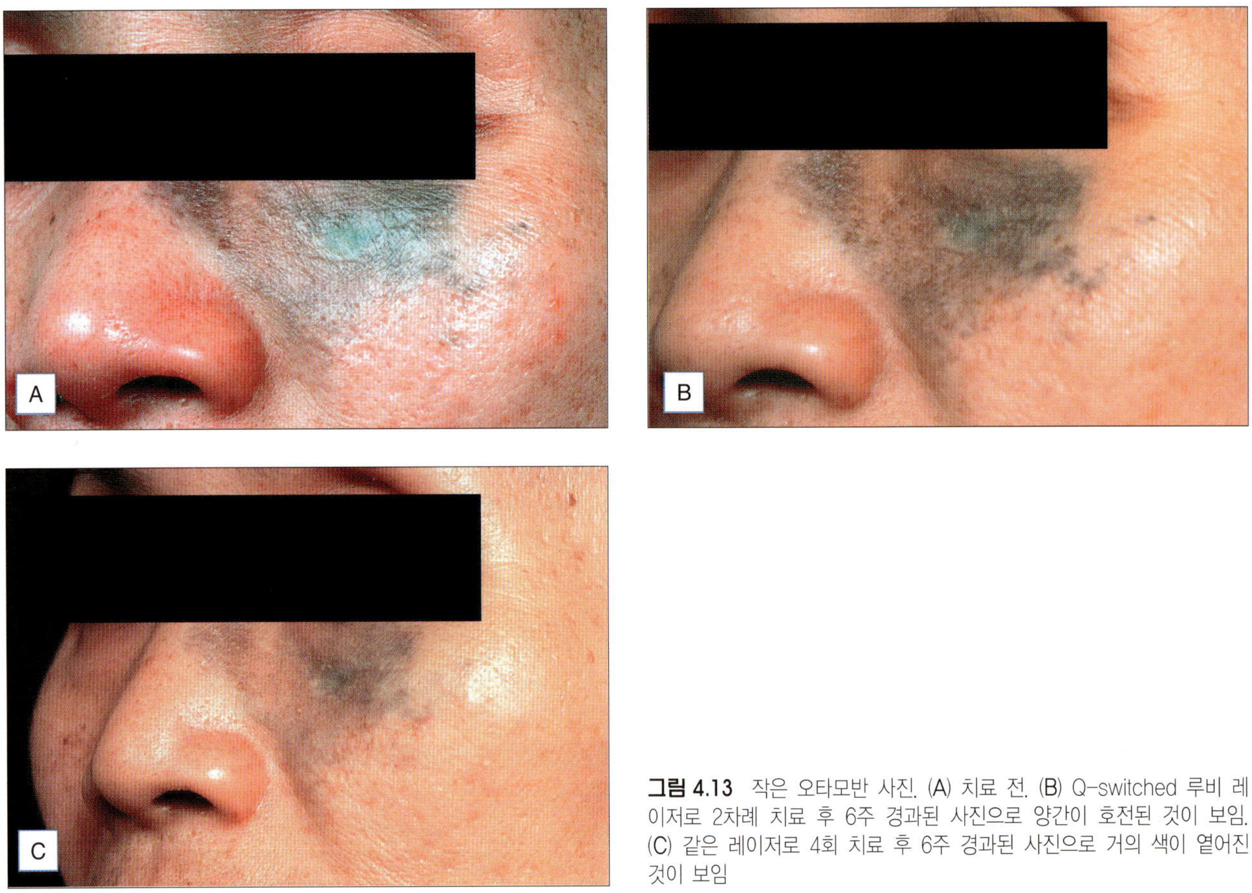

그림 4.13 작은 오타모반 사진. (A) 치료 전. (B) Q-switched 루비 레이저로 2차례 치료 후 6주 경과된 사진으로 양간이 호전된 것이 보임. (C) 같은 레이저로 4회 치료 후 6주 경과된 사진으로 거의 색이 옅어진 것이 보임

생하는 흑자는 완치 후 3~4년 뒤에 다시 병변이 생길 수 있다. 특히 환자가 태양광선 차단을 위한 조치를 하지 않거나 시술부위가 가려지지 않는 옷을 입고 장기간 태양광선에 노출되는 경우에는 그 가능성이 더욱 높다 (표 4.1).

Peutz-Jeghers 증후군 환자에서 보이는 점막 위의 흑자 역시, 피부에 있는 병변과 같이 좋은 결과를 나타낸다(그림 4.14).

치료 비용: 양성 착색병변에 레이저 치료가 사용되기 전까지 흑자의 치료는 보험의 적용을 받지 못하였기

레이저와 IPL을 이용한 흑자의 치료 : 연구 요약		
Reference	**Study design**	**Results**
Todd MM, Hata TR et al. A comparison of three lasers and liquid nitrogen in the treatment of solar lentigines: A randomized, controlled, comparative trial. Archives of Dermatology 2000;136:841~846	손등 흑자를 치료받은 적이 있는 27명의 환자	환자의 45% 이상에서 제거됨 35% 이상에서 Q-s 532 nm Nd:YAG 치료로 76~90%의 경감감이 나타남. 이것은 액체 니트로겐, krypton laser, vanadate laser532nm diode-pumped vanadate laser보다 우수한 것임.
Rashid T, Haroon TS et al. Laser therapy of freckles and lentigines with quasi-continuous, frequency-doubled, Nd:YAG (532 nm) laser in Fitzpatrick skin type IV: a 24-month follow-up. Journal of Cosmetic Laser Therapy 2002;4:81~85	Ⅴ피부 타입으로 3번에서 8번의 치료를 받은 6명의 흑자 환자와 14명의 기미 환자	환자의 80%에서 50% 이상의 개선이 있었음. 25%에서 색소침착 저하증이 나타났고, 10%에서 과다색소침착이 나타남.
Li YT, Yang KC. Comparison of frequency-doubled Q-switched Nd:YAG laser and 35% trichloroacetic acid for the treatment of face lentigines. Dermatological Surgery 1999;25:202~204	37개의 안면 흑자를 가진 피부 타입Ⅲ~Ⅴ의 환자 20명으로 한번의 치료를 받은 적이 있음. 각 흑자의 절반은 35% TCA로 치료를 받았고, 다른 절반은 Q-s Nd:YAG로 치료를 받음.	Q-s Nd:YAG 치료로 평균 제거 스코어는 4.2(76~95% 제거). 평균 TCA 스코어는 3.7(통계학적으로 중요한 차이나 임상적으로는 작은 차이일 뿐이다)
Tse Y, Ashinoff R et al. The removal of cutaneous pigmented lesions with the Q-switched ruby laser and the Q-switched Nd:YAG laser: a comparative study. Journal of Dermatologic Surgery and Oncology 1994;20:795~800	20명의 환자가 한 번 치료를 받음.	환자의 100%에서 30% 이상의 경감이 있었음. 루비 레이저가 532 nm Q-s나 Nd:YAG레이저보다 우수했음.
Kilmer SL, Wheeland RG, Goldber DJ, Anderson RR. Treatment of epidermal pigmented lesions with the frequency-doubled Q-switched (532 nm) Nd:YAG laser: a controlled single-impact, dose-response multicenter trial. Archives of Dermatology 1994;130:1515~1519	안면 병변이 있는 37명의 환자로2,3,4 또는 5J/cm²에서 한 번 치료를 받음.	높은 fluence로 환자의 60%에서 75% 이상의 좋은 제거율을 보였음. 과다색소침착과 색소침착저하증이 3개월 내에 소실됨.
Kawanda A, Tezuka T et al. Clinical improvement of solar lentigines and ephelides with an intense pulsed light source. Dermatologic Surgery 2002;28:504~508	안면 병변이 있는 60명의 환자가 3번에서 5번에 걸쳐 치료를 받음.	환자의 48%가 50% 이상의 개선을 보였고, 20%에서 75% 이상의 개선이 나타남. ephelide가 흑자보다 조금 더 좋은 반응이 나타남.
Bjerring P, Christiansen K. Intense pulsed light source for treatment of small melanocytic nevi and solar lentigines. Journal of Cutaneous Laser Therapy 2000;2:177~181	흑자를 가진 18명의 환자가 한번 치료를 받음.	평균 흑자 제거는 74%임.
Kopera D, Landthaler M et al. Q-switched ruby laser application is safe and effective for the management of actinic lentigo. Acta Dermatologica Venereologica 1996;76:461~463	팔과 손에 흑자를 가진 10명의 환자를 한 번 치료함. 한쪽 팔은 Q-s 루비 레이저로 치료하고, 다른 한쪽은 글리콜산 박피로 치료함.	Q-s루비 레이저 치료로 병변의 완전한 제거가 이루어졌음. 글리콜산 박피는 개선이 전무했거나 거의 이루어지지 않음.

표 4.1 레이저와 IPL을 이용한 흑자의 치료 : 연구 요약

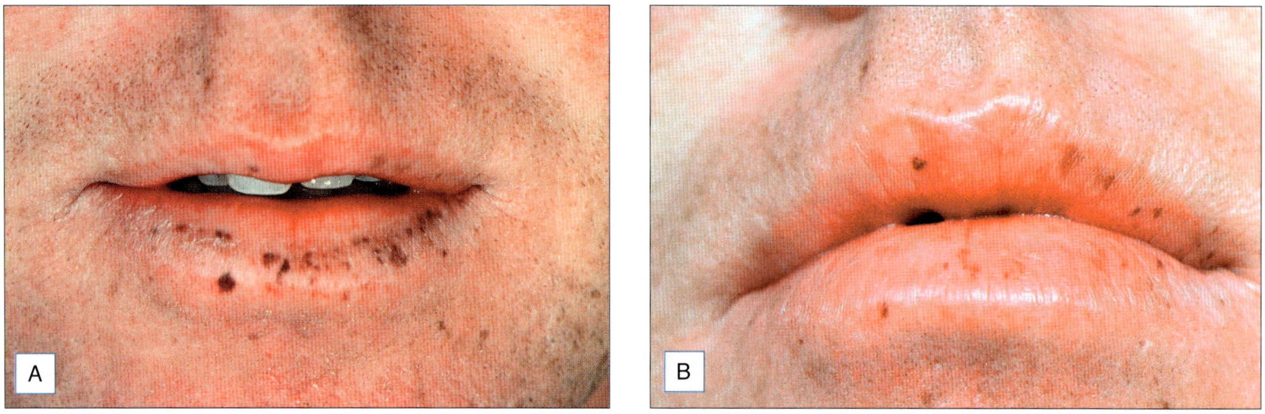

그림 4.14 Peutz-Jeghers 증후군으로, 환자의 입술 점막에 여러 개의 작은 흑자가 보인다. (A) 치료 전. (B) Q-switched 루비 레이저를 이용하여 3회 치료한 후 6주 경과된 사진으로 흉터없이 병변이 제거된 모습

레이저를 이용한 CALMs와 오타모반 · 이토모반의 치료 : 연구 요약

Reference	Study design	Results
Laser Removal of Café au Lait Macules (CALMs)		
Alster TS. Complete elimination of large cafe au lait birthmarks by the 510 nm pulsed dye laser. Plastic and Reconstructive Surgery 1995; 96:1660~1664	34명의 환자를 2~4 J/cm²에서 여러 번 치료함.	완전한 제거에 평균 8.4회의 치료가 필요함. 1년 동안 재발생율이 없었음.
Grossman MC, Grevelink JM et al. Treatment of cafe au lait macules with lasers: a clinicopathologic correlation. Archives of Dermatology 1995; 131:1416~1420	10명의 환자에서 9 CALMs를 한번 치료를 받음. 각 병변의 절반은 Q-s Nd:YAG(532 nm)로, 다른 절반은 Q-s 루비 레이저로 치료받음.	이 한 번의 치료로 제거되는 병변은 없었음. 반응은 다양했으며 경감감, 급성 재발이 동반되는 제거 상태, 일시적인 검은 피부, 무변화 포함.
Laser Removal of Nevi of Ota and Ito		
Chan HH, Ho WS et al. A retrospective analysis of complications in the treatment of nevus of Ota with the Q-switched alexandrite and Q-switched Nd:YAG lasers. Dermatologic Surgery 2000;26:1000~1006	211개의 병변을 가진 171명의 환자를 평가함. 58명의 환자는 alexandrite 단독으로, 105명의 환자는 Nd:YAG (1064 nm) 단독으로, 48명은 l두 레이저로 치료함.	171명 중 13명의 환자에서 재발됨. 15%는 색소침착저하증, 3%는 과다색소침착, 3%는 조직 변화, 2%는 흉터 유발됨. 주어진 환자에게 두 레이저를 사용했을 때 부작용 위험이 증가됨. 루비 레이저와 비교해 Nd:YAG로 치료할 때 50%의 제거율을 얻기 위해서는 더 많은 치료가 필요했음.
Chan HH, King WW et al. An in vivo trial comparing the efficacy and complications of Q-switched 755 nm alexandrite and Q-switched 1064 nm Nd:YAG lasers in the treatment of nevus of Ota. Dermatologic Surgery 2000;26:919~922	45명의 환자를 세 번 또는 그 이상 치료함. 각 병변의 절반은 각 레이저로 치료함	Q-s Nd:YAG(1064 nm)레이저가 Q-s alexandrite 레이저보다 더 효과적이라는 것이 밝혀짐.
Kono T, Nozaki M et al. Use of Q-switched ruby laser in the treatment of nevus of Ota in different age groups. Lasers in Surgery and Medicine 2003;32:391~395	75%의 제거율을 가진 46명의 어린이와 107명의 성인을 조사함	어린이에게서는 평균 3.5회의 치료에서, 성인은 6회의 치료에서 완전한 제거가 이루어졌음. 어린이에게서는 5%의 합병증이, 성인에게서는 22.5%의 합병증이 나타났음.

표 4.2 레이저를 이용한 CALMs와 오타모반 · 이토모반의 치료 : 연구 요약

레이저를 이용한 CALMs와 오타모반 · 이토모반의 치료 : 연구 요약		
Reference	**Study design**	**Results**
Laser Removal of Nevi of Ota and Ito-cont'd		
Kono T, Mikashima Y et al. A retrospective study looking at the long-term complications of Q-switched ruby laser in the treatment of nevus of Ota. Lasers in Surgery and Medicine 2001;29:156~159	치료 완료 후 101명의 환자를 최소 1년 내 평가함	1명의 환자가 재발되었고 17%는 색소침착저하증, 6%는 과다색소침착
Alster TS, Williams CM. Treatment of nevus of Ota by the Q-switched alexandrite laser. Dermatologic Surgery 1995;21:592~596	7명의 환자를 치료함	2번의 치료로 평균 50%의 제거율 결과가 나타났고 5명의 환자는 5번의 치료 후 100% 제거율이 나타났음. 1년 후 재발된 경우는 없었음. 색소침착 변화는 없었으며 흉터 발생도 없었음.
Watanabe S, Takahashi H. Treatment of nevus of Ota with Q-switched ruby laser. New England Journal of Medicine 1994;331:1745~1750	114명의 환자를 여러 번 치료함	4~5 치료 후: 35명 중 33명의 환자에게 70% 이상의 경감감이 나타났음. 35명 중 2명에게서40~69% 경감감이 나타났음. 3번의 치료 후: 31명 중 26명에서 40~69%의 제거율이. 31명 중 4명에서 70% 이상의 제거율이 나타났음. 2번의 치료 후: 25명 중 2명에서 70% 이상의 제거율이, 25명 중 16명이 40~69%의 제거율이 나타났음. 1회 치료 후: 23명 중 3명에게서 70% 이상의 제거율이, 23명 중 13명에서 40~69%의 제거율이이 타나났음. 단 8명의 환자에게서 과다색소침착과 색소침착저하증이 나타났으며 이들은 2개월 내에 소실되었음.
Geronemus RG. Q-switched ruby laser therapy of nevus of Ota. Archives of Dermatology 1992;128:1618~1622	15명의 환자가 1회에서 3~4번 치료받음	15명 중 4명에게서 100% 제거율이 나타났고, 11명에게서 50% 이상의 제거율이 나타났음. fluence가 높을수록 효과가 높았음.

표 4.2 계속. 레이저를 이용한 CALMs와 오타모반 · 이토모반의 치료 : 연구 요약

때문에 비용상의 문제가 있었다. 하지만 일부 보험들에서 CALMs, 오타모반 · 이토모반 등 질환에 대한 레이저 치료를 보험에 적용시킬 계획을 가지고 있다. 개업의들은 그 양성 착색병변의 치료에 매우 여러 가지 사항을 고려하여 가격을 책정하는데, 장비(IPL, Q-switched ruby, Q-swithced Alexandrite, Q-switched Nd:YAG 레이저)의 구입비용, 치료하는 병변의 개수, 치료 시간 등이 고려사항이다.

문신 치료의 기대효과

앞에서 언급한 바와 같이 문신을 없애거나 옅어지게 하기 위해서는 5~20회까지의 치료가 필요하고, 경우에 따라서는 현재의 레이저 치료 기술로는 완전히 없앨 수 없는 문신도 있다. 설사 문신이 거의 완전히, 또는 아주 완전히 없어졌다고 할지라도 원래의 문신의 위치에서 그와 유사한 모양이나 변색된 희미한 유령 모양의(ghost-like) 변형이 있을 수 있다.

흑청색과 흑색 문신은 레이저 치료에 가장 잘 반응하나 노란색, 적색, 녹색(그림 4.15, 4.16) 문신은 레이저 치료에 잘 반응하지 않거나 불완전하게 반응한다. 흰색이나 미용 용도의 살색과 유사한(cosmetic fleshtoned) 문신은 숙련되지 않은 치료자가 Q-switched 레이저로 시술할 경우 시술 직후부터 영구적으로 흑색이나 회색으로 변색되어 제거되지 않을 수 있기 때문에 숙련된 시술자가 시술해야 한다. 일반적으로 레이저 치료로 문신이 완전히 제거된 경우 그 효과는 영구적이다(표 4.3).

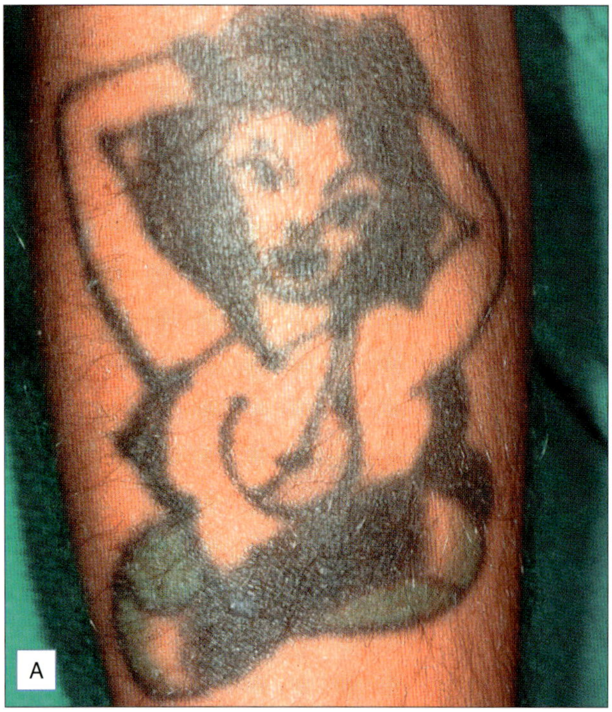

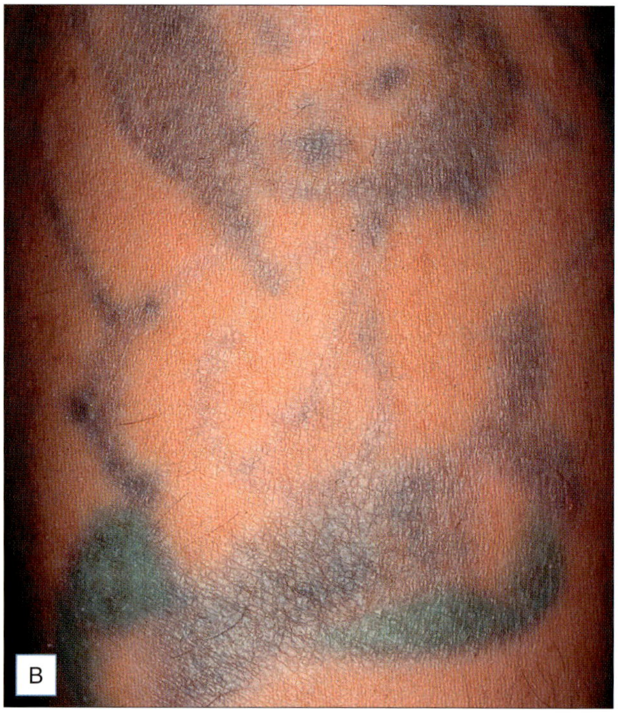

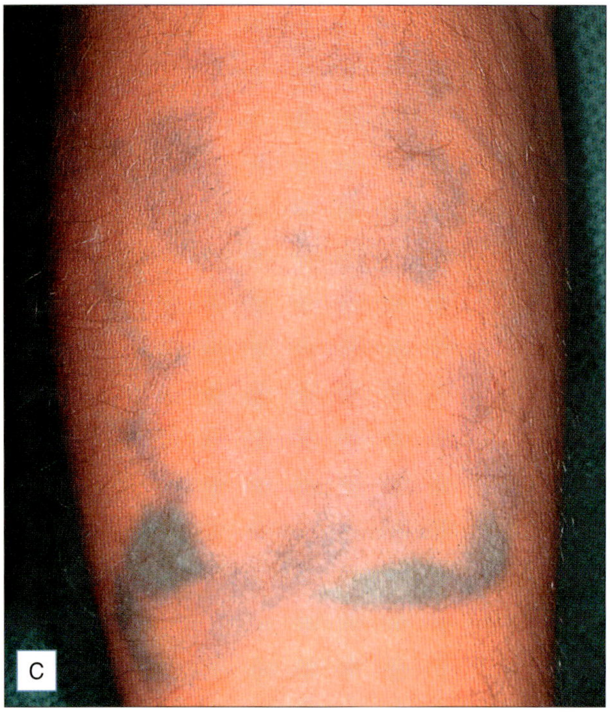

그림 4.15 전문가가 시술한 중간 정도 크기의 다색 문신. (A) 치료 전. (B) Q-switched Nd:YAG 레이저를 이용하여 2회 치료 후 6주 경과한 사진으로 흑색 잉크는 거의 제거되었으나 녹색 잉크는 거의 그대로 남아 있는 것을 볼 수 있다.

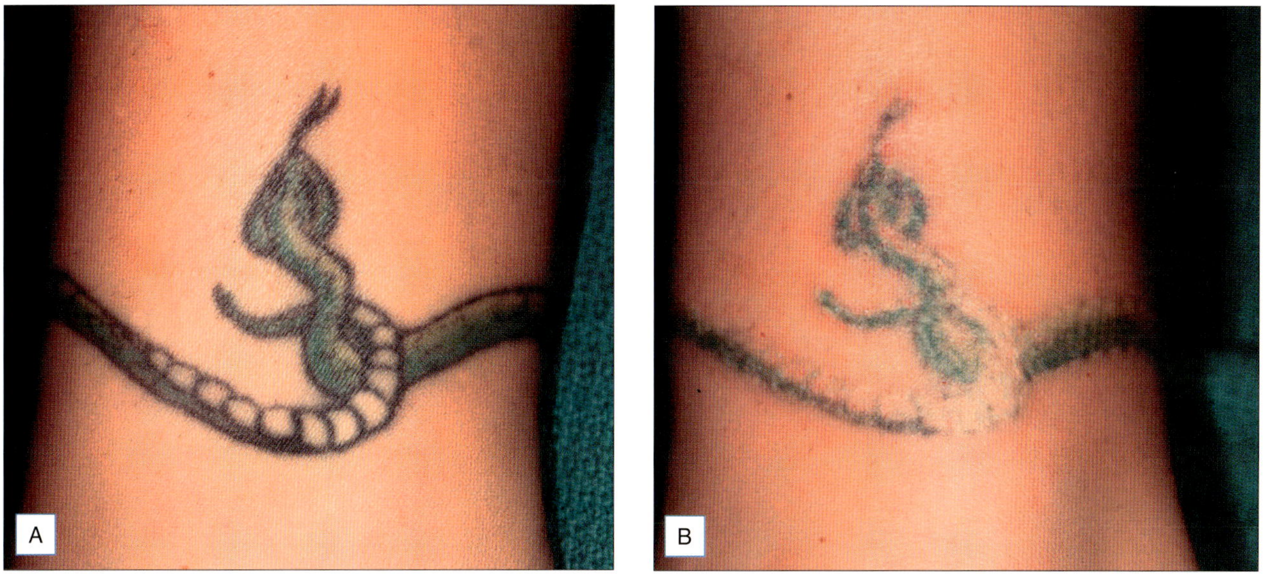

그림 4.16 전문가가 시술한 다색의 선상 문신. (A) 치료 전. (B) Q-switched Nd:YAG 레이저를 이용하여 3회 시술 후 6주 경과한 사진으로 흑색 잉크는 많이 없어졌지만, 녹색 잉크는 거의 남아 있는 모습

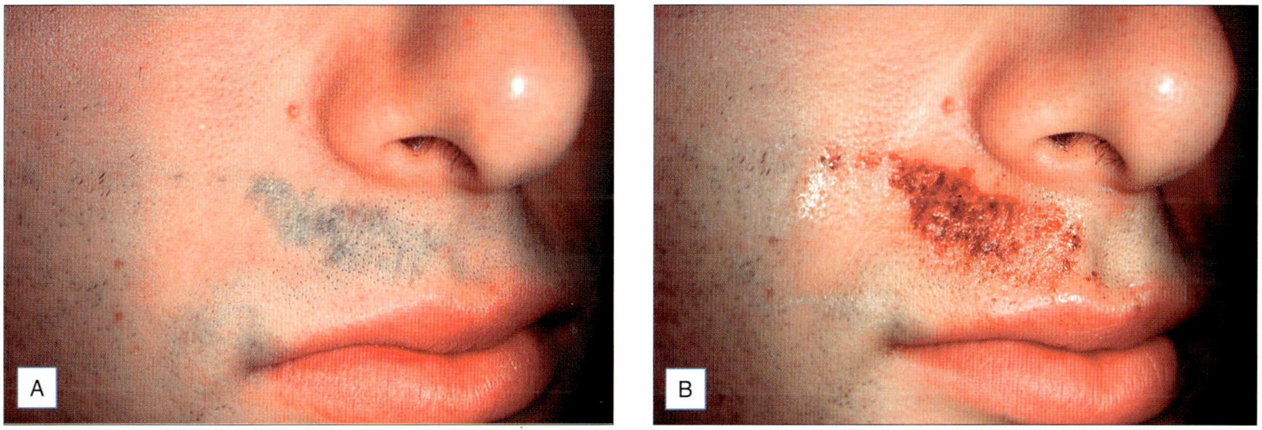

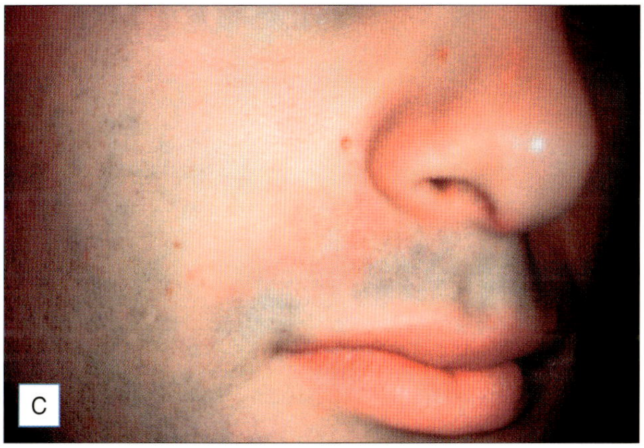

그림 4.17 오토바이 사고 후 윗입술에 불규칙적인 흑색 착색으로 인해 생긴 외상성 문신. (A) 치료 전. (B) Q-switched Nd:YAG 레이저 시술 직후의 사진으로 문신은 거의 완전히 없어졌으나 약간의 흉터와 처음 손상으로 생긴 색소침착저하증을 볼 수 있다.

레이저를 이용한 문신의 치료 : 연구 정리		
Reference	**Study design**	**Results**
Laser Removal of Tattoos Kilmer SL, Anderson RR et al. The Q-switched Nd:YAG laser (1064 nm) effectively treats tattoos: a controlled dose-response study. Archives of Dermatology 1993;129:971~978	39개의 문신을 가진 25명의 환자를 4번 치료함	병변의 77%에서 75% 이상의 제거율이 나타났음. 병변의 28%에서 95% 이상의 제거율이 나타났음. 10~12 J/cm²가 6~8 J/cm²보다 우수했음.
Alster T. Q-switched alexandrite laser (755 nm) treatment of professional and amateur tattoos. Journal of American Academy of Dermatology 1995;33:69~73	24개의 다색과 18개의 청흑색 문신을 Q-s alexandrite레이저로 치료함. 적색 문신은 510 nm, 300 nsec 레이저로 치료 치료함.	전문가의 문신은 완전한 제거를 하려면 평균 8.5회의 치료가 필요함. 아마추어의 문신은 4.6회의 치료가 필요함. 510 nm 레이저로 평균 2회의 치료를 해서 적색 잉크를 제거했음.
Jones A, Rosen T et al. The Q-switched Nd:YAG laser effectively treats tattoos in darkly pigmented skin. Dermatologic Surgery 1996;22:999~1001	아마추어의 문신과 피부타입 V를 가진 15명의 환자를 2회에서 5회 치료함	15명 중 8명에게서 75~95%의 제거율이 나타났고, 5명에게서 50%가 제거됐음. 2명은 25%의 제거율이 나타났지만 이것은 단지 두 번의 치료로 된 것임. 2명은 가벼운 색소침착저하증이 나타났음.
Grevelink JM, Anderson RR et al. Laser treatment of tattoos in darkly pigmented patients: efficacy and side effects. Journal of American Academy of Dermatology 1996;34:653~656	피부 타입 V과 VI를 가진 5명의 환자가 3번에서 8번의 치료를 받음. 4명의 환자는 아마추어 문신을, 1명은 전문가의 문신을 가짐. Q-s 루비와 Nd:YAG(1064 nm) 레이저를 사용함	모든 문신이 제거됨. 흉터나 영구적인 색소침착 변화가 발생하지 않음
Levine VJ, Geronemus RG. Tattoo removal with the Q-switched ruby laser and the Q-switched Nd:YAG laser: a comparative study. Cutis 1995;55:291~296	48개의 아마추어 및 전문가의 문신을 한 번 치료함. 각 병변의 절반은 Q-s 루비 레이저로, 나머지는 Q-s Nd:YAG로 치료함	Nd:YAG가 적색 색소침착의 제거에 우수함. 흑색, 녹색문신에는 루비 레이저가 Nd:YAG(1064 nm)보다 우수함. 위 두 레이저는 다른 색에서는 동일. 한 개의 비대 흉터가 발생함
Stafford TJ, Tan OT et al. Removal of colored tattoos with the Q-switched alexandrite laser. Plastic and Reconstructive Surgery 1995;95:313~320	7명의 환자를 치료함	녹색, 적색, 자주색에서는 9~10회 치료가 필요했음. 오렌지색과 황색은 개선이 없었음
Fitzpatrick RE, Goldman MP. Tattoo removal using the alexandrite laser Archives of Dermatology 1994; 130:1508~1514	전문가의 문신을 가진 17명의 환자와 아마추어 문신을 가진 8명의 환자를 치료함	9회의 치료로 청흑색과 흑색의문신에서 95% 이상의 제거율이 나타났음. 단 일시적인 부작용이 나타났음.
Goyal S, Dover JS et al. Laser treatment of tattoos: a prospective paired comparison study of the Q-switched Nd:YAG (1064 nm), frequency-doubled Q-switched Nd:YAG (532 nm), and Q-switched ruby lasers. Journal of American Academy of Dermatology 1997;36:122~125	12개의 흑색 문신과 8개의 다색 문신을 세 그룹으로 분류해 세 개의 레이저로 각각 한 번 치료함.	흑색, 청색, 황색, 녹색 문신에 루비 레이저가 최상의 효과를 나타냈음. 532 nm YAG레이저는 적색 문신에 최상이었고, 1032 nm YAG와 루비 레이저는 갈색과 자주색에는 동일한 효과가 있었음

표 4.3 레이저를 이용한 문신의 치료 : 연구 정리

레이저를 이용한 문신의 치료 : 연구 정리		
Reference	**Study design**	**Results**
Laser Removal of Tattoos-cont'd		
Scheibner A, Wheeland RG et al. A superior method of tattoo removal using the Q-switched ruby laser. Journal of Dermatologic Surgery and Oncology 1990;16:1091~1098	101개의 아마추어 문신과 62개의 전문가 문신을 치료함	아마추어 문신은 평균 3회의 치료 후 101개 중 88개에서 거의 완전하거나 완전한 제거가 이루어졌음. 전문가의 문신은 제거가 쉽지 않았으며 오직 62개 중 7개만이 완전하거나 거의 완전한 제거가 되었음. 적색, 황색, 녹색 침착은 특히 까다로웠음. 영구적인 부작용은 발생하지 않았음.
Lauenberger ML, Grevelink JM et al. Comparison of the Q-switched alexandrite, Nd:YAG, and ruby lasers in treating blue-black tattoos. Dermatologic Surgery 1999;25:10~14	42개의 청흑색 문신을 세 그룹으로 나누어 세 개의 다른 레이저로 3회에서 6회씩 치료함	Q-s 루비 레이저는 통계학적으로 Nd:YAG와 alexandrite 레이저보다 훨씬 우수하였음. 세 개의 레이저는 치료 횟수의 증가에 따라 제거율도 증가했음.

표 4.3 계속. 레이저를 이용한 문신의 치료 : 연구 정리

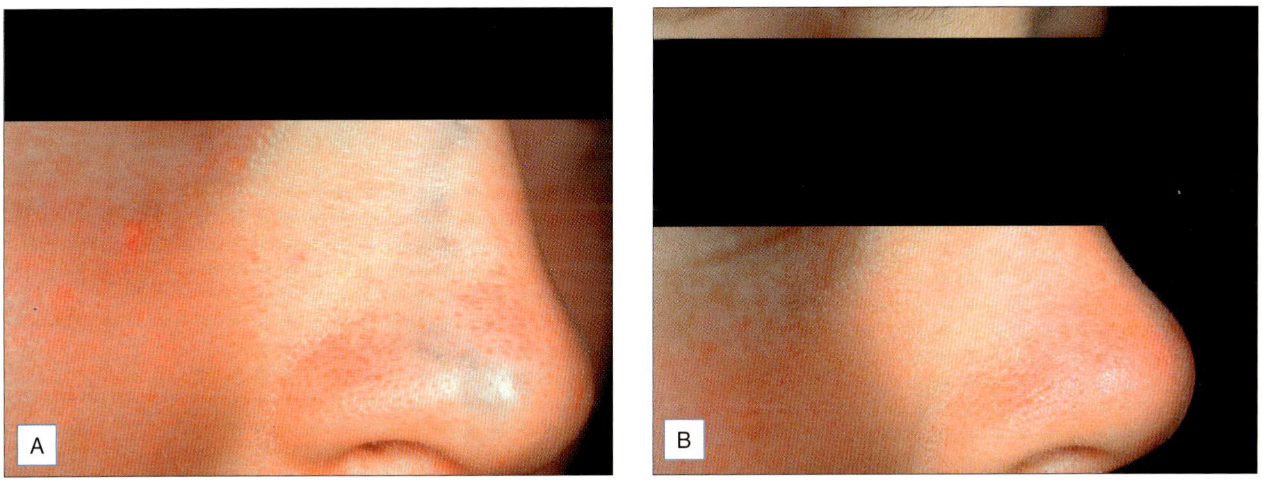

그림 4.18 교통사고 후 오른쪽 콧날에 생긴 불규칙한 선형의 외상성 문신. (A) 치료 전. (B) Q-switched Nd:YAG 레이저로 1회 치료 후, 6주 경과된 사진으로 문신은 거의 없어졌으나, 원래의 상처로 인해 약간의 흉터가 남아 있는 것을 볼 수 있다.

치료 비용: 레이저를 이용하여 문신을 제거하는 경우 그 비용은 경우에 따라 많이 달라질 수 있다. 그것은 그 치료비용이 단순히 Q-switched ruby, Nd:YAG, Alexandrite 레이저 등 장비의 구입비용에 의해서만 결정되는 것이 아니라 문신의 크기, 치료 횟수 등 효과적인 치료가 이루어지기 위한 다양한 변수에 의해 결정되기 때문이다.

문신제거 시술은 아주 드문 경우를 제외하고는 대부분 보험이 적용되지 않는데, 보험이 적용되는 경우는 방사선 치료에 사용되는 의료용 문신과 폭발이나 교통사고로 인해 생긴 외상성 문신(road rash)의 제거와 문신 육아종(tattoo granuloma)의 치료를 위해 CO_2 레이저를 사용하는 경우이다(그림 4.20).

크기가 크고 치료에 잘 반응하지 않으며 여러 색으로 된 문신은 환자가 만족할 만한 결과를 가져 올 때까지 여러 차례의 치료를 필요로 하므로 비용 부담이 커진다.

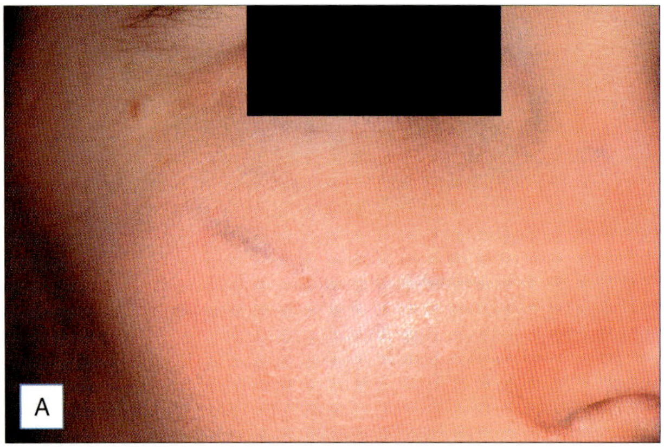

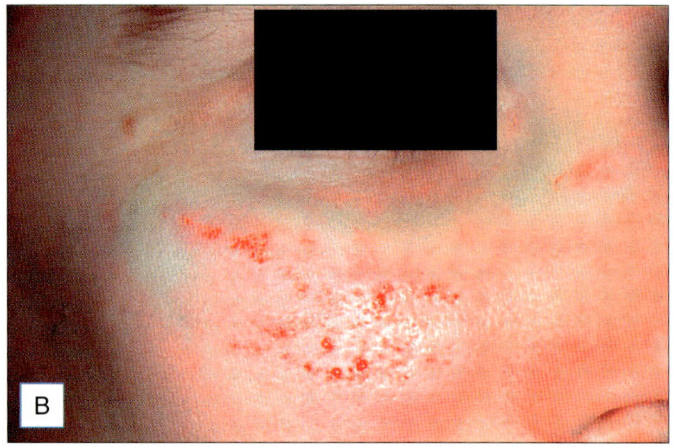

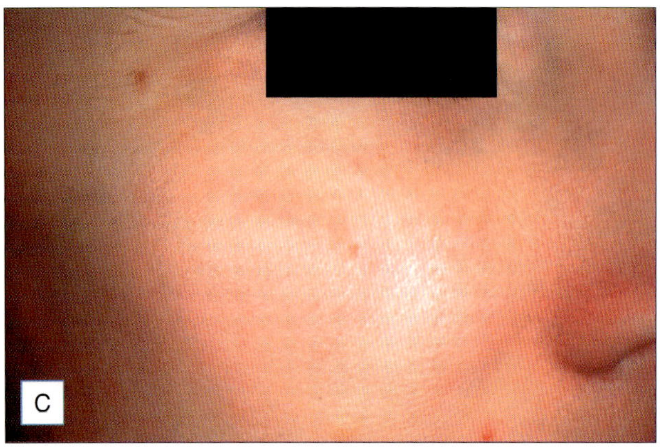

그림 4.19 교통사고 후, 오른쪽 뺨 위쪽으로 생긴 불규칙한 선형의 외상성 문신. (A) 치료 전. (B) Q-switched Nd:YAG 레이저로 1회 치료한 직후의 사진으로 피부에 있던 탄소 입자들이 터지면서 그 자리에 정상 출현을 볼 수 있다. (C) 6주 후의 사진으로 문신은 거의 사라졌으나 염증 후 과다색소침착 반응이 조금 남아 있는 것을 볼 수 있다.

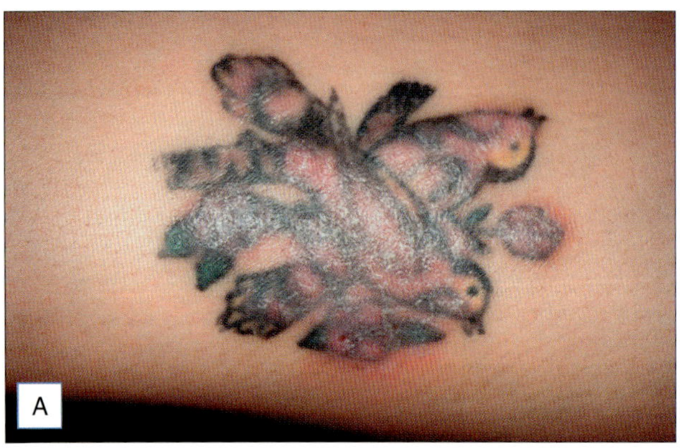

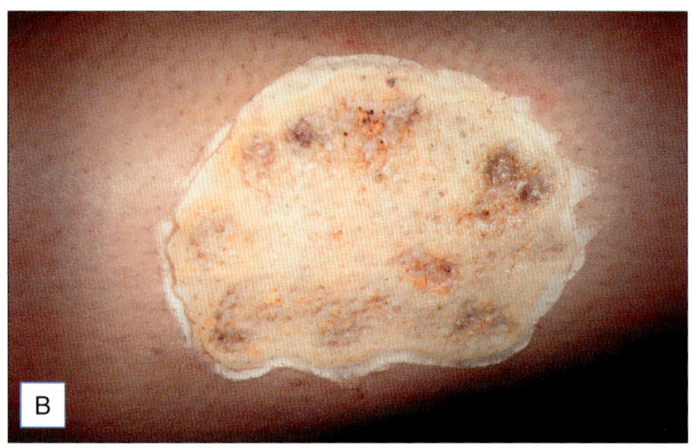

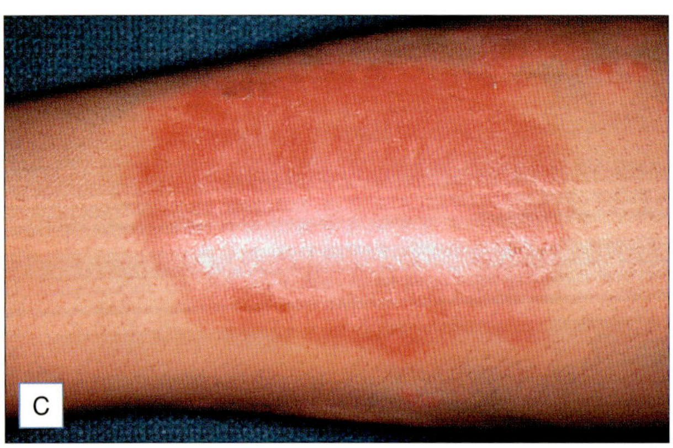

그림 4.20 여러 색으로 문신한 경우, 적색 잉크에 대한 알러지반응으로 인해 문신육아종(tattoo granuloma)이 발생하였다. (A) 치료 전. (B) CO_2 레이저를 증발모드(vaporizational mode)로 하여 모든 문신육아종을 제거한 직후의 사진. (C) 치료 3개월 후의 사진으로서 영구적으로 지속되는 홍반성 흉터가 남아 있다.

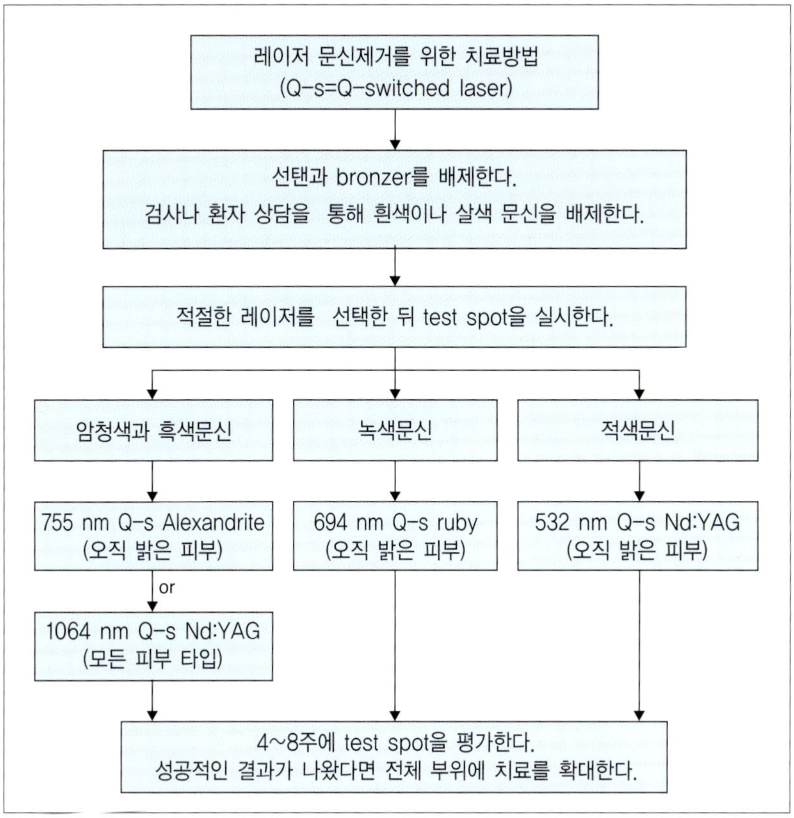

그림 4.21 레이저를 이용한 문신제거의 순서도

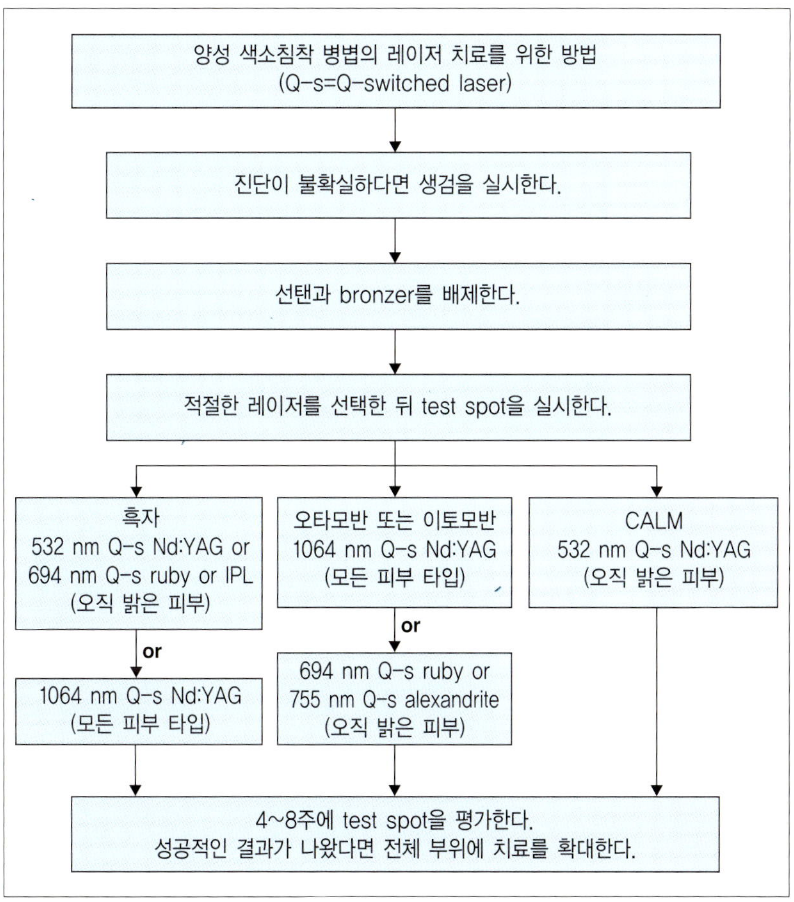

그림 4.22 레이저를 이용한 양성 침착 병변 치료의 순서도

치료 전략에 대한 개요

주 결정 요인

색소침착 병변과 문신의 치료에 레이저 치료가 가장 잘 반응하게 하기 위해서는 피부 상태가 자연적이며 햇빛에 그을지 않아야 한다. 또 문신의 제거에 있어서는 크기, 나이, 해부학적 위치, 문신의 색 등이 치료반응을 결정하는 요인이 된다(그림 4.21, 4.22과 후술하는 '치료기술' 참조).

피부가 전반적으로 하얀 사람은 검은 사람보다 레이저 시술 후 색소 변형의 위험성이 낮다. Fitzpatrick의 피부 구분은 시술 후 영구적인 색소침착의 문제를 예측하는 데 도움이 되지만, 어디까지나 그것은 대략적인 예측이기 때문에, 시술하기 전에 시험적으로 일부분만을 시술해 보고 나서 전체 부위를 시술하는 것이 좋다. 일반적으로 레이저 치료의 초급자들은 검은 피부의 환자뿐 아니라 모든 환자에 있어서, 전체 부위를 치료하기 전에 시험적으로 작은 부위에 시술해 보는 것이 좋다(그림 4.23, 4.24). 레이저 치료에 경험이 많은 대다수의 의사들도 피부와 색만으로는 그 치료 결과를 예측할 수 없기 때문에 모든 환자들을 시술할 때 시험적으로 일부분만을 시행해 보고나서 전체 부위를 시술한다.

또 피부가 햇빛에 그을지 않은 상태라는 것을 확인하는 것이 매우 중요하다. 왜냐하면 자외선은 상피 멜라닌을 증가시키고, 이 멜라닌은 레이저 치료를 방해하는 요인으로 작용하여 흉터, 색소침착저하증 또는 과다색소침착 등의 부작용이 생길 위험성을 높이기 때문이다. 햇빛에 그을린 것인지 아닌지를 구분하기 위해서는 치료할 부위 중 햇빛에 노출되었던 피부와 엉덩이와 겨드랑이 등 노출되지 않았던 부위를 비교해 보면 도움이 된다. 만일 피부가 햇빛에 그을린 상태라면(자연적인 햇빛 노출, 인공 선탠, 국소적으로 bronzer를 바른 경우 등) 그 효과가 사라질 때까지 치료를 연기하는 것이 좋다. 햇빛을 차단하기 위해 긴 소매옷을 입거나, 일광차단제 등을 사용하면 도움이 된다.

또 많은 치료자들은 환자가 12개월 이내에 경구용 레티노이드(retinoid)를 복용한 경우에는 흉터가 남을 위험성이 높고 상처 치유가 잘 되지 않을 수 있어 시술

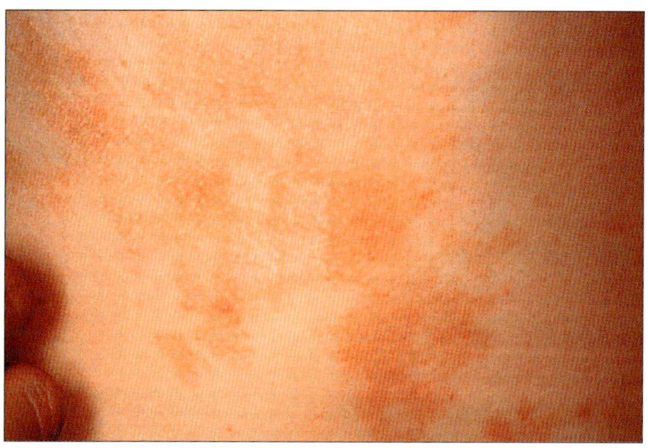

그림 4.23 오른쪽 목 전면부의 넓은 색소침착 병변을 치료하기 위해 그 전에 Q-switched Nd:YAG 레이저를 이용하여 4개의 시험적 치료를 각각 시행하고 6주 경과한 후의 사진으로 병변이 하얗게 변한 것을 볼 수 있다.

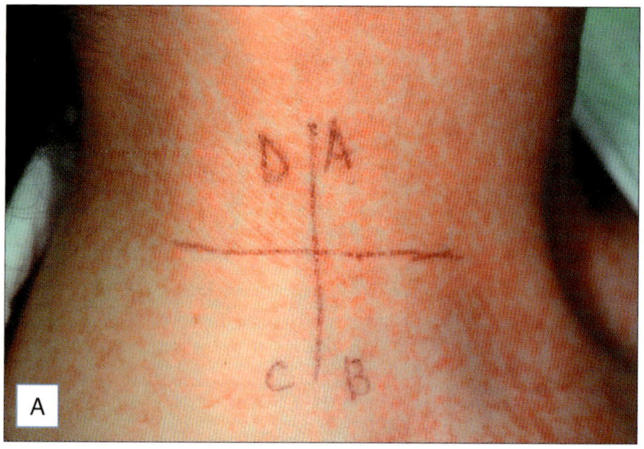

A

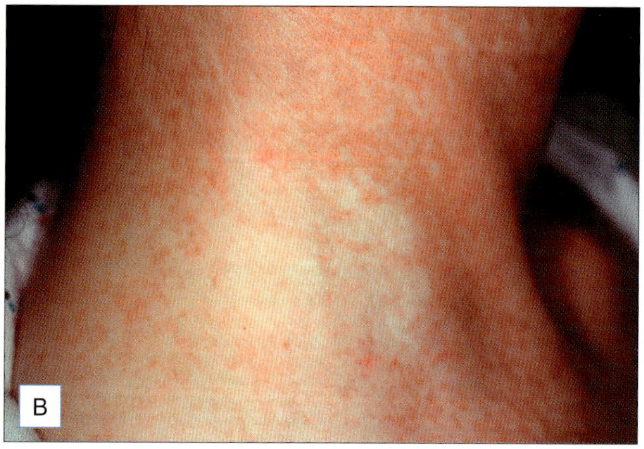

B

그림 4.24 목의 오른쪽 전면부에 생긴 색소침착 부위를 네 부위로 나누어 시험적으로 레이저 치료하는 사진. (A) 시술 전 치료 부위를 네 부위로 나눈 사진. (B) Q-switched Nd:YAG 레이저로 각기 다른 fluence로 치료하고 6주 지난 후의 사진. 가장 잘 치료된 부위의 fluence로 남은 부위의 치료를 계획한다.

문신치료 환자의 병력 청취 시 필요한 부분

- 누구에 의해 시술된 문신인가?
- 언제 문신을 받았나?
- 어떤 잉크 / 염료가 사용되었나?
- 색을 내기 위해 잉크를 섞어서 사용했나?
- 흰색 잉크는 사용되지 않았나?
- 환자 스스로 문신을 지우기 위해 시도한 적이 있는가? 그렇다면, 어떤 방법을 사용하였는가?
- 지난 1년 동안 레티노이드 계열의 약물을 복용한 적이 있는가? (치료 시 흉터가 남을 확률이 높다)
- 헤르페스 감염을 앓은 적이 있는가?
- 켈로이드성 피부는 아닌가?
- 피부를 햇빛에 의해서 인공적으로 태우지는 않았는가?
- Fitzpatrick 피부 타입은?

Box 4.1 문신치료 환자의 병력 청취 시 필요한 부분

색소침착 환자의 병력 청취 시 필요한 부분

- 병변이 생긴지는 얼마나 되었나?
- 병변 조직 검사를 받아본 적이 있는가?
- 크기가 커지거나, 색이 변하지는 않았는가?
- 환자나 친척 중 흑색종의 병력이 있는가?
- 환자 스스로 병변을 없애기 위해 시도해 본 적이 있는가? 그렇다면, 어떤 방법을 사용했는가?
- 지난 1년 동안 레티노이드 계열의 약물을 복용한 적이 있는가? (치료시 흉터가 남을 확률이 높다)
- 헤르페스 감염을 앓은 적이 있는가?
- 켈로이드성 피부는 아닌가?
- 피부를 햇빛에 의해서 인위적으로 태우지는 않았는가?
- Fitzpatrick 피부 타입은?

Box 4.2 색소침착 환자의 병력 청취 시 필요한 부분

을 하지 않는다. 그리고 치료할 부위 또는 그 주변으로 이전에 대상포진(herpes simplex, HSV)을 앓았던 과거력이 있는 사람에게는 치료 전에 경구용 항바이러스 제제를 예방적으로 투여하여야 한다. 만일 치료 당일에 급성 HSV 감염증이 있는 경우에는 감염증이 완전히 치유될 때까지 치료를 연기해야 하며, 후일 치료 시에는 반드시 시술 전에 예방적으로 항바이러스 제제를 투여해야 한다.

환자면담

Box 4.1, 4.2에 색소침착 환자와 문신 환자에게 각각 질문해야 할 것들을 정리해 보았다.

치료 기술

피부가 하얀 (Fitzpatrick skin type I~III) 사람의 흑청색 또는 흑색 문신의 치료 장비

일반적으로 피부가 하얀 환자(햇빛에 그을지 않았거나 bronzer를 바르지 않은)에서 흑청색 또는 흑색 문신의 치료에는 755 nm 파장의 Q-switched alexandrite 레이저, 694 nm 파장의 Q-switched ruby 레이저, 또는 1064 nm Q-switched Nd:YAG 레이저가 사용된다.

피부가 검은(Fitzpatrick skin type IV~VI) 사람의 흑청색 또는 흑색 문신의 치료 장비

피부가 검은 사람에서는 일반적으로 파장이 긴 레이저가 파장이 짧은 레이저보다 상피조직을 덜 손상시켜 안전한 것으로 알려져 있다. 따라서 1064 nm Q-switched Nd:YAG 레이저가 이러한 경우 치료의 제 1선택이 된다.

적색문신 환자의 치료장비

적색문신의 제거에 사용되는 레이저의 적정 파장은 532 nm이다. 따라서 532 nm 파장의 Q-switched, frequency doubled Nd:YAG 레이저가 적색문신의 제거에서 가장 적합하다고 할 수 있다. 피부가 검은 환자에서는 이 파장의 레이저로 치료시 탈색이나 색소침착(그림 4.25)을 모두 유발할 수 있어, 피부가 하얀(type I ~ III) 사람들에게만 국한하여 사용해야 한다(Advanced topic section for darker skin patients 참조).

녹색문신 환자의 치료장비

녹색문신의 제거에 가장 적합한 레이저 파장은 694 nm

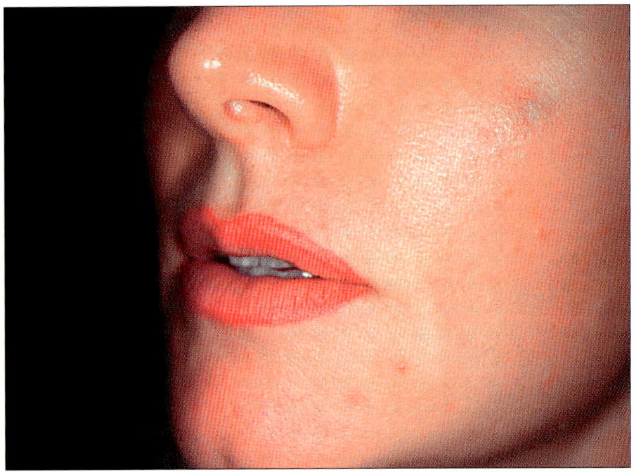

그림 4.25 주홍색 경계를 갖는 적색 미용문신. 이러한 경우, 어떤 Q-switched 레이저 시술 후에는 과다색소침착, 심지어 피부가 검게 변하는 부작용도 볼 수 있다(이 환자의 경우 상기 위험성에 대해 상담 후 시술을 받지 않기로 하였다).

이다. 따라서 694 nm Q-switched ruby 레이저가 녹색문신의 제거에 가장 좋은 레이저라 할 수 있다. 532 nm Nd:YAG 레이저에서와 같이 피부가 검은 사람에게서 이 레이저를 이용하여 치료하는 경우, 색소의 변성을 가져올 수 있고(그림 4.15, 4.16), 녹색문신의 제거를 어렵게 할 수 있다(경험자를 위한 최신 토픽 부분 참조).

흑색종 환자와 그 치료에 필요한 장비

흰 피부의 흑색종 환자의 경우 frequence doubled, 532 nm Q-switched Nd:YAG가 일반적으로 가장 안전하고 효과적인 치료 수단이 된다. 하지만 694 nm 루비 레이저 역시 매우 효과적으로 흑색종을 치료할 수 있는 방법 중 하나이다.

IPL 시스템도 역시 흑색종의 치료에 효과적이기는 하지만 넓은 영역의 파장을 사용하기 때문에 치료 결과를 Q-switched 레이저 만큼 예측하기는 어렵다. 임상적으로 IPL을 이용하여 흑색종을 치료하는 경우는 주름살 제거나, 햇빛에 오래 노출되어 탄력이 떨어진 피부의 치료 등 안면 전체 광회춘의 과정 중에 부수적으로 시행한다. 이것은 광회춘 과정 중에 IPL에서 나온 빛이 진피섬유아세포를 자극하기 위해 상피층을 통과하여 임상적으로 흑자처럼 보이는 국소적인 멜라닌의 침착이 동시에 치료되기 때문이다. 이러한 병변은 대개 시술 직후 어두운 초콜릿 색을 보이다가 7~10일이 지나면 없어진다. IPL을 이용한 회춘에는 대개 6~8주가 소요되기 때문에, 치료 초기에 환자들은 주름살이 줄어드는 변화보다는 흑자가 없어지는 데에 만족하게 된다. 피부가 검은 환자에서 1064 nm Q-switched Nd:YAG 레이저는 가장 안전하고 효과적인 치료효과를 나타낸다.

오타모반 · 이토모반 환자와 그 치료에 필요한 장비

피부가 검은 환자(type Ⅳ~Ⅵ)는 1064 nm Q-switched Nd:YAG 레이저가 일반적으로 가장 안전하게 오타모반 · 이토모반 병변을 치유할 수 있는 방법이다. 피부가 하얀 환자에서는 694 nm Q-switched ruby 레이저나 755 nm Q-switched alexandrite 레이저가 사용된다. 오타모반에서 보이는 공막 색소침착(scleral pigmentation)은 현재 효과적인 치료 방법이 없다는 것과 안구 주변이나 눈꺼풀 주변의 병변 치료시 반드시 국소마취제 등 안구를 보호할 수 있는 장치를 이용하여 각막 표면을 덮어 보호해 주어야 한다는 것을 반드시 환자에게 설명해야 한다.

담갈색 반점(CALM) 환자와 그 치료에 필요한 장비

532 nm Q-switched Nd:YAG 레이저에서 나오는 녹색광선이 CALM을 치료하는 데 가장 유용하게 사용되는데, 피부가 검은 사람은 탈색, 또는 색소침착 등 부작용의 발생위험이 높다. 피부가 하얀 사람은 레이저를 이용한 CALM 치료에 잘 반응하나, 재발하거나 과다색소침착(그림 4.11)이 잔존하거나, 또는 불완전한 치료가 흔히 나타날 수 있다.

치료 원리

1. 마취

각 레이저 펄스는 환자와 그 병변의 부위에 따라 순간적인 통증부터 살을 에는 듯한 통증, 뜨거운 느낌 등 다양한 정도의 통증을 유발할 수 있다. 흑자는 대개 마취하지 않은 상태로 시술이 가능하다. 그러나 문신제거나 CALMs, 오타모반 · 이토모반 등 그 병변 부위가 넓을 경우 국소마취제의 도포나 피하 주사

등으로 마취를 한다. 작은 문신이나 작은 부위에 시험적인 시술을 하는 경우에는 리도카인을 이용하여 피하주사를 하면 도움이 된다. 그러나 대다수의 문신이나 오타모반 · 이토모반, CALMs은 국소마취로 하기에는 그 범위가 너무 큰 경우가 많아서 시술 전에 EMLA 또는 Ela-Max 등을 국소 도포 후 랩으로 감싸서 1시간 동안 밀봉한 후 시술을 하면 환자가 통증을 덜 느끼는 상태에서 시술을 진행할 수가 있다. 또 국소마취 연고제를 너무 많이 바른 경우에는 레이저 시술 전에 닦아 내어야 치료 효과를 높일 수 있다.

2. 눈의 보호

Q-switched 레이저는 영구적인 망막 손상과 시력 저하를 가져올 수 있다. 따라서 시술 시에는 눈을 보호할 수 있는 안경, 고글 등을 착용하여야 한다. 또한, 시술이 행해지는 방안에 있는 모든 사람들도 적절한 눈 보호장치를 갖추어야 한다. 또한 시술이 행해지는 방에 다른 사람이 들어와 눈을 손상할 수 있으므로 방문을 잠근 상태에서 시술하여야 한다.

눈 보호는 사용되는 특정 파장을 차단할 수 있는 것이어야 한다. 대부분의 고글이 비슷하게 생겼기 때문에 다른 파장을 사용할 때 마다 착용 전에 고글에 써 있는 라벨을 확인하여야 한다. 치료에 사용되는 특정 파장을 차단할 수 있는 안경을 사용하여야 하며 optical density(OD) 값이 적어도 4 이상 되어야 한다. 안구 주변을 치료할 때 환자용 고글이 치료부위를 가리게 되어 치료에 장애가 되는 경우 양극처리된 피부용 금속컵(anodized external metal cup)을 사용하여 환자의 눈을 보호한다. 눈꺼풀을 치료해야 하는 경우는 국소도포 마취제로 안구를 보호한 후 금속 각막 보호대(metal corneal eye shield)를 사용하여 눈 손상을 방지해야 한다.

3. 치료 변수의 결정은 시험적 시술을 통해 결정한다.

시험적 시술은 4~8주가 지난 후에 그 결과를 평가하여야 한다. 그 변수는 치료에 어떤 레이저를 사용하느냐에 따라 매우 달라질 수 있다.

Spot size가 정해져 있거나 레이저에 따라 조정할 수 있는 경우가 있기 때문에, spot size를 병변의 크기와 맞추는 것이 중요하다. 처음에는 가시적으로 효과가 나오는 가장 작은 에너지 fluence(J/cm^2)부터 시작한다. Q-switched 레이저를 사용하는 경우에는 치료부위가 하얗게 변하는 것을 먼저 볼 수 있지만, IPL 시스템을 사용하여 흑색종을 치료하는 경우에는 치료 도중에 그 효과를 측정하기가 어렵다. 이러한 경우는 각각의 장비에 경험이 많은 치료자에게 치료 종료 시점에 대해 자문을 구하는 것이 좋다.

4. 레이저 핸드피스의 위치

레이저 핸드피스는 피부 표면과 직각을 이루게 해야 한다.

5. 핸드피스는 환자와 적정 거리를 두고 잡는다.

어떤 종류의 레이저들은 spot size에 따라 정확한 초점거리에서 레이저 광을 조사하는 데 이용되는 제거가 가능한 stylus를 가지고 있다. 레이저를 환자로부터 너무 가깝거나 너무 멀리 잡거나 잘못된 stylus를 사용하는 경우 부적합한 fluence가 피부에 조사되어 원치 않는 흉터나 열손상을 주게 된다.

6. 치료 변수와 초점 거리

일단 치료 변수와 초점 거리가 결정되면, 광펄스를 치료 부위에 조사하는데 치료 부위와 90도의 각을 유지하며 조사한다. 조사 부위를 이동할 때에는 이전 조사 부위와 겹쳐지지 않는 범위에서 이전 조사 부위 옆에 조사한다. 조사 부위가 조금 겹쳐지는 것으로는 부작용이 일어나지는 않으나, 반복적으로 같은 부위에 펄스가 조사되는 경우 원치 않는 열손상이나 흉터가 생길 수 있다. 전체 부위가 모두 한 차례 조사될 때까지 치료를 계속한다. 만일 Q-switched 레이저를 사용하는 경우, 멜라닌을 함유하고 있는 세포나 염색소에 레이저가 조사되면 그것들이 터지면서 소리를 내게 된다. 많은 양의 염색소나 문신 잉크가 상피나 유두 진피층의 상부에 있는 경우 아주 작은 점상 출혈이 생길 수 있다.

7. 수술 후 관리

Q-switched 레이저를 사용해서 치료한 경우 치료 부위에 약간의 통증이 발생하는 경우가 많다. Polysporin 연고나 petrolatum, bacitracin 등을 바르고 비접착성 거즈를 붙인 다음 테이프를 붙인다. 하루 2회, 치료 부위를 비눗물로 가볍게 닦고 소독하는데, 이것을 상처가 회복될 때까지 반복하라고 환자에게 교육시킨다. 치료 부위는 바셀린이나 항생제 연고 등을 발라 지속적으로 습한 상태를 유지하여야 하며 마른 가피가 생기지 않게 하여야 한다. 치료 부위는 대개 5~14일 사이에 아물게 된다. IPL 시스템을 사용하여 치료한 경우 전형적으로는 단지 홍반성 변화만 생기며, 일반적으로 추가적인 소독은 필요없다.

8. 추적관찰 및 추가 치료

치료는 적어도 6~8주의 간격을 두고 시행해야 한다. 후속 치료는 레이저의 종류와 병변에 따라 그 강도를 1~2 J/cm^{2}에서 최대치까지 올려서 시행한다. 그러나 에너지가 너무 높으면 열손상과 흉터가 생길 수 있다는 것을 항상 명심해야 한다.

문신 제거시 나타날 수 있는 문제점과 그 해결

문신을 제거하기 앞서 문신 부위를 잘 살피고 만져보아 상처나, 탈색, 경화증 등이 없는지 주의 깊게 확인한다. 문신을 하는 과정에서 흉터가 생길 수 있으며 정상 색소의 손실이 있을 수 있다는 사실을 많은 사람들이 알지 못하는 경우가 많다. 만일 이러한 것에 관한 설명 없이 문신제거술을 한 후 상기 부작용들이 발생하면 환자들은 실제로는 문신제거술 이전에 문제가 있었음에도 불구하고 문신제거술을 시행한 의사에게 그 탓을 돌리게 된다. 시술 전이나 치료과정 중에도 사진을 찍어 놓는 것이 이러한 문제를 해결할 수 있는 중요한 증거가 될 수 있다. 많은 환자들이 여러 번의 치료에도 불구하고 호전이 없다고 실망하는 경우가 있는데, 이러한 경우 치료 전과 치료 중에 일정 간격을 두고 찍은 사진을 비교하여 보여줌으로써 치료가 효과적으로 진행되고 있다는 것을 보여줄 수 있다.

레이저를 통한 문신제거 시 문신이 불완전하게 제거되는 것은 흔히 발생하는 일이다. 좋은 결과를 얻기 위해서 여러 번 치료함에도 불구하고 완전히 문신 잉크가 제거되지 않을 수 있다. 하지만 그러한 경우에도 레이저 치료의 변수를 최적화함으로써 치료 효과를 호전시킬 수 있다. 치료가 효과적이지 못하다면 레이저 fluence를 올려 볼 수 있는데, 이때에는 반드시 흉터가 생기거나 색소의 변형이 나타나는 등의 부작용에 주의하여야 한다. 근본적으로 파장이나, 펄스, spot size 등이 다를 수 있기 때문에 어떤 종류의 레이저에 잘 반응하지 않는 경우 다른 종류의 레이저 사용도 고려할 수 있다.

색소침착 병변의 제거시 나타날 수 있는 문제점과 해결

문신제거에서와 같이 색소침착 병변의 제거에서도

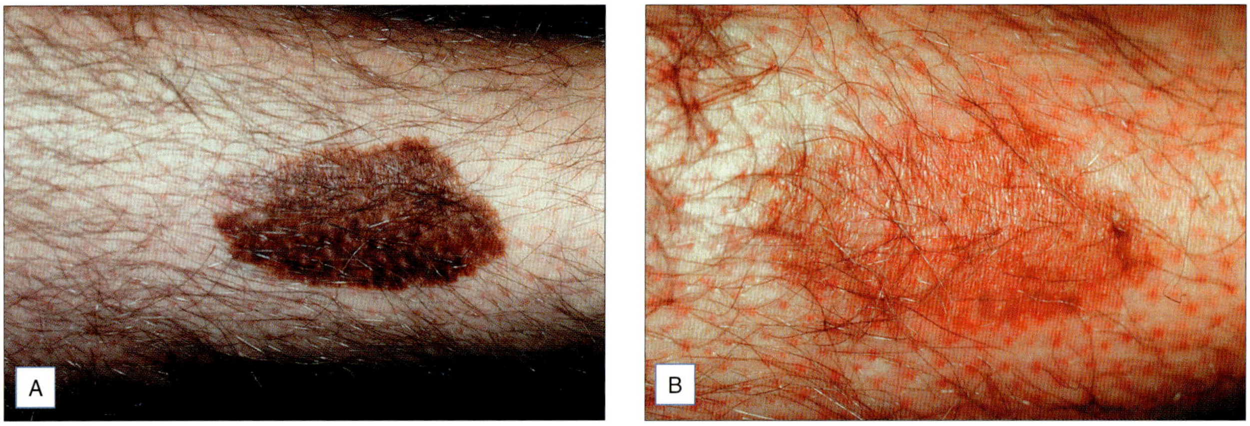

그림 4.26 젊은 성인의 다리에 생긴 작고 약간 돌출된 복합성 모반. (A) 치료 전. (B) Q-switched Ruby 레이저로 두 차례 치료한 후 사진에서 처럼 밝은 갈색으로 병변이 옅어지기는 했으나 아직 남아 있는 모습을 볼 수 있다.

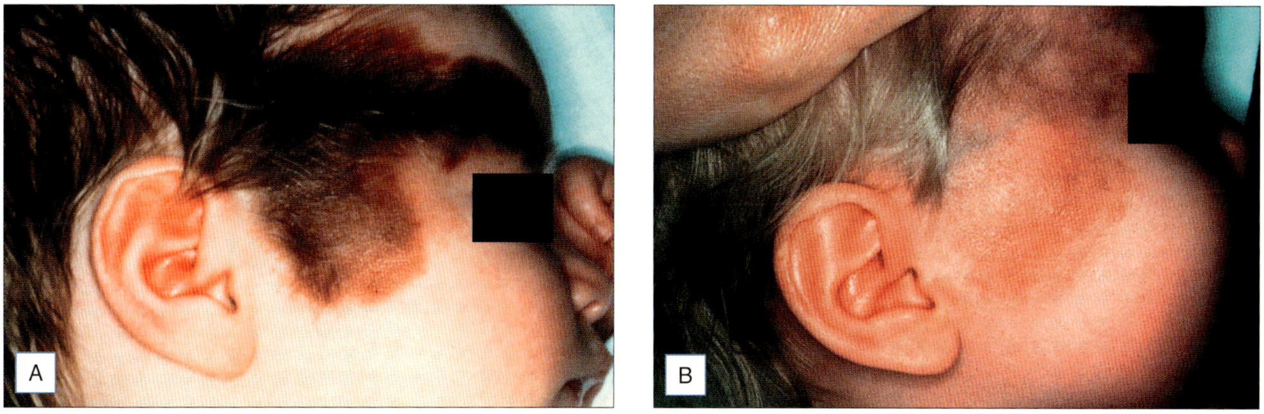

그림 4.27 신생아의 돌출된 짙은 갈색의 선천성 모반. (A) 치료 전. (B) Q-switched Ruby 레이저로 여러 차례 시술 후, 옅은 갈색으로 호전되었으나 아직 병변이 남아 있는 것을 볼 수 있다(이 사진은 Dr. David Goldman의 허가를 받아 게재하였음).

불완전한 병변의 제거가 가장 중요한 문제이다. 그러나 문신제거술과는 달리 CALMs, 흑색종, 오타모반·이토모반 등의 병변의 치료에서 불충분한 제거시, 추가적인 치료를 통해 완전하거나 거의 완전하게 병변을 제거할 수 있다. 문신 치료에서와 같이 안전한 범위에서 치료 변수들을 조정해야 하며, 오타모반 또는 이토모반 등의 병변은 안구에 가까이 있어 적절한 눈 보호 장치를 하는 것이 가장 중요하다. 흑색종 병변이 얼굴과 손, 두 군데에 있는 경우, 손을 먼저 치료하는 것이 좋으나 만일 손 병변의 치료가 만족스럽지 못할 경우 얼굴의 치료에도 비슷한 결과가 나올 수 있기 때문이다. 선천성이나 큰 색소침착 모반세포모반은 레이저 치료 시 잔여 색소침착이나 모반의 재성장이 있을 수 있기 때문에 이러한 병변에서 레이저 치료는 효과가 입증되지 않았다(그림 4.26, 4.27).

부작용과 합병증

색소 변성

문신이나 색소침착 병변을 레이저를 이용하여 제거할 때 주의할 모든 점을 다 지켰다고 하더라도 색소침착 및 탈색이 나타날 수 있다. 색소침착은 일반적으로 치료 횟수가 증가하면서 호전되거나 4~5% 히드로코르티손, 0.05~0.1% 트레티노인 같은 국소적인 표백연고를 바르면 호전된다. 탈색은 과다침착보다 치료가 어렵기는 하지만, eximer 레이저나 협대역의 자외선을 이용하면 증상의 호전을 가져올 수 있다. 하지만 여러 번의 치료가 필요한 경우가 많고 불완전하게 치료되는 경우도 흔하다. 대부분의 색소침착성 병변은 시간이 지

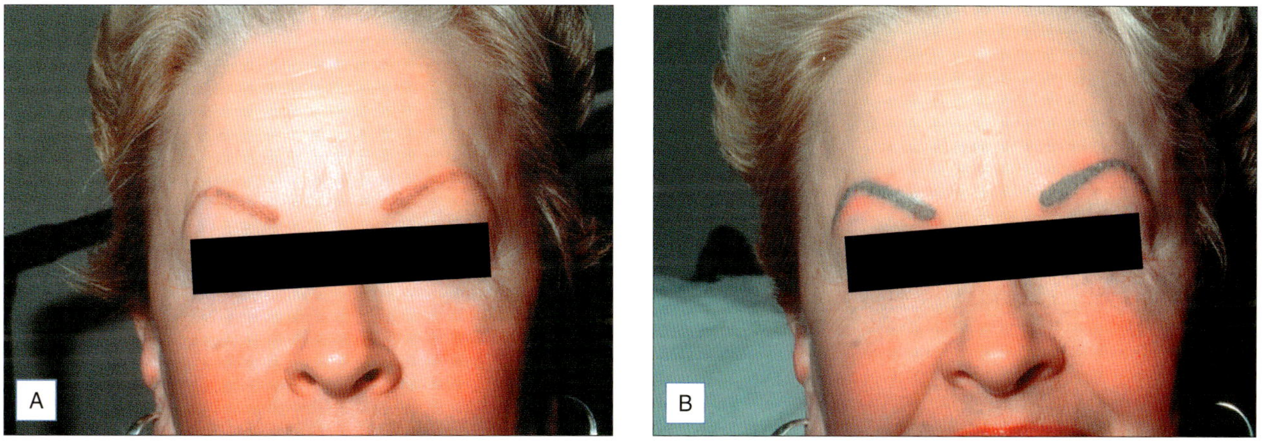

그림 4.28 눈썹에 미용문신을 한 모습. (A) 치료 전. (B) Q-switched Ruby 레이저로 시술 직후 바로 문신색이 어두워지는 것을 볼 수 있다(이 환자는 수차례의 치료를 통해 어두운 색이 옅어졌다. Dr. Lynn Roberts의 허가를 받아 게재하였음).

나면서 저절로 호전되나, 어떤 병변은 영구적으로 남기도 한다.

문신색소의 암화 (Darkening of tattoo pigment)

입술의 경계를 선명하게 하거나 유방암 수술 후에 유두부위 재건에 사용되는 흰색, 살색, 심지어 적색 미용문신에는 잉크를 밝게 하기 위한 흰색소가 함유되어 있다(그림 4.28). 연청색, 터키색, 황색, 연녹색, 라벤더색, 분홍색 등의 색조에도 역시 흰색 색소가 포함되어 있다. 이 흰색 색소는 레이저 치료를 통해 검정색으로 변할 수 있다. 따라서 흰색 문신은 환자가 검게 변할 수 있다는 것에 대해 충분히 이해하고, 아주 작은 부위에 시험적으로 치료하여 검게 변하지 않는다는 것이 확인되기 전 까지는 레이저로 치료해서는 안 된다(미용문신 치료에 대한 정보는 경험자들을 위한 치료기술 참조). 색깔있는 문신을 시험적으로 조금만 치료하여 문신의 흰색 색소가 레이저 치료로 검게 변하는지 여부를 확인하는 데 도움이 될 수 있다. 만일 색소가 검게 변할 경우 1064 nm Q-switched Nd:YAG 레이저로 추후 다시 치료하면 검게 변한 병변의 호전을 기대할 수 있다. 그러나 이러한 식으로 변색되어 검게 변한 것은 치료에 반응하지 않고 영구적으로 남을 수도 있다.

열손상 및 흉터

열손상과 그로 인한 흉터는 치료 변수를 적절하게 선택하고, 레이저 치료 기준에 따라 적절하게 시행하면 매우 드물게 발생한다. 하지만 일단 열손상이 발생하면, 생리식염수로 세척한 후 바셀린 또는 polysporin 연고 등을 바르고 비접착성 거즈로 덮어주어 감염증과 흉터 발생을 줄여야 한다. 이러한 노력에도 불구하도 흉터가 생기는 경우 pulsed dye 레이저 치료나 적은 용량의 triamcinolone acetonide를 피내 주사하거나, silicone gel sheeting이나 Mederma cream을 국소도포하는 등의 방법으로 증상을 호전시킬 수 있다.

기타 병변에 대한 치료

문신육아종

문신 잉크들 중 하나에 대한(적색 잉크가 가장 흔하다), 알러지 육아종이 생기면, Q-switched Nd:YAG ruby 또는 alexandrite 레이저는 원래 병변 부위 주변으로 알러지 반응을 악화시킬 수 있어, 이 레이저로 치료해서는 안 된다. 이러한 경우 CO_2 레이저와 같은 파괴성 레이저로 요소와 육아종을 동시에 제거할 수 있다(그림 4.20).

여러 색의 문신

특히 흑색과 적색 또는 녹색 등 여러 색으로 된 문신을 치료하는 경우 1회 방문 치료 시 한 종류 이상의 파장으로 치료하는 것이 치료 효과를 증대시키는 데 도움이 된다. 이러한 경우 경계가 되는 흑색에 대하여 1064 nm Nd:YAG 레이저에서 나오는 적외선을 이용하여 먼저 치료한다. 첫 번째 흑색 부분에 대한 치료가 끝나면 532 nm frequency-doubled Nd:YAG 레이저에서 나오는 녹색광선로 문신의 적색부분을 치료한다. 두 번째 적색부분에 대한 치료가 끝나면 Q-swithced ruby나 alexandrite 레이저에서 나오는 적색광을 이용하여 문신의 녹색부분을 치료한다. 치료할 부위의 크기를 spot size와 일치시켜 가능한 치료 펄스가 겹쳐지지 않도록 최대한 주의하여야 한다. 이러한 방법으로 여러 색의 문신을 한 번에 치료하는데, 시간이 지나면서 세 가지 색이 순서대로 없어진다.

경험자들을 위한 치료 기술

미용문신의 제거

입술의 모양을 더 선명하게 하거나 눈썹을 더 강조하거나(그림 4.28), 유방절제술 후 유두를 다시 보이게 할 경우 미용문신 기술을 사용한다. 이 미용문신의 잉크는 흰색(titanium)과 적색(ferric oxide) 색소의 혼합물이며 각각의 상대적 농도는 문신할 부위가 어디인지와 그곳에 원래 있는 색소의 정도에 따라 달라진다. 비전문가가 문신을 시술하거나 또는 미용스타일이 변하게 되면 그 문신은 유행이 지난 것처럼 보이게 되어 사람들은 이 미용문신의 제거를 원하게 된다. 이러한 경우 문신의 제거를 위해 Q-switched 레이저를 사용하는 경우나 문신의 치료나 양성 착색병변의 치료를 위해 dye 레이저를 사용하는 경우에, 보이는 색소가 검게 변하는 현상이 있기 때문에 시술자는 항상 주의를 기울여야 한다. 피부에서는 시술 직후에 화학반응으로 원래의 흰색이나 적색이 회색이나 검정색으로 변하게 된다. 이러한 색은 미용상으로도 좋지 않을 뿐 아니라 이후 레이저로도 치료하기 어렵게 된다. 이러한 이유로 미용문신을 제거할 때에는 가장 눈에 덜 띄는 부분에 시험적인 시술을 한 후 전체 문신 치료를 하는 등 주의를 기울여야 한다. 전형적으로 색의 변화는 시술 직후에 나타나지만, 안전하게 하기 위해서 시험적인 시술 후에 6~8주를 기다리고 나서 추적관찰 후 치료를 결정하는 것이 좋다. 6~8주를 기다리고 나서도 치료부위 문신이 검게 되지 않고 색이 없어지는 경우 전체 문신에 대한 치료를 하게 되는데, 이때에도 반드시 치료부위가 검게 변할 수 있는 가능성과 이것이 영구적일 수 있다는 것에 대해서 환자의 자필 동의서를 받아야 한다.

검은 색 피부에서의 문신 제거 (Fitzpatrick Ⅳ~Ⅵ)

피부형태가 Ⅳ~Ⅵ 형인 환자의 장식문신 치료에 있어서의 문제점은 그 치료에 사용되는 장치들이 모두 양성 착색병변에 사용되는 것들이라는 점이다. 따라서 합병증으로 물집이 생기거나 탈색, 불완전한 문신의 제거 등이 생길 수 있다. 따라서 이러한 경우를 대비하여 문신 중 가장 눈에 덜 띄는 아주 작은 부분에 시험적 치료를 하고 6~8주 기다린 후 환자에게 나타날 수 있는 합병증에 대해 충분히 설명하고 나머지 문신에 대해 시술을 하는 것이 신중한 치료 자세일 것이다.

CO_2 레이저

초창기에 CO_2 레이저를 10,600 nm 파장에서 전자기장의 적외선 부분을 이용하는 것은 획기적인 것이었다. 이것은 CO_2 레이저가 여러 가지 색의 문신을 치료할 수 있고, 이전에 오랜 기간 동안 사용해 왔던 박피술(dermabrasion)에 비해 엄청나게 정밀한 시술이 가능하게 되었으며, 단 1회의 치료만으로도 모든 문신색소의 제거가 가능했기 때문이다. 하지만 단점들이 여러 가지 나타났는데, 회복기간이 2~3개월로 길고, 영구적인 조직변성이 나타나며, 영구적인 흉터, 때로는 켈로이드 형성과 탈색 등이 나타날 수 있다는 점 등이다. 이러한 이유로 현재는 Q-switched 레이저가 문신 제거 수술에 일반적으로 사용되며, CO_2 레이저는 문신 육아종의 제거 시에만 제한적으로 사용된다.

참고문헌

Adrian RM, Griffin L. Laser tattoo removal. Clinics in Plastic Surgery 2000; 27: 181–192.

Carpo BG, Grevelink JM, Grevelink SV. Laser treatment of pigmented lesions in children. Seminars in Cutaneous Medicine and Surgery 1999; 18: 233–243.

Chan HH, Fung WK, Ying SY, Kono T. An in vivo trial comparing the use of different types of 532 nm Nd:YAG lasers in the treatment of facial lentigines in Oriental patients. Dermatologic Surgery 2000; 26: 743–749.

Chan HH, Ying SY, Ho WS, Kono T, King WW. An in vivo trial comparing the clinical efficacy and complications of Q-switched 755 nm alexandrite and Q-switched 1064 nm Nd:YAG lasers in the treatment of nevus of Ota. Dermatologic Surgery 2000; 26: 919–922.

Duke D, Byers HR, Sober AJ, Anderson RR, Grevelink JM. Treatment of benign and atypical nevi with the normal-mode ruby laser and the Q-switched ruby laser: clinical improvement but failure to completely eliminate nevomelanocytes. Archives of Dermatology 1999; 135: 290–296.

Grevelink JM, Van Leeuwen RL, Anderson RR, Byers HR. Clinical and histological responses of congenital melanocytic nevi after single treatment with Q-switched lasers. Archives of Dermatology 1997; 133: 349–353.

Herd RM, Alora MB, Smoller B, Arndt KA, Dover JS. A clinical and histologic prospective controlled comparative study of the picosecond titanium:sapphire (795 nm) laser versus the Q-switched alexandrite (752 nm) laser for removing tattoo pigment. Journal of American Academy of Dermatology 1999; 40: 603–606.

Kilmer SL. Laser eradication of pigmented lesions and tattoos. Dermatology Clinics 2002; 20: 37–53.

Lu Z, Fang L, Jiao S, Huang W, Chen J, Wang X. Treatment of 522 patients with nevus of Ota with Q-switched alexandrite laser. Chinese Medical Journal 2003; 116: 226–230.

Michel JL. Laser therapy of giant congenital melanocytic nevi. European Journal of Dermatology 2003; 13: 57–64.

Peach AH, Thomas K, Kenealy J. Colour shift following tattoo removal with Q-switched Nd:YAG laser (1064/532). British Journal of Plastic Surgery 1999; 52: 482–487.

Rosenbach A, Williams CM, Alster TS. Comparison of the Q-switched alexandrite (755 nm) and Q-switched Nd:YAG (1064 nm) lasers in the treatment of benign melanocytic nevi. Dermatologic Surgery 1997; 23: 239–244.

Todd MM, Rallis TM, Gerwels JW, Hata TR. A comparison of three lasers and liquid nitrogen in the treatment of solar lentigines: a randomized, controlled comparative trial. Archives of Dermatology 2000; 136: 841–846.

5 레이저 흉터 치료

Laser Treatment for Scars

Keyyan Nouri, Sean W. Lanigan, Maria Patricia Rivas

서론

치료상의 문제

흉터는 수술, 화상, 외상, 염증 등 여러 상황을 통해 발생할 수 있다. 상피조직의 파열은 일련의 상처치유 단계를 통해 결과적으로 상처가 치유되면서 흉터를 만들게 된다. 이러한 과정을 거쳐 생기는 편평하고 유연한 흉터는 정상적인 상처치유의 결과이다.

상처치유 과정은 염증기, 증식기, 리모델링기의 세단계로 나누어질 수 있다. 염증기는 손상이 가해지고 나서 바로 시작되는 단계로 응고인자와 보체(complement) 들간의 작용으로 시작된다. 주화성 인자(chemotactic factor; 프로스타글랜딘, 보체, interleukin-1 등)는 호중구세포(neutrophil)와 대식세포(macrophage) 같은 염증세포가 상처부위로 이동하는 것을 촉진하고, 상처부위로 이동한 이 세포들에 의해 상처의 데브리망(debridement)이 시작되며, 대식세포는 transforming growth factor(TGF-β), platelete derived growth factor(PDGF)와 같은 시토카인(cytokines)과 성장인자(growth factor)를 분비하여, 그 상호작용으로 일시적인 상처의 기질(matrix)을 형성한다. 증식기는 섬유아세포, 상피세포, 각질세포 등이 상처부위로 이동하는 것을 특징으로 한다. 이중 섬유아세포는 콜라겐 Ⅲ, I, 섬유결합소(fibronectin), 엘라스틴(elastin), 프로테오글리칸(proteoglycan) 등으로 구성된 세포외 기질(extracellular matrix)을 형성하는데 중요한 역할을 한다.

각질세포는 기저막(basement membrane)을 재구성하여 상처의 재상피화(re-epithelialization)를 촉진한다. 저산소증이나 fibroblast growth factor (FGF) 등에 의해 자극받은 상처의 기저부 혈관내피세포에 의해 새로운 혈관이 생성된다. 성숙 단계에 콜라겐 네트워크와 프로테오글리칸은 리모델링된다. 이 과정을 통해 히알루론산은 점차적으로 chondroitine-sulfate와 dermatan sulfate 같은 글리코사미노글리칸(glycosaminoglycan)으로 대체된다. I형과 Ⅲ형 콜라겐 모두 상처치유 과정 중에 증가하지만, 흉터가 성숙되면 리모델링이 일어나면서 Ⅲ형 콜라겐의 비율은 줄어든다.

비대 흉터와 켈로이드가 생기는 정확한 기전은 아직 명확히 확립되지 않았으나, 상처 치유과정 중에 많은 장애가 관련되어 있는 것으로 생각된다. 과도한 흉터의 생성은 과도한 기질의 침착과 그 기질의 분해가 감소되어 생긴다. 켈로이드에 있는 섬유아세포는 자극에 대해 비정상적으로 많은 양의 콜라겐, 특히 I 형 콜라겐을 생성한다. 반면 비대 흉터에 있는 섬유아세포는 성장인자에 노출되었을 때 정상적인 반응으로 콜라겐의 합성이 조금 증가된다. 증가된 콜라겐과 섬유결합소 침착에 결합된 TGF-β도 역시 과도한 흉터의 병리에 관계되는 것으로 생각된다. 또 새로운 혈관생성은 일반적으로 정상 흉터생성 과정의 성숙기에 퇴화하게 되지만 켈로이드나 흉터의 경우, 혈관이 퇴화되지 않고 계속적으로 새로운 혈관이 생성되어 충혈상태를 유지하게 된다. 이밖에 비대 흉터나 켈로이드의 발달에 관계되는 것으로 히알루론산, 프로테오글리칸, 비만세포(mast cell) 등이 있다.

이런 흉터는 아프리카계 미국인과, 스페인계 인종에서 4.5~16%로 가장 높게 보고되고 있는데, 10대에 가

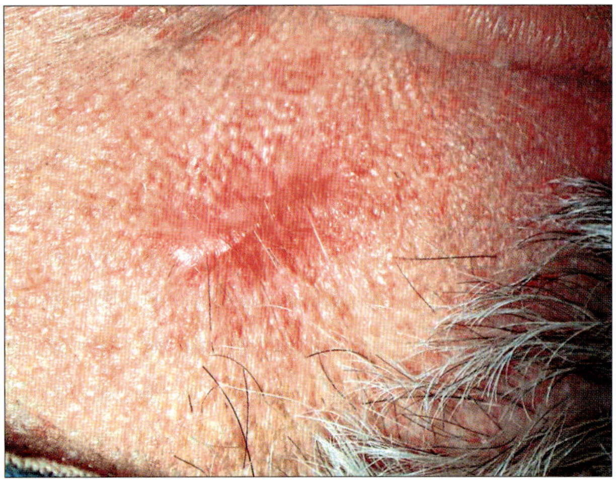

그림 5.1 백인 남성에게 생긴 비대 흉터. 오른쪽 이마 절개 부위에 국한되어 있는 적색의 돌출되고 단단해 보이는 흉터가 있다.

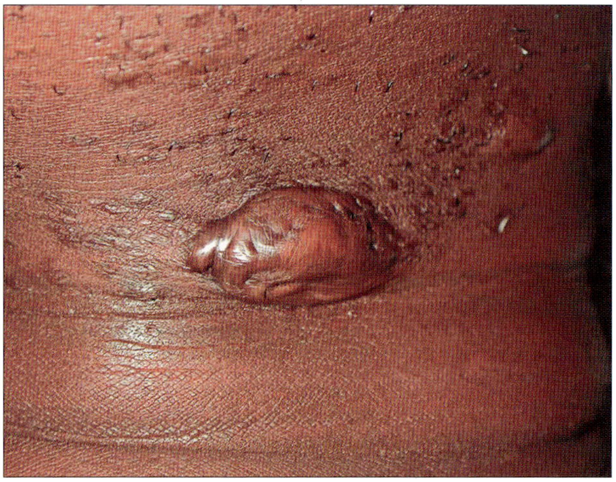

그림 5.2 아프리카계 미국인 여성에서 경부 전면부 아래쪽에 생긴 켈로이드

장 많이 생기며, 성비에는 차이가 없는 것으로 알려져 있다.

비대 흉터는 일반적으로 손상 후 1개월 이내에 생기며 원래 손상부위에 국한되어 발생하는데, 붉고 돋아오른 단단한 느낌의 흉터이다. 비대 흉터는 신체 어디든 생길 수 있지만, 지속적으로 압력을 받는 부위나 장력을 받는 운동부위에 더 많이 생긴다(그림 5.1).

반면에 켈로이드는 원래 손상부위에서 벗어나 보기 흉하게 생기는 자색 또는 적색 결절이다. 이들 병변은 손상 후 수주에서 수년 내에 생기며 가장 흔하게 생기는 곳은 귓불, 전흉부, 어깨, 등 상부 등이다. 켈로이드는 흉터를 유발할 수 있는 일반적인 피부 손상에 의해서 뿐 아니라, 피어싱, 찰과상, 문신, 예방주사 등에 의해서도 생길 수 있다(그림 5.2).

비대 흉터는 시간이 지나면서 없어지는데 반해 켈로이드는 일반적으로 영구히 남게 된다. 그렇다고 모든 비대 흉터가 시간이 지나면서 소실되는 것은 아니며 예측할 수도 없다. 이 환자들은 미용상의 문제뿐 아니라 흉터부위의 가려움증과 이상감각 등 불편함 때문에 치료받기를 원한다. 이런 흉터의 치료를 위해 수년간 여러 가지 방법이 제안되어 왔는데, 이런 방법들로는 수술, 냉동치료, 전기소작, 탈수건조(dessication), 박피술(dermabrasion), 병변부위 코르티코스테로이드, 5-FU 주사, 방사선치료 등이 있다. 이후 Nd:YAG 와 CO_2 레이저도 흉터의 치료에 이용되었으나, 재발과 부작용의 위험성이 높아 비대 흉터의 치료에는 사용되지 않고 있다. 대개 비대 흉터가 켈로이드보다 더 잘 치료되는 것으로 보인다.

현재는 pulsed dye 레이저가 비대 흉터의 치료에 널리 사용되고 있으며 여러 레이저 중 가장 효과적인 것으로 알려져 있다. 이번 장에서는 이런 흉터에 대해 레이저를 이용한 치료의 적응증과 치료방법, 치료효과에 대해 알아보도록 한다. 여드름 흉터에 관해서는 이 책의 제 7장에서 다루기로 한다.

작용기전

선택적 광열분해의 원리에 기초해 PDL의 585 nm 파장은 선택적으로 혈색소에 흡수되며 최종적으로 혈관을 표적으로 한다.

PDL로 어떻게 흉터가 치료되는지에 대한 정확한 기전은 알려져 있지 않으나 그 가설로는 PDL이 흉터 조직으로 가는 미세혈관계를 파괴시켜 허혈을 조장하고 결과적으로 흉터 조직으로 영양공급이 되지 않게 하여 흉터 조직을 소멸시킨다는 것과 레이저가 콜라겐 침착을 방해하여 증상이 호전된다는 설 등이 있다. 그밖에 다른 가설로는 비만세포의 증가, 이황화물(disulfide) 결합의 붕괴, 콜라겐의 분해 등이 연관되어 있다는 것 등이 있다.

환자 선택

비대 흉터를 가진 환자는 대개 미용상의 이유와 그 증상으로 인해 치료를 원하게 된다. 따라서 비대 흉터로 인해 손상부위에 기능상의 문제가 있거나, 미용상의 문제가 있는 경우, 가려움증이나 불편감 등 증상이 있는 경우 치료 대상이 된다.

비대 흉터의 레이저 치료시 환자(피부의 형태)와, 병변의 특성(상처의 색과 오래된 정도) 등이 고려되어야 한다.

대다수의 비대 흉터의 레이저 치료에 대한 연구가 I~Ⅲ형 피부에서 이루어졌다. 레이저를 이용한 흉터의 치료에서 피부의 색조는 가장 중요하게 고려해야 할 요소이다. 피부색조는 치료 결과에 많은 영향을 미치는 요인으로, 피부가 하얀 환자는 전반적으로 좋은 결과를 가져와, 색소변화와 같은 부작용도 적다. 또 피부 형태는 적절한 레이저 치료 파라미터를 결정하는 데에도 영향을 미친다. Fitzpatrick의 Ⅳ~Ⅵ형 피부는 상피 멜라닌의 레이저 흡수 위험성이 높아서 피부에 표적화하는 것이 효과적이지 못하고, 수술 후 색소변화의 위험성이 높으며, 치료 결과가 떨어진다. 따라서 이런 환자들에게는 특별히 레이저 치료 후 색소 변화의 위험성에 대해 각별히 설명하여야 한다. 어떤 저자들은 레이저의 좋은 결과를 위해 fluence를 조정해야 하며 흑색 피부의 경우 fluence를 낮추어야 한다고 제안하고 있다. 레이저 치료 변수를 조절하기 위해 이런 경우 수차례의 치료가 필요하게 된다. 일반적으로 검은 피부의 환자에서는 레이저 치료를 권하지 않는다. 하지만 꼭 레이저 치료를 해야 한다면 시술에 따른 부작용을 예측하고 적절한 치료변수를 알기 위하여 전부위에 치료하기 전에 좁은 부위에 시험적 시술을 해 보는 것이 좋다.

정리하자면, 흉터치료에 이상적인 경우는 하얀 피부의 환자에서 비교적 최근에 생긴 적색의 돌출된 흉터라고 할 수 있다.

기대 효과

일반적으로 대다수의 저자들이 흉터의 레이저 치료를 통해 흉터부위의 적색이나 돌출부를 줄일 수 있고, 흉터를 유연하게 하며 가려움증과 같은 증상을 호전시킨다고 생각한다.

Alster와 그녀의 동료들은 argon 레이저 치료에 의해 생긴 홍반성, 비대 흉터를 PDL을 이용하여 치료할 수 있다는 것에 주목하였다. 이것으로 홍반을 감소시키는 것은 물론 정상 피부로 회복할 수 있음을 광학 profilometry 측량을 이용하여 증명하였다. 이로 인해 홍반이나 비대 흉터를 치료하는 데 있어 임상적인 형태(색, 돌출 정도), 표면 구조, 피부의 유연도, 가려움증의 호전까지 치료 범위가 확장되었다. Dierickx 등은 15명의 홍반성/비대 흉터 환자의 치료를 통해 환자당 평균 1.8회의 치료를 통해 평균 77%의 호전된 결과를 보고함으로써 Alster의 연구결과를 뒷받침하였다. Goldman과 Fizpatrick도 48명의 환자를 대상으로 유사한 레이저 치료 변수로 치료하였는데, 흉터가 생긴지 1년 이내인 경우가 1년 이상된 경우에 비해 치료 성적이 좋았으며, 또한 얼굴 부위 흉터가 다른 부위보다 치료 성적이 좋아 평균 88%의 호전을 보였다. 그리고 20%에서, 평균 4.4회의 치료 후에 완전히 치료된 것으로 나타났다.

레이저 치료는 대개 고통이 그다지 심하지는 않으나 고무줄을 당겨 맞는 듯한 불편감 정도가 지속적으로 있을 수 있다. 레이저 치료를 하는 환자들에게 통증의 정도를 점수로 나타내 보라고 하면 대개 1~2점 정도를 이야기한다. 시술이 끝난 후에 환자들은 치료 부위가 불에 덴 듯한 느낌이나 가려운 느낌이 있다고 하는데 이것은 일반적으로 수 일 이내에 없어진다. 자반증은 가장 흔히 볼 수 있는 부작용으로, 시술 직후에 나타나서 7~10일 정도 지속된다.

처음 레이저 치료 후 한 달 이내에 흉터의 홍조와 증상이 호전되는 것을 볼 수 있으며, 흉터의 심한 정도와 레이저 치료 변수에 따라 수차례의 치료가 필요하게 된다. 만족할 만한 결과를 가져오기 위해서는 일반적으로 3~5회 정도의 시술이 필요하다. 최근에 생긴 적색 흉터는 더 좋은 결과를 보이며 더 적은 횟수의 치료를 필요로 한다. 치료비용은 흉터의 길이와 개수에 따라 달라진다. 여러 차례의 시술이 필요할 수 있으며 일반적으로 보험 적용이 되지 않는다는 것을 환자에게 알려주어야 한다.

치료 전략에 대한 개요

치료에 대한 접근

현재는 비대 흉터의 치료에는 pulsed dye 레이저가 추천되고 있다. 앞에서 기술했듯이 Nd:YAG 레이저나 CO_2 레이저 등도 사용된 적이 있으나 재발이 많고 부작용 발생이 많아 현재는 잘 사용하지 않는다.

비대 흉터가 치료될 수 있다고는 하지만, 켈로이드가 잘 생기는 사람에게서 상처 발생 후 한 달 이내에 치료하는 경우에는 비대 흉터의 생성을 예방할 수도 있다. 우리들은 585 nm PDL 레이저로 수술 봉합사를 제거한 당일부터 상처를 치료하면, 더 효과적이고 훌륭한 미용상의 결과를 가져올 수 있다는 것을 알았다(그림 5.3).

다른 치료 방법들이 독자적으로 혹은 PDL과 병행하여 이용되고 있는데, 이런 방법에는 병변부위에 코르티코스테로이드나 5-FU 등을 주입하는 방법 등이 있다. 다른 치료방법, 특히 병변부 스테로이드 주입에 의한 방법과 PDL 치료와의 효과 비교에 대한 두 개의 연구가 있는데, Alster는 PDL 치료 단독으로 한 경우와 레이저 치료와 병변부위 코르티코스테로이드 치료를 병행한 경우를 비교 연구한 결과, 두 가지 방법 모두 흉터의 호전을 나타내 치료 결과상에 유의한 차이는 없었

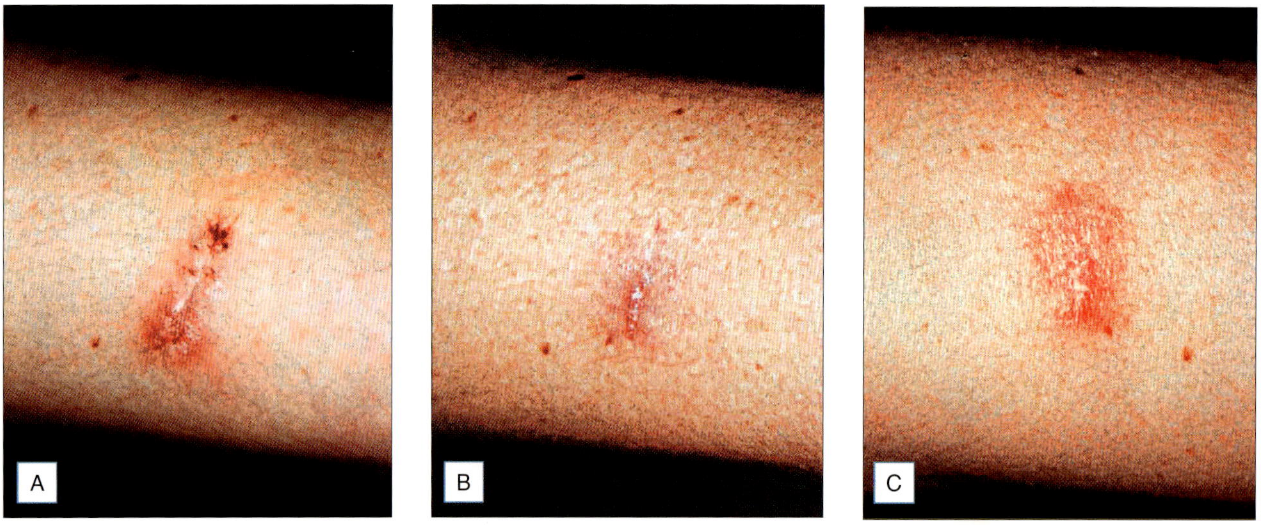

그림 5.3 (A) 여성 환자의 팔 전면부에 생긴 3 cm의 선상 흉터. 흉터의 아래쪽을 치료받았으며 비교를 위해 위쪽은 남겨 두었다. (B) PDL 치료 1개월 후의 사진. (C) PDL 2차 치료 후의 사진. 두 부위의 색과 돌출 정도를 비교해 볼 것

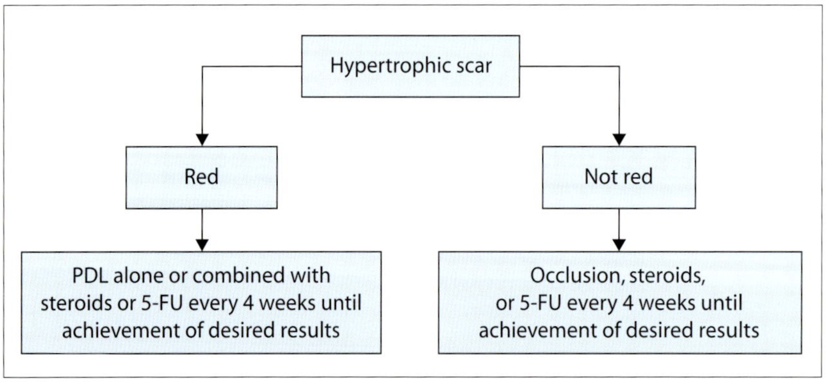

그림 5.4 치료 전략에 대한 개요

다. 또 Manuskiatti와 Fitzpatrick은 병변부에 코르티코스테로이드를 단독으로 주입한 경우와 5-FU와 함께 주입한 경우, 5-FU만 단독으로 주입한 경우, 그리고 5 J/cm² PDL과 병행한 경우와 비교하여 연구하였는데, 역시 모든 치료에서 처음에 비해 흉터를 호전시켰으며, 치료 결과상 의미있는 차이는 없었다. 가장 부작용이 많은 그룹은 병변부위에 코르티코스테로이드를 주입한 그룹이었으며, 코르티코스테로이드 주입 단독치료와 5-FU와 병행하거나 5-FU 단독으로 치료한 경우, 그리고 PDL로 치료한 경우 모두 효과가 비슷하다는 것으로 결론지었다.

병변부위에 코르티코스테로이드나 5-FU를 주입하는 방법을 PDL과 함께 사용한 경우 몇 가지 사항이 반드시 고려되어야 하는데, 만일 병변부위에 스테로이드를 주입하는 경우 반드시 레이저로 치료한 후에 시행해야 한다. 레이저 치료 전에 스테로이드를 주입해서는 안 되는데 이것은 스테로이드의 주입이 병변부위를 변화시켜 레이저의 표적(혈관)이 되는 부위가 변하게 되기 때문이다. 스테로이드는 평균 10~40 mg/ml를 레이저 치료 직후에 주입한다(그림 5.4).

레이저를 이용한 켈로이드 치료는 유연성, 돌출정도, 적색조, 가려움증 같은 증상 등의 호전을 위해 사용된다. 최소 탈수건조로 가능한 한 외상이 적게 켈로이드를 절제하는 것이 mass를 제거하기 위한 주된 방법이다. 최근의 연구에서 Berman 등은 켈로이드 제거수술과 동시에 국소 imiquimod 도포를 통해 켈로이드의 재발률을 낮추었다는 결과를 보고하였다.

Lanigan 등은 비공개 자료를 근거로 재발성 켈로이드의 제거수술 후 조기에 PDL로 치료하는 것이 도움이 된다고 하였다. 이런 방법으로 치료받은 11명의 환자에서 모두 재발이 없었다(그림 5.5). 이 방법에는 6.5~7.5 J/cm², 5 mm spot이나 6~6.75 J/cm², 7 mm spot이 일반적으로 사용되었다. 치료는 임상적인 호전양상에 따라 6~8주의 치료 간격을 두고 시행하였다. 켈로이드

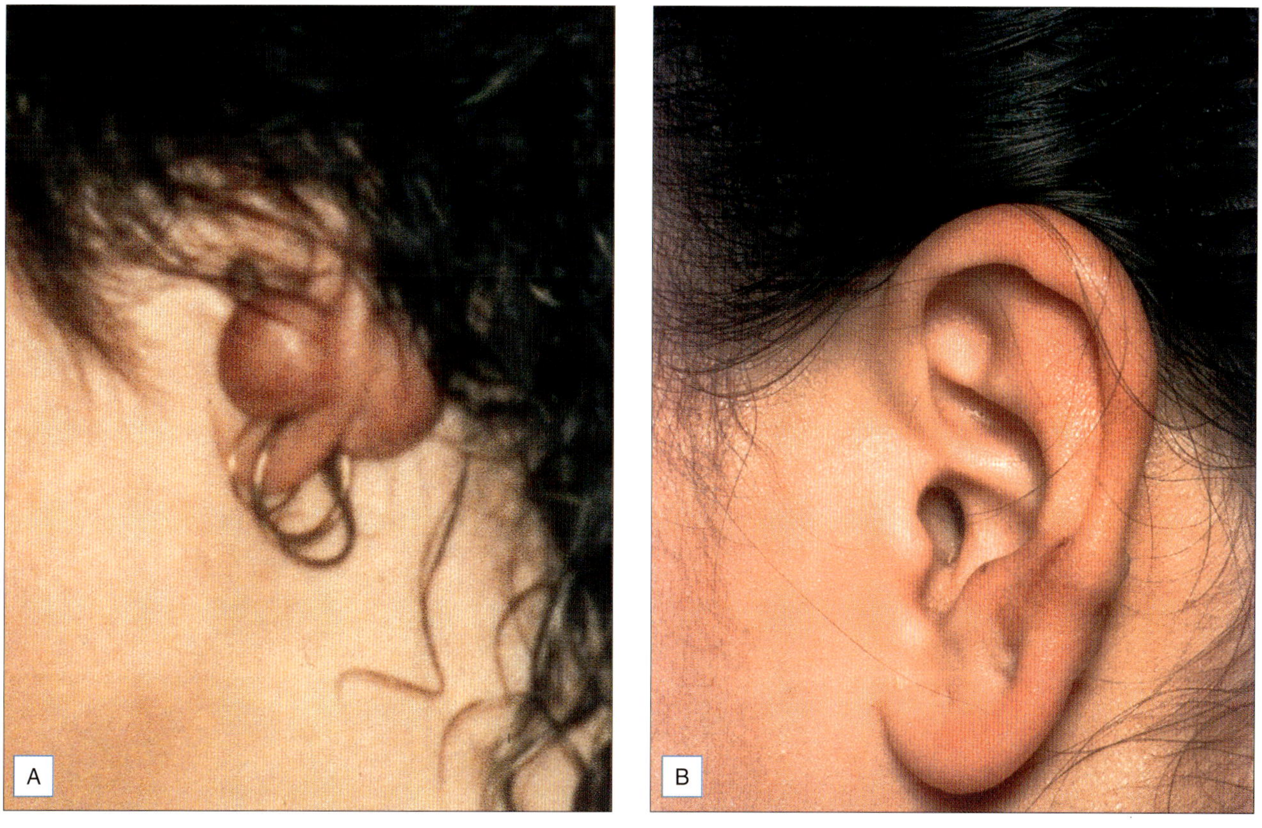

그림 5.5 (A) 귓볼에 세 번째 재발한 켈로이드. (B) 수술적 제거와 세 차례의 PDL 치료 후 3개월 뒤의 사진

치료는 수차례의 치료가 필요하며, 그 결과는 예측하기 힘들다. 비대 흉터의 치료에서와 마찬가지로 켈로이드의 레이저 치료도 병변부 스테로이드 주입이 병행될 수 있다.

환자 상담

PDL을 통해 비대 흉터와 켈로이드의 치료가 비교적 적은 부작용으로 좋은 결과를 가져오기는 하지만, 치료 전에 주의해야 할 몇 가지 사항들이 있다.

흉터 또는 켈로이드의 역사

흉터와 켈로이드가 생긴 시간, 그간의 경과, 그리고 이전의 치료 경력을 알고 있어야 한다. 앞서 언급했듯이 조기에 흉터를 치료하는 경우 더 좋은 결과를 가져올 수 있다. 비대 흉터를 PDL로 치료하는 경우 1년 이내에 치료하는 것이 좋다. 최근에 새로 생긴 홍조만 띠는 흉터는 시간이 지남에 따라 호전의 가능성이 있기 때문에 추가적인 치료가 필요없다. 그러나 최근에 새로 생긴 흉터라도 적색이며 비후성으로 조금씩 커지는 경우 조기에 레이저를 통한 치료가 도움이 될 수 있다. 환자들 중에는 이전에 흉터의 치료에 실패한 경험이 있는 환자들이 있는데, 냉동치료(cryotherapy) 등의 이전 치료는 상처부위에 섬유화(fibrosis)를 증가시킬 수 있어 이런 환자의 경우 레이저 치료 변수의 조정이 필요한데 수차례의 치료가 필요할 수 있다.

환자 피부형태의 고려

피부형태는 Fitzpatrick의 분류에 따른다. 가장 좋은 결과를 가져오는 피부는 밝고 하얀 피부이다. Ⅳ~Ⅵ형 피부 환자의 상당 부분이 켈로이드나 비대 흉터를 보인다. 전에 설명했듯이, 이런 형태의 환자들도 비대 흉터를 레이저 치료를 통해 효과를 볼 수도 있으나, 부작용으로 색소변형의 위험성이 높다. 따라서 이런 경우 환자에게 시술로 인해 색소 과침착이 올 수 있다는 것을 충분히 설명해야 한다. 그럼에도 불구하고 환자들은 위험을 무릅쓰고 시술을 받으려고 하는 경우가 많다. 이것은 환자들이 병적인 흉터로 인해 생기는 미용상의 문제점을, 과다색소침착으로 인해 생길 수 있는 불편감보다 더 크게 느끼기 때문이다.

치료기술

환자

비대 흉터나 켈로이드를 호전시키고자 하는 환자들에게는 pulsed dye 레이저가 적합하다.

장비

PDL 뿐 아니라, 눈 보호장치를 반드시 착용해야 한다. 망막손상을 방지하기 위해 치료 시 사용되는 레이저의 특정 파장을 막을 수 있는 눈 보호장치가 선택되어야 한다. 이 보호장치는 환자와 치료실 안에 있는 모든 사람이 치료기간 내내 착용해야 한다.

치료 순서

PDL을 이용한 비대 흉터와 켈로이드의 치료는 외래에서 이루어진다. 그 순서는 다음과 같다.

1. 레이저 시술은 통증이 그리 심하지 않아 일반적으로 마취가 필요없다. 그러나 환자가 원하는 경우 국소도포용 마취제를 사용할 수 있는데, 시술 30~60분 전에 사용해야 한다.
2. 시술 부위의 화장이나 마취제(사용한 경우)는 레이저 치료의 효과를 높이기 위해 물과 비누를 이용하여 시술 전에 깨끗이 닦아야 한다.
3. 치료부위의 크기, 색, 돌출정도, 유연성에 대한 정확한 정보를 가지고 치료를 시작해야 한다. 이때 한 명의 환자에 대해서는 한 사람이 동일한 기준으로 지속적으로 평가하는 것이 좋다. 이런 목적으로 Vancouver Scar Scale 또는 다른 scar-related scale 등을 사용할 수 있고, 모든 증상의 유무와 정도에 대해 꼼꼼히 기록해야 한다.
4. 매회 치료 전에 반드시 사진으로 찍어 자료로 보관하며, 가능하면 같은 카메라, 같은 밝기, 같은 거리에서 매회 사진을 찍어서 비교 표준을 만드는 것이 좋다.
5. 환자와 모든 치료진은 눈 보호장치를 착용해야

한다.

6. 사용할 레이저와 치료 변수를 조정한다. 일반적으로 다음의 변수 값이 저자들이 가장 많이 사용하는 값이다. 585 nm 파장, 펄스 450 ㎲, spot size 10 mm, fluence 3~4 J/cm^2. spot size를 더 작은 것을 사용할 경우 에너지를 늘려야 한다. 처음 치료를 시작할 때에는 낮은 fluence로 시작하여 다음 치료 시에 조절해야 한다. fluence는 환자와 흉터의 성격에 따라서도 조절해야 한다 (예를 들어 검은 피부의 환자에서는 fluence를 낮추어야 한다).
7. 치료를 시작할 때에는 환자에게 시작한다고 이야기하고 시작 전에 약간의 불편감(rubber band snapping)이 있을 것이라고 알려 주어야 한다.
8. 레이저 핸드피스를 한쪽 흉터 끝에서 시작하여 반대편까지 연속적으로 사용하여 레이저를 조사하는데, 10% 정도 치료 부위가 겹치는 것은 무방하다.
9. 시술 후 색소의 변화를 막기 위해 햇빛에 노출시키지 말아야 하며, 치료 부위는 일반적인 물과 비누를 이용하여 일반적인 방법으로 닦아도 되나 외상을 가하는 등의 행위는 삼가야 한다.
10. 4~6주 안에 다음 치료가 가능하다.

부작용 및 합병증과 대안적 접근법

레이저 시술 직후에 가려움증이나 불에 덴 듯한 느낌을 받을 수 있는데 수시간에서 2일까지 지속된다. 가장 흔한 부작용은 치료부위 자반증으로 대개 10일 정도 지속된다. 과다색소침착 역시 올 수 있으며 이런 경우 표백크림을 바르거나, 착색된 멜라닌에 의해 레이저 광선이 방해받을 수 있기 때문에 효과적인 흉터 치료를 위해 다음으로 치료를 미루는 것도 고려할 수 있다.

가피생성, 삼출성(oozing), 수포생성 등과 같은 부작용도 드물게 발생할 수 있는데, 이런 경우 연고를 발라 마르지 않게 하고, 비접착성 밀봉붕대를 하여 치료부위에 다른 것이 닿는 것을 방지해야 하며 다음 번의 치료는 상처가 완전히 아물 때까지 연기하고 치료에서도 fluence를 낮추어 시행해야 한다.

최신 토픽

앞에서 기술한 대로 병변부위에 스테로이드나 5-FU의 주입을 레이저 치료와 함께 시행하는 것을 비대흉터와 켈로이드의 또 다른 치료법으로 생각해 볼 수 있다.

어떤 피부과 의사들은 비교적 최근에 생긴, 적색 비대 흉터의 치료에 있어 레이저 치료 후에 병변부위에 스테로이드나 5-FU를 주입하는 방법으로 치료하는 것을 선호한다. 하지만 오래되고 적색이 아닌 흉터의 치료로 PDL을 사용하는 것은 일반적으로 효과적이지 못하며, 병변내 스테로이드 또는 5-FU를 주입하는 것이 일반적인 방법이다. 이런 방법을 통해 흉터가 편평해질 뿐만 아니라 유연성도 호전되고, 관련 증상도 호전된다.

우리는 레이저 치료 후에 병변부위에 약물을 주입하는 것을 권하고 있는데. 그렇지 않으면 레이저 치료 부위, 특히 혈관에 변화가 와서 레이저의 표적이 적절하게 되지 못한다. Triamcinolone(TAC)는 비대 흉터나 켈로이드의 치료시 병변부 스테로이드 주입에 가장 많이 사용하는 스테로이드(10~40 mg/ml)이다. 병변부 TAC의 주입은 의도하고자 하는 효과가 나타날 때까지 4~6주 간격으로 실시한다. 견고함의 정도와 염증의 정도에 따라 45~50 mg/ml 농도의 5-FU를 한 주에 3회부터 한 달에 1회까지 다양한 간격으로 주입한다. 흉터가 생기는 과정에서 코르티코스테로이드의 효과는 염증세포가 병변부로 이동하는 것을 방지하며, 혈관을 수축시키고, 섬유아세포, 각막세포 등의 세포의 활동을 억제시킨다. 비대 흉터의 치료에서 5-FU의 주된 기전은 섬유아세포의 증식을 억제하는 것이다.

5-FU와 스테로이드 모두 주사부위에 통증을 유발한다. 그밖에 주사부위 자반증, 퇴축, 색소변형 등의 부작용이 TAC 주입과 연관되어 생길 수 있다.

참고문헌

Alster TS 1994 Improvement of erythematous and hypertrophic scars by the 585-nm flashlamp-pumped pulsed dye laser. Annals of Plastic Surgery 32:186–190

Alster TS 2003 Laser scar revision: comparison study of 585nm pulsed dye laser with and without intralesional corticosteroids. Dermatologic

Surgery 29:25–29
Alster TS, Tanzi EL 2003 Hypertrophic scars and keloids: etiology and management. American Journal of Clinical Dermatology 4:235–243
Alster TS, Williams CM 1995 Treatment of keloid sternotomy scars with 585nm flashlamp-pumped pulsed dye laser. Lancet 345:1198–1200
Berman B, Kaufman J 2002 Pilot study of the effect of postoperative imiquimod 5% cream on the recurrence rate of excised keloids. Journal of the American Academy of Dermatology 47(4 suppl): S209–211
Dierickx C, Goldman MP, Fitzpatrick RE 1995 Laser treatment of erythematous/hypertrophic and pigmented scars in 26 patients. Plastic and Reconstructive Surgery 95:84–90
English RS, Shenefelt PD 1999 Keloids and hypertrophic scars. Dermatologic Surgery 25:631–638
Fitzpatrick RE 1999 Treatment of inflamed hypertrophic scars using intralesional 5-FU. Dermatologic Surgery 25:224–232
Goldman MP, Fitzpatrick RE 1995 Laser treatment of scars. Dermatologic Surgery 21:685–687
Lupton JR, Alster TS 2002 Laser scar revision. Dermatologic Clinics 20:55–65
Manuskiatti W, Fitzpatrick RE 2002 Treatment response of keloidal and hypertrophic sternotomy scars: comparison among intralesional corticosteroid, 5-fluorouracil, and 585-nm flashlamp-pumped pulsed-dye laser treatment. Archives of Dermatology 138:1149–1155
Niessen FB, Spauwen PH, Schalkwijk J, et al 1999 On the nature of hypertrophic scars and keloids: a review. Plastic and Reconstructive Surgery 140:1435–1458
Nouri K, Jimenez GP, Harrison-Balestra C, et al 2003 585nm pulsed dye laser in the treatment of surgical scars starting on the suture removal day. Dermatologic Surgery 29:65–73

6 광선각화증과 비흑색종 피부암

Treatment of Actinic Keratoses and Nonmelanoma Skin Cancer

Ramsey F.Markus, Janna Nunez-Gussman, Paul Martinelli

서론

다루어질 주제

임상에서 환자를 진료할 때 종종 악성이나 암전구성 피부병변과 접하는 경우가 있다. 이번 장에서는 임상에서 종종 만나게 되는 이러한 상황에 대해 다루어 보겠다. 이러한 병변으로 광선각화증(actinic keratoses, AK), 광선입술염(actinic cheilitis), 기저세포암(basal cell carcinoma, BCC), 편평세포암(squamous cell carcinoma, SCC) 등이 있는데, 이런 병변을 정확히 진단하는 것은 적절한 치료를 위해 필수적이라 할 수 있다(Box 6.1). 과거부터 이런 병변은 잘라내거나 파괴하는 방법으로 치료하였으며, 현재까지도 수술적인 제거(전기건조법[electrodessication]과 소파술[curettage], 경계를 충분히 남기고 절제하기[excision with margins 또는 Mohs 수술])가 이런 피부의 악성 병변의 치료에 있어서 표준이 되고 있다. 이번 장에서는 이런 병변의 치료방법으로, 레이저와 다른 광원에 기초를 두고 빠르게 발전하고 있는 분야에 중점을 두고 살펴보겠다.

이 중에서 빛과 빛에 의해 활성화를 조합하여 치료하는 광역학 치료(photodynamic therapy; PDT)에 대해서도 중점을 두고 기술하겠다. 그러나 이번 장에서는 피부암 중 가장 위험한 흑색종(그림 6.1)에 대해서는 다루지 않기로 하겠다. 이 흑색종에 관한 최신 치료법에 대해서는 미국 암학회 웹사이트를 참고하기 바란다(www.cancer.org).

광선각화증(AK)은 대개 햇빛에 과도하게 노출되어 손상 받은 부위에 1 cm 이내의 분홍색, 비늘같은 얇은 구진성 병변으로 발현한다(그림 6.2). Gupta 등에 의하면 AK는 미국 내 피부과를 방문한 환자의 14%였으며, 1990에는 4,700만명이 외래를 통해 방문하였다. AK의 문제는 이 병변의 일부에서 편평세포암(SCC)으로 진행한다는 것이다. Glogau의 문헌에 의하면 AK가 SCC로 진행하는 경우는 0.025~16% 정도라고 생각할 수 있으며, Cockerell 등은 AK가 SCC로 가는 아주 초기의 단계인 것으로 생각하였다. AK는 거친 조직(rough tex-

진단 방법들

광선각화증 – 임상적 의심
광선입술염 – 임상적 의심 또는 생검(표층, 펀치, 절제)
기제세포암 – 생검(표층, 펀치, 절제)
편평세포암 – 생검(표층, 펀치, 절제)

Box 6.1 진단 방법들

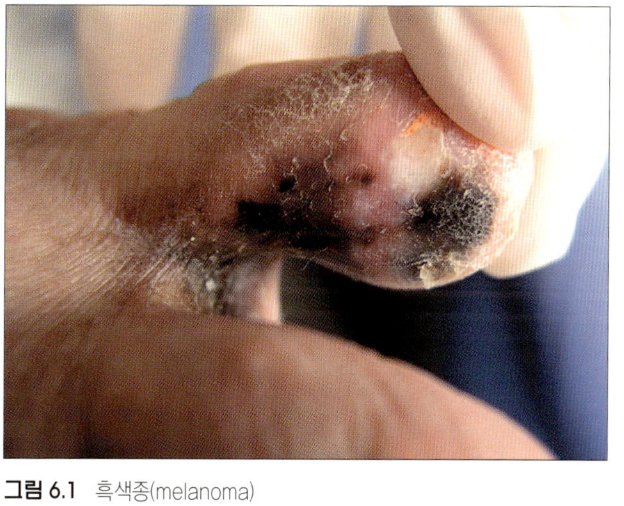

그림 6.1 흑색종(melanoma)

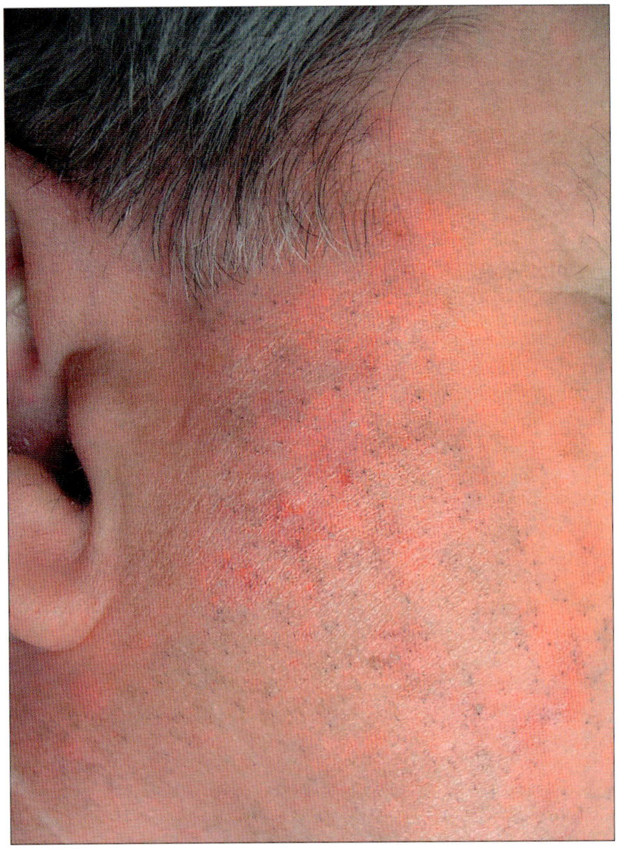

그림 6.2 얇은, 적색, 인설 병면으로 보이는 다발성 AKs

ture), 햇빛에 노출된 부위에 주로 생긴다는 점, 유지(grease)가 없으며, 지루성 각화증(seborrheic keratosis)의 모습을 보인다는 점 등으로 다른 비암성 병변의 성장과 구분할 수 있으나, 확진을 위해서는 조직검사를 실시해야 한다.

만성적인 아랫입술 홍순가장자리(vermillion border)의 인설(scaling)과 흐릿함(blurring)은 광선입술염의 증후이며, AK와 유사하게 SCC로 갈 수 있는 위험성이 있다. 일단 입술의 점막상피에서 SCC로 발전되면 털없는(glabrous) 피부에 생길 때보다 림프절로 전이될 수 있는 가능성이 더 높다.

BCC는 가장 흔한 상피암으로 햇빛에 노출된 부위에 분홍색의 불분명한 판모양으로 관찰되며 종종 둥근 경계로 보이거나, 혈관의 확장, 중심의 부식이나 가피가 형성되는 양상을 보이기도 한다(그림 6.3).

이런 BCC가 진피 내 모반(intradermal nevus), 피지선 과형성(sebaceous hyperplasia), 지루성 각화증

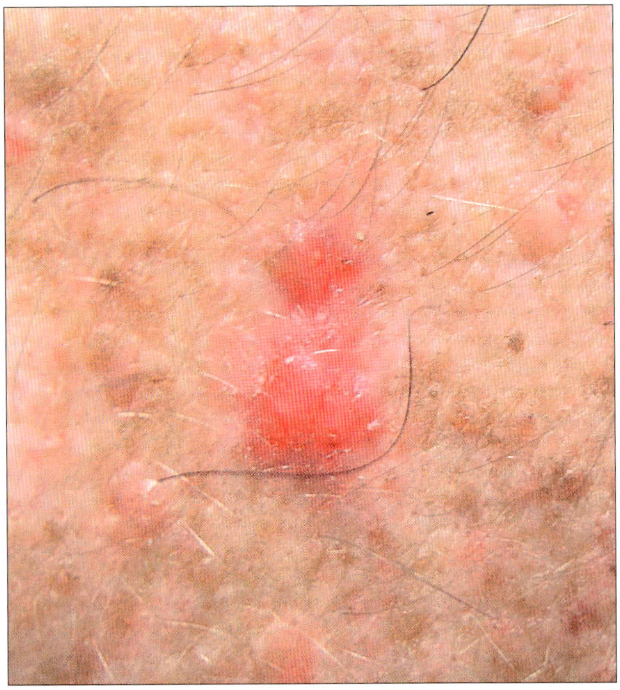

그림 6.3 진주빛과 혈관 확장을 특징으로 보이는 BCC

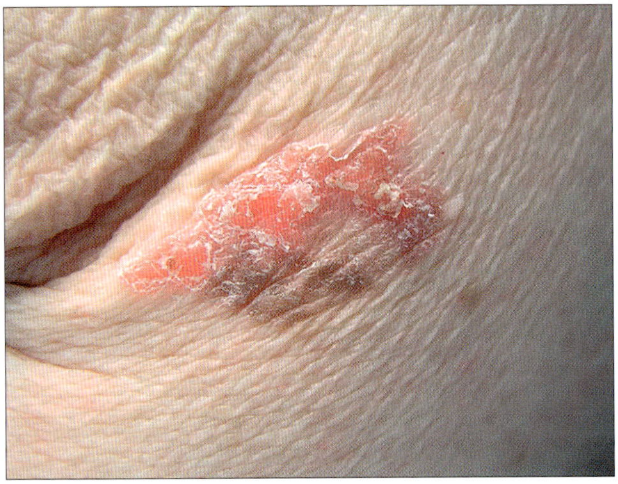

그림 6.4 인설이 덮혀 있는 SCC

등의 양성 병변과 구분되는 특징으로는 반복되어 나타나는 점상출혈, 반짝이는 표면(shiny surface), 수지상 혈관확장(arborizing telangiectasis) 등이 임상적으로나 피부확대경 관찰소견으로 나타난다. 역시 확진은 조직검사를 통해 이루어진다. BCC는 몇 가지로 구분되는데(결절성[nodular], 표재성[superficial], 변형성[morpheaform], 침윤성[infiltrating]), 이것은 형태와 조직학적인 차이로 구분된다. 다행스럽게도 BCC

는 일반적으로 병변부 주변조직의 파괴만을 유발하고, 전이는 매우 드문 것으로 알려져 있다.

SCC는 미국에서 두 번째로 흔한 상피암으로 그 형태는 BCC와 유사하나 인설을 더 많이 형성한다(그림 6.4). 진단은 역시 조직검사를 통해 이루어진다. SCC는 BCC와 달리 전이하는 것으로 알려져 있는데, 특히 두경부 쪽으로 잘 일어난다. 장기이식 등을 위해 면역억제 치료를 받는 환자들은 상피암에 걸릴 위험성이 높은데, 그 중에서 특히 SCC가 그러하다. 전이의 위험성이 있기 때문에 병변의 파괴적인 치료보다 수술적인 제거나 Mohs 현미경수술 등으로 정상 조직과 충분한 경계를 두고 제거하는 것이 선호된다.

환자 선택

AK와 비흑색종성 피부암에서 광선치료를 시행하는 경우가 있다. 병변에 따라 많은 치료 방법이 선택될 수 있는데(Box 6.2~6.5) 여기에는 비용, 미용상의 고려, 소요 시간, 환자 순응도, 치료 효과, 환자가 가지고 있는 다른 질병 등이 고려되어야 한다(표 6.1). 최신 치료법들은 보험 적용이 되지 않는 경우가 많다. 국소연고와 광선을 이용한 치료가 효과적이어서 미용상 좋은 결과를 가져온다. 액화질소 치료에 의한 탈색이나, 수술로 인한 흉터 등을 레이저로 치료할 때에는 걱정하지 않아도 된다. 광선 치료에서는 국소치료 중에 생길 수 있는 환자의 순응도 저하 문제도 적게 발생한다. 어떤 광선 치료의 경우에는 치료의 시작부터 끝까지 걸리는 시간이 액화질소 치료나 수술시보다 더 긴 경우도 있다. 그러나 레이저나 광역학 치료(photodynamic therapy, PDT)의 이점은 실제 치료시간이 짧다는 것이다(수술 시간의 1/3 정도밖에 걸리지 않고 미용효과도 좋다).

AK의 여러 가지 치료 방법

Ablative therapies (physical tissue destruction)
Cryotherapy (LN2)
- Curettage and desiccation
- Medium depth to deep chemical peels (TCA or phenol)
- Ablative laser resurfacing (CO_2 or Erbium)
- Dermabrasion

Topical chemotherapy (patient-applied medication)
- 5-Fluorouracil
- Imiquimod
- Diclofenac

Photodynamic therapy (light + light-activated medicine)

Box 6.2 AK의 여러 가지 치료 방법

BCC의 여러 가지 치료 방법

Imiquimod cream
Fluorouracil cream
Liquid nitrogen with thermocouple
Electrodessication and curettage
Surgical excision
Mohs micrographic surgery
Photodynamic therapy (PDT)
Laser vaporization (CO_2 or Erbium)
Radiation therapy

Box 6.4 BCC의 여러 가지 치료 방법

광선입술염의 여러 가지 치료 방법

Cryosurgery
Electrosurgery
Chemical peeling
Vermillionectomy with mucosal advancement
Carbon dioxide laser ablation
Topical chemotherapy
- 5-Fluorouracil
- Imiquimod

Box 6.3 광선입술염의 여러 가지 치료 방법

피부 편평 세포암의 여러 가지 치료 방법

Imiquimod cream
Fluorouracil cream
Electrodessication and curettage
Surgical excision
Mohs micrographic surgery
Photodynamic therapy
Laser vaporization (CO_2 or Erbium)
Radiation therapy

Box 6.5 피부 편평 세포암의 여러 가지 치료 방법

주된 치료방법들의 비교			
	Topical creams	Surgery/Liquid nitrogen	Laser/PDT
보험환자 비용	$$	$	$$$
미용적 결과	+++	+ or ++	+++
환자 순응도	+	+++	+++
의사 치료시간	Minimal	Moderate	Moderate to extensive
효과	Variable	Gold standard	Variable
동시 발생하는 의학적 문제들	Minimal	Important with surgery	Minimal

표 6.1 주된 치료방법들의 비교

비흑색종 피부암 환자에서 PDT/레이저 치료 결정 시 고려해야 할 점들

- 얇고 비침습적인 암들(표재성 BCC, SCC in situ) 또는 광선각화증
- 나이든 환자
- 심장박동기나 출혈소인의 동반 질환 유무
- 다발성 병변(transplant patient 또는 basal cell nevus syndrome)
- 표면상에 있는 넓은 병변
- 미용상 문제가 될 수 있는 곳에 위치한 병변
- 중요 해부학적 구조에 있는 병변(성기, 손가락, 발가락)
- 하지와 같은 혈관이 잘 발달되지 않아 병변의 회복이 느린 곳에 위치한 병변
- 미용에 관심이 많은 환자
- 통증을 잘 참지 못하는 환자, 바늘을 두려워하는 환자, 마취제에 알러지가 있는 환자

Box 6.6 비흑색종 피부암 환자에서 PDT/레이저 치료 결정시 고려해야 할 점들

또한, 어떤 경우에는 전기 소작술이 금기가 될(전기 심박동기와 같은 전기 성질인 것을 이식한 경우) 수 있으며 수술을 피해야 하는 경우도 있다. 수술 후 합병증을 유발할 수 있는 동반 질환이 있는 경우 PDT가 권유되는데 여기에 해당되는 질환에는 심한 부정맥, 조절되지 않는 고혈압, 긴 시간 시술이 불가능한 심한 치매, 항응고제를 사용하는 질환 등이 있다. 다수의 병변이 넓은 면적에 분포할 때 역시 다량의 국소마취제가 문제가 될 수 있으므로 PDT가 권유된다. PDT 치료에 이상적인 경우는 표재성 광선각화증(superficial actinic keratoses), SCC in situ, 다수의 BCCs, 미용적인 부분에 관심이 많은 환자에서 넓은 면적의 치료를 하는 경우 등이다. 이외에 레이저나 PDT가 선호되는 이유를 Box 6.6에 기술하였다.

기대효과

서론

지금까지 광선각화증이나 비흑색종 피부암(non-melanoma skin cancer)에 대한 연구는 꾸준히 이루어져 왔다. 초기에 주로 사용되던 레이저는 CO_2 레이저와 erbium 레이저로 병변을 태워 없애는 기전으로 사용해 왔다. 최근에는 PDT가 타겟이 되는 비정상적인 조직에 보다 정확히 작용한다는 장점이 있어 많이 사용되고 있다. 연구 결과는 다양하게 나왔는데, 병변의 종류, 연구 형태, 치료 방법, 추적 기간, 연구에 참가한 대상의 수 등이 변수가 될 수 있기 때문이다. 표 6.2에서는 많은 연구 결과를 종합하여 PDT의 효과와 치료율과 재발률을 보여주고 있다. 따라서 상대적으로 결과의 폭이 넓다.

광역학 치료의 기초

감광제의 사용과 피부 표면에 조사되는 광선을 기초로 하는 PDT는 종양 세포에 매우 특이적으로 작용한다(그림 6.5). 작용 메커니즘은 헴(heme)에서의 생합성 과정 안에서 이루어지는데, 전구체가 protoporphyrin IX(PpIX)와 같은 광독성을 지닌 물질로 대사되는 생합성 과정이 일어나고, PpIX는 산소가 있는 상태에서 반응 산소를 생산해 종양을 파괴시킨다. 신생물 조직에 선택적으로 축적된 PpIX는 상대적으로 철의 함량이 적은 종양 세포에 선택적으로 흡수될 뿐 아니

PDT의 효과			
	Clearance	Recurrence	Comments
광선각화증	44~91%	10%	천골 부위 보다 안면 부위에 더 효과적, 유일한 PDT 적응증 미국 FDA 승인
표재성 BCC	81~96%	4~44%	2회 또는 그 이상의 치료로 높은 제거율과 낮은 재발율 보임
결절성 BCC	50~91%	24%	Methyl ALA
SCC in situ	75~93%	0~40%, 평균 12%	녹색 광선보다 적색 광선이 높은 제거율 가짐
SCC (invasive, not in-situ)	40~100%, 평균 69%	21~69%	얇은 병변에서 높은 치료/제거율 ; PDT는 SCC에서 주의깊게 사용되어야 함

표 6.2 PDT의 효과

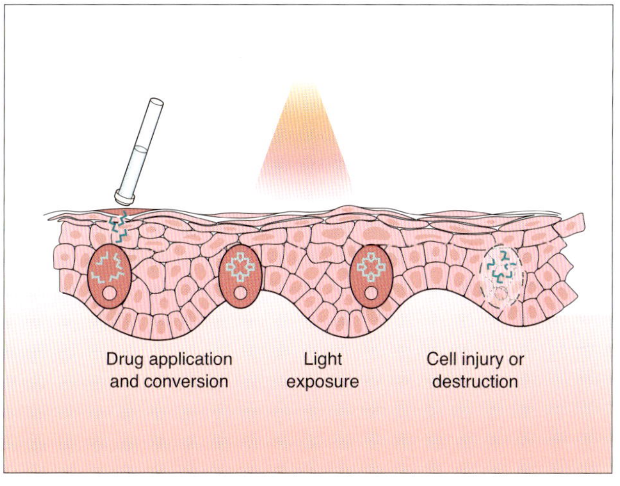

그림 6.5 PDT의 설명 모식도(자료제공 : DUSA Pharmaceuticals, Inc.)

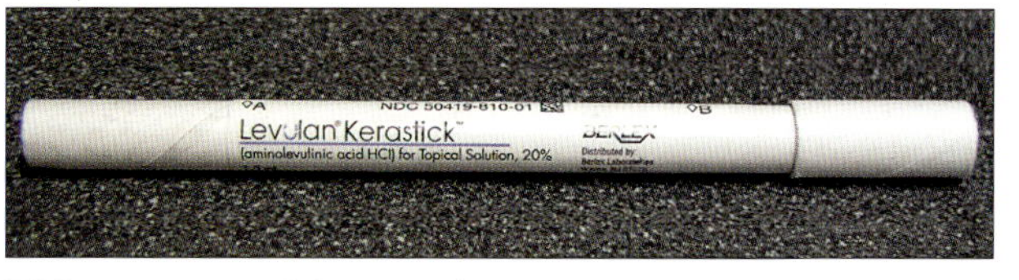

그림 6.6 ALA를 위한 Levulan® Kerastick™ applicaor

PDT에 사용되는 광원의 종류

- Lamps(BLU-U, other fluorescent, halogen, tungsten, xenon arc)
- Light-emitting diodes
- Intense pulsed light
- Laser(pulsed dye, argon, copper vapor, frequency doubled Nd:YAG)

Box 6.7 PDT에 사용되는 광원의 종류

라, ALA(5-amino-levulinic acid)로 하여금 손상된 종양의 표피를 통해 더욱 잘 투과되도록 도와준다.

ALA에 의해 유도된 PpIX의 레이저에 의한 형광 물질은 450 nm와 750 nm 사이에서 형광 성질을 지닌다. 정상 조직과 비교해, 실험상 BCC와 SCC에서는 630 nm와 700 nm에서 PpIX의 형광 성질이 더 높은 강도를 나타낸다. 간섭성과 비간섭성의 다양한 광원들이 사용될 수 있다(Box 6.7).

대부분의 광선에서 PpIX는 'red' 630 nm에서 최대 흡수성을 보였다.

FDA의 승인을 받은 ALA-PDT 치료에서는 Levulan Kerastick™(그림 6.6)과 417±5 nm의 파장을 가진 BLU-U 램프(그림 6.7)를 사용한다. 현재 PDT 치료 적용이 가능한 모든 적응증에서 단일 광선의 사용은 바람직하지 못하다.

ALA-PDT 치료의 부작용으로는 통증과 불편함을 들 수 있다. 대개 화끈거리거나, 가시로 찌르는 듯한 느

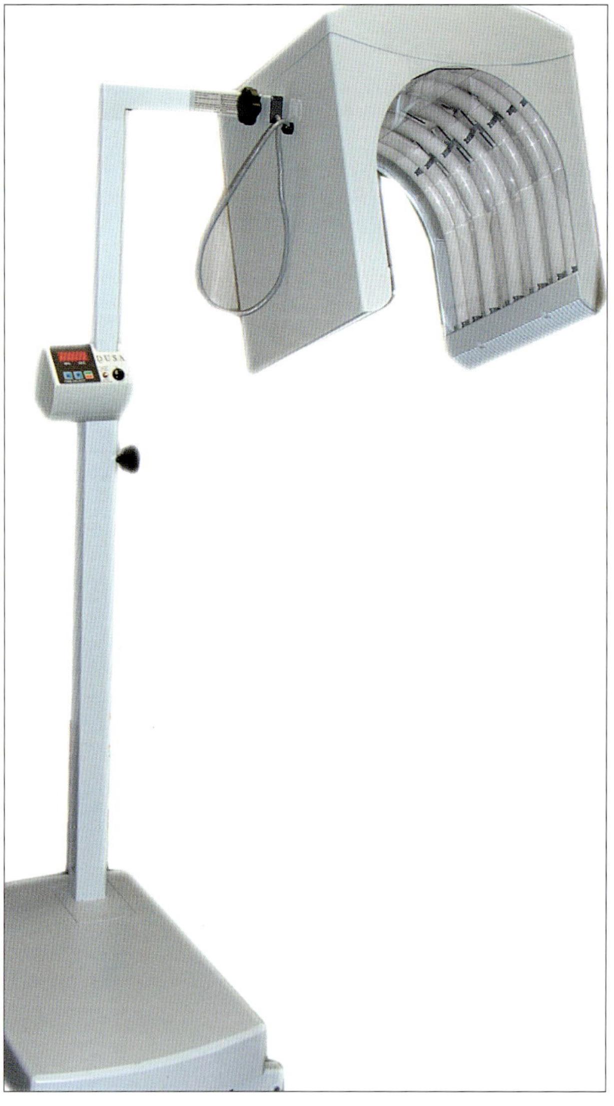

그림 6.7 BLU-U photalynamic illuminator

낌, 따끔거리는 느낌인데 이것은 신경의 자극이나 반응 산소에 의한 조직 손상의 결과이다. 보통 한 시간 정도 지속되며 드물게 며칠 동안 지속되기도 한다. 치료 부위가 크거나 궤양이 생긴 부위에서 통증이 클 수 있으며 얼굴이나 두피의 병변에서 가장 큰 통증을 호소한다. 최소한 얼굴의 광선각화증 치료에서는 녹색광선이 통증이 더 적다. 통증은 외용마취제나 주사마취제를 사용하거나, 항불안제와 같은 약물을 시술 전에 복용시키거나, 환자에게 스프레이를 뿌려 주거나 바람을 쐬게 해 줌으로써 줄여줄 수 있다. 홍반이나 부종은 치료 후 흔히 나타나며 가피나 미란성 병변은 2~6주에 걸쳐 회복된다. PDT 치료 후 조직학적인 반흔은 남지만 임상적으로 보이는 경우는 거의 없다. 치료 후 색소 변화가 올 수 있으나 대부분 6개월 안에 회복된다. 흥미롭게도 영구적인 탈모 현상이 ALA-PDT 치료 후에 관찰된다.

광선각화증의 레이저 및 광선 치료

1997년 ALA를 이용한 PDT가 AKs(actinic keratoses)를 치료하는 데 효과적이라는 것을 한 연구에서 보여주었다. 그 후, 깊지 않은 AKs를 치료하는 데 PDT는 기본적인 치료방법으로 빠른 시일 내에 정착하게 되었다. 최근 문헌에서는 치료 4주 이내 50~90%의 환자에서 보이거나 만져지는 남는 병변 없이 완전히 치료되었다고 기술하고 있다. 머리나 목에 위치하는 AKs는 사지에 위치하는 경우보다 PDT에 더욱 잘 반응한다. 이러한 연구에서는 20% ALA와 비간섭성 광선을 사용한다. 일반적으로 대부분의 환자는 치료 중 따갑거나 화끈거리는 느낌의 불편함을 어느 정도 경험하게 되는데 이러한 현상은 감광제를 긴 시간 노출시켰을 경우 더욱 그러하다. 또한 AKs 치료에 있어 보다 선호하는 진통적인 방법인 5 FU를 사용하는 방법과 PDT를 비교해 보았을 때 거의 유사한 치료 결과를 나타냈다. 이 비교 연구에서는 청색광선과 적색광선 모두를 사용하였으며 1시간의 short incubation PDT를 사용하였다.

무작위 후향적 연구방법으로 비슷한 연구가 있는데, 감광제로서 메틸 5-ALA(160 mg/m)을 사용하였으며 AKs 치료에 있어 안전하며 효과적이라는 것을 보여주었다. 비간섭성 적색광선과 메틸 5-ALA를 사용한 경우 위약과 비교해 완전한 치료 이점이 있다는 것을 증명하였다. 또한 보다 선호되는 방법인 액화질소를 사용한 냉동수술과 비교 연구해 보았을 때, 치료 3개월 후 추적에서 통계학적으로 유사한 치료율을 보였다. 두 치료방법 모두 얇은 병변에 더욱 효과적이었다. 부작용은 냉동수술보다 메틸 5-ALA PDT로 치료한 군에서 많이 보고되었지만, 미용적인 효과 면에서는 PDT로 치료한 군에서 만족도가 높았다.

비간섭성 광원을 사용하는 PDT의 단점 중 하나는 약 16분 정도가 소요되는 치료 도중의 통증이다. 또한 치료 후에도 홍반이나 가피 형성이 있을 수 있다. AKs 치료에서는 외용 감광제와 레이저 같은 간섭성 광원으로도 치료할 수 있는데, 레이저를 이용하는 경우, 많은 병변을 빠르게 치료할 수 있으며 치료 중 통증 정도가 약하고 빠른 회복이 가능하며 시술 후 반흔이 생기거나 저색소침착이 생기는 경우가 드물어 미용적으로 보다 안전하다고 할 수 있다. 많은 레이저들이 PDT에 이용된다(Box 6.7). PpIX의 최대 흡수 파장이 585 nm라는 사실이 밝혀진 후, 최근의 연구들은 PDT에 있어 pulsed dye 레이저(PDL)를 사용하는 데 초점이 맞추어지고 있다. 20% ALA와 함께 long-pulsed PDL를 사용하는 경우 AKs 치료에 있어 큰 효과가 있을 것으로 기대된다. 한 연구에서는 머리의 AKs를 치료하는 데 있어 단 한 번의 치료로 10일 후 평균 99.47%의 치료 성적을 나타냈다. 이 환자 중 90%에서 8개월 후에도 치료 결과가 유지되었다. 또한 이 치료는 통증이 더 적었으며 미용적인 면에서도 만족도가 우수했다.

박피 레이저 치료는 AKs 치료에 있어 또 다른 선택이 될 수 있다. 박피술(dermabrasion)과 같은 레이저 피부재생에서는 표피와 함께 상부 진피가 제거되지만 상대적으로 출혈은 거의 없다. 저자가 아는 바로는, AKs를 치료하는 데 박피 레이저 역할에 대한 대규모 연구는 없는 것으로 알고 있다. Er:YAG 레이저(2940 nm)는 한 번의 치료 후, 의미 있는 부작용 없이 임상적으로, 조직학적으로 93%의 호전을 가져오는 효과적인 치료법이라는 것이 알려졌다. 몇몇 연구에서 추적관찰 기간이 제한적이라는 아쉬운 점이 있으나, CO_2 레이저 피부재생 후 비흑색종 피부암(nonmelanoma skin cacer)의 발생이 성공적으로 예방된다는 보고가 있다. Er:YAG 레이저와 비교해 CO_2 레이저는 재상피화되는 데 시간이 좀 더 소요되며 치료 후 홍반도 더욱 오래 지속된다.

광선입술염의 광선 및 레이저 치료

AKs와 마찬가지로 광선입술염(actinic cheilitis)의 치료에도 정립된 치료법(Box 6.3)이 많이 있으며 각각 고유의 위험성을 가지고 있다. CO_2 레이저를 이용한 치료는 문헌상 잘 알려진 치료 방법이다. 몇몇 보고에 의하면 CO_2 레이저를 이용한 치료는 vermillionectomy(병변이 있는 입술을 절제하는 외과적인 방법) 만큼 효과가 있다고 하는데, 치료 후 4년 동안의 경과에서 임상적으로, 조직학적으로 비슷한 치료율을 보였다. 레이저를 이용한 치료법이 외용 5-FU를 사용하는 방법이나 50%의 트리클로로아세트산(trichloroacetic acid)을 이용한 화학적 박피법보다 좋은 효과를 보였다.

기저세포암의 광선 및 레이저 치료

공인된 대규모 연구 결과는 없지만 BCC 치료에 CO_2 레이저를 이용해 성공을 거둔 소규모의 연구보고는 있다. Horlock와 그의 동료들은 조직학적 검사와 절제 시술 전에 CO_2 레이저 시술을 시도하였다. BCCs 51 케이스 중 2/3에서 병변이 완전히 제거되었음을 보여주었고, 눈에 보이는 종양을 제거하고 두 차례 더 패스한 경우 80%의 성공률을 보였다. 표재성 타입(Superficial type) BCCs가 가장 잘 반응한 형태로서, 중간 진피까지 조사된 경우 모두 완전히 제거되었다. 결절성(Nodular) BCCs에서는 10 mm 크기 이하에서 하부 진피나 피하까지 조사되는 경우는 완전히 제거되있으나 그렇지 않은 경우 39%에서만 완전히 제거되었다. 또 피하까지 제거하는 경우 레이저 치료의 장점인 빠른 회복도 기대하기 어렵다.

BCC 치료에 시술과 동시에 조직병리학적, 세포병리학적 검사를 하면서 superpulsed CO_2 레이저를 사용할 수 있다. 레이저 치료 전후 Papanicolaou 염색법 그리고 scrape 생검법으로 남아 있는 종양 세포가 있는지 알아보기 위한 검사를 시행한다. 표재성 BCCs 또는 1.5 cm 이하의 작은 결절성(small nodular) BCCs 환자 140명을 대상으로 연구가 시행되었다. 레이저는 duty cycle 2~3%, 펄스지속시간 2~3 ms, 주파수 10 Hz, spot size 2~3 ms이었다. 140명의 환자 모두 3년 후까지 재발이 없었으며 미용적인 부분에서도 훌륭한 결과를 보였다. 회복은 2~10일로 빨랐고 흥미롭게도 레이저 치료나 scrape 생검시 마취를 하지 않았다.

얼굴 전체에 많은 수의 종양이 있는 경우 CO_2 레이저 피부재생은 확실히 도움이 될 수 있다. 또한 논란의 여지는 있지만 최선의 방법일 수 있다. Nevoid basal cell carcinoma syndrome에서도 다른 치료법이 어려울 때에는 이러한 방법이 도움이 될 수 있다.

826 케이스의 표재성 BCCs와 208 케이스의 결절성 BCCs를 포함하는 12개의 연구들을 종합해 보았을 때, 3~36개월의 추적관찰 후 병변이 완전히 소실될 확률은 평균적으로 표재성 BCCs에서 87%, 결절성 BCCs에서 53%였다. Morpheaform, pigmented BCCs는 PDT에 잘 반응하지 않았다.

Calzavara-Pinton은 20% ALA-PDT를 사용해 57명의 BCCs 환자를 치료하였다. 6~8시간 랩으로 씌어놓은 후 630 nm의 dye 레이저를 사용하였다. 치료는 종양이 더 이상 보이지 않거나, 미란성 병변이 생기거나, 마지막 치료 2회에서 변화가 보이지 않을 때까지 이틀에 한 번씩 진행하였다. 한 번에서 여덟 번까지 치료가 필요했으며 에너지량은 60~80 J/cm²였다. 24~36개월의 추적관찰 후 표재성 BCCs에서 86.9%(23명 중 20명), 결절성 BCCs에서 50%(30명 중 15명)의 치료 반응을 보였다. 치료 전 종양의 최대 예상 깊이보다 더 깊은 정도의 조직학적 변화가 생긴 것으로 보아 치료 실패의 원인이 단지 투과의 깊이가 아니라는 것을 발해주고 있다.

Haller와 그의 동료들은 표재성 BCCs 치료에서 ALA-PDT를 사용해서 7일 간격으로 2회의 반복 치료를 시행하였다. 레이저는 630 nm(120~134 J/cm², 50~100 mW/cm²)였다. 평균 27주 후 96%의 치료율을 보였으며, 단지 4%(표재성 BCCs에서는 1명)에서만 재발이 되었다. 같은 군에서 1회의 치료만으로는 50%의 치료율을 보였으므로 반복 치료가 중요했음을 알 수 있다.

Morton과 그의 동료들은 크기가 크거나 수가 많은 BCCs의 치료에서 85%의 치료율을 보였는데 직경이 14 mm 이상의 큰 BCCs에서는 전기를 이용한 절제술이 우수하고 수가 많은 BCCs에서는 외과적 절제술보다 PDT가 우수하다는 것을 보여 주었다.

Rhodes와 그의 동료들은 크기 6 mm 이상의 결절성 BCCs의 치료에서 적색광선(570~670 nm)를 사용한 methyl aminolevulinate(mALA) PDT와 5 mm 마진을 둔 외과적 절제술을 무작위 후향적 연구를 통해 비교하였다. 메틸 ALA는 일반적인 ALA보다 투과성이 더욱 좋았으며 신생물에 더욱 특이적으로 반응하였다. 치료 과정은 병변을 우선 부드럽게 데브리망하고 ALA를 바른 후 랩을 씌워 3시간 경과 후 적색광선을 조사하였다. 다음 치료는 1주 후에 시행하였고 필요한 경우 3개월 후 다시 시행하였다. 치료 3개월 후 PDT 치료군에서는 91%, 외과적 치료군에서는 98%의 치료율을 보였다. 하지만 24개월 후 외과적 치료군에서 96%의 치료율을 유지한데 비하여 PDT 치료에서는 76%에서만이 치료 결과가 유지되었다. 미용적인 효과는 PDT군에서 더욱 우수하였다.

현재의 근거들로 보아 ALA-PDT 치료는 깊이 2 mm 이하의 표재성 BCCs에서 냉동요법과 비교해 최소 동일한 치료 효과와 함께 회복 과정에서나 미용적인 부분에서는 더욱 우수하며 특히 크기가 크고 수가 많은 경우 추천된다. 하지만 결절성 BCCs의 치료에서는 효과가 떨어져 일반적인 치료법으로 권장되지 않는다. 큐렛을 사용하거나 반복 시술을 하거나 DMSO와 같은 투과를 도와주는 약물을 사용하거나, 나누어서 치료하는 방법 등으로 치료 효과를 높일 수 있다. 레이저에 기초한 치료법은 SCC in situ(Bowen' s disease)에서 고려해 볼 만하다. 이러한 표피에 국한된 암은 일반적으로 가장자리 조절(margin control)을 하지 않아도 좋은 치료결과를 보인다. SCC in situ의 다양한 깊이, 표피박탈성 각화증(hyperkeratosis), 흔한 난포확대(follicular extensioner)와 같은 이유로 CO_2 레이저만 사용하는 것은 권유되지 않는다. CO_2 레이저 치료 후에는 대다수에서 잔존해 있는 종양 세포가 발견된다.

SCC in situ에서 20%의 ALA-PDT 사용에 대한 13개의 공개 연구, 3개의 무작위 비교 연구가 광범위하게 진행되었다. 한 번의 치료로는 86%의 치료율을 보였고 한 번이나 두 번 더 실시한 경우에는 93%까지 치료율이 나타났다. 3~36개월의 추적 기간 동안 평균 재발률은 12%였다. 대부분의 연구에서 ALA는 3~6시간 동안 처치되었고 보웬병(Bowen' s disease)의 치료에는 좀 더 깊이 들어가는 적색광선이 선호되었다. 무작위 연구는 ALA-PDT와 냉동요법, 외용 5-FU를 사용한 치료와 비교해서 진행되었다. SCC in situ에서는 1회의 치료 후 PDT가 냉동요법에서 훨씬 좋은 치료 결과를 보였으며(75% vs. 50%) 궤양이나 감염이나 반흔 등의 부작용도 발견되지 않았다. 외용 5-FU와 비교해서는 최소 8개월까지 PDT가 더 효과적 이었으며 부작용의 발현 빈도도 낮았다.

Erythroplasia of Queyrat(SCC in situ of the penis) 역시 ALA-PDT 치료에 반응하는데 재발률은 높은 편이다. 이에 관한 3개의 공개 연구가 있는데, 표피 병변에 대한 초기 치료율은 69%까지 보이나 평균 재발률은 24%이며, 3~47개월 후에는 69%까지 올라간다. 초기 연구에서 재발률이 높으며 전이 가능성이 있다고 밝혀졌기 때문에 PDT는 치료 방법으로 권유되지는 않는다.

치료방법

광선각화증의 치료접근

오랜 기간 동안 AKs의 치료가 이루어져 왔는데 10년 전에는 대다수의 병변이 LN2나 fluorouracil로 치료되었다. 따라서 약의 사용 도중 의도하지 않았던 반응이 치료의 과정으로 이용되었던 것이다. 현재는 환자와 의사들에게 치료 선택의 폭이 넓어졌다(표 6.3). 사려 깊은 치료 계획과 환자 교육으로 환자와 의사에게 만족을 줄 수 있는 효과적이며 비용 효과가 높은 치료가 가능하다.

BCC와 SCC의 치료접근

어떤 방법이든 강력한 방법으로 BCC를 치료할 수 있고 그보다 좀 더 약한 방법으로 SCC를 치료할 수 있다. 현재 소파술, 건조요법, 액체질소 등을 사용하는 방법으로 쉽게 접근할 수 있으며, 비용이 싸기 때문에 세계적으로 가장 널리 사용되는 방법이다. 이러한 방법들의 가장 문제가 되는 한계점은 가장자리 조절이 불가능하다는 것이며, 따라서 재발률이 높다. 머리 부분을 치료하는 데 가장 추천할 만한 방법은 Mohs 현미경적 수

여러 가지 AK 치료방법들의 장 · 단점		
	장점	**단점**
액체 질소	빠르고 편리하다. 적은 횟수로 손쉽게 치료 보험 적용	구역 치료가 어렵다. 가볍지 않은 색소침착저하증
국소 diclofenac	최소 반응 뛰어난 미용효과 구역 치료 가능 보험 적용	느림(3개월 코스)
국소 imiquimod	뛰어난 미용효과 구역 치료 가능 보험 적용	(1~4개월 코스) 중증도 피부 반응
국소 fluorousil	뛰어난 미용효과 구역 치료 가능 보험 적용	중간 정도 기간(2~4주) 중증도에서 심한 피부 반응
PDT	뛰어난 미용효과 구역 치료 가능 다양한 보험 적용	빠른 치료(같은 날 치료) 중증도 피부 반응 광과민성
레이저 기화성/재생술	뛰어난 미용효과 구역 치료 가능성 광노화 개선	1~2주 동안 상처 치유 무보험 적용

표 6.3 여러 가지 AK 치료방법들의 장 · 단점

여러 가지 BCC, SCC 치료방법들의 장 · 단점		
	장점	**단점**
액체 질소	빠르고 편리하다. thermocouple과 함께 최상의 사용 보험 적용	가볍지 않은 색소침착저하증 병리학적 입체 형태 없음
전기 소작술과 소파술	빠르고 편리하다. 보험 적용	병리학적 입체 형태 없음 작지 않은 흉터
절제술	짧은 시술 시간 보험 적용	작지 않은 흉터 비조직보존 수술 합병증
Mohs 수술	최상의 치료율(98%) 외래환자 날 수술 보험 적용 조직보존	작지 않은 흉터 수술 합병증
국소 imiquimod	뛰어난 미용효과 보험 적용	느림(2~4주 코스) 표재성 병변에 최상 중증도 피부 반응
국소 fluoroucil	뛰어난 미용효과 보험 적용	중간 정도 기간(2~4개월 코스) 표재성 병변에만 효과 중증도에서 심한 피부 반응
PDT	뛰어난 미용효과 다양한 보험 적용	빠르다(같은 날 치료) 표재성 병변에 최상 중증도 피부 반응 광과민성
레이저 기화성/재생술	좋은 미용효과	1~2주간의 상처 치유 보험 적용 최소

표 6.4 여러 가지 BCC, SCC 치료방법들의 장 · 단점

술법이다. 이 방법은 가장 높은 치료율을 보이는 동시에 광범위한 절제 없이 치료가 가능한 방법이다. 상대적으로 표피에 국한된 병변은 치료 결과가 좋고 미용적인 결과가 우수한 레이저 치료 방법을 포함하여 다양한 방법으로 치료할 수 있다. 최종적인 치료방법은, 치료 과정과 각 치료방법의 장 · 단점에 대해 설명을 듣고 교육받은 환자의 선택에 맡겨야 한다(표 6.4).

주요 결정요인

AKs와 비흑색종 피부암에서 레이저가 기본이 되는 치료법으로 선택되는 경우도 있다. 적절한 치료법을 선택하는 데 고려할 문제들은 비용, 미용에 대한 관심도, 시간적 제약, 환자의 순응도, 치료 효과, 현재 동반된 다른 내과적 문제의 유무 등이 될 수 있다. 이러한 새로운 치료법은 대부분 비용적인 부분에서 부담이 될 수 있는데, 특히 보험 적용이 되지 않는 경우는 더욱 그러하다. 외용제와 레이저에 기초한 치료방법들은 일반적으로 더 나은 미용적인 결과를 나타내는 동시에 효과적인 치료결과를 보인다. 액체질소를 사용한 후 생길 수 있는 저색소침착이나 수술 후 생길 수 있는 반흔에 관심이 없는 환자들도 있을 것이다. 전기 심장박동기와 같이 전기를 띤 물체를 몸에 이식한 경우, 전기 소작술은 금기가 되며 수술을 피해야 하는 경우도 있다.

환자 상담

일단 진단이 내려지면 가능한 치료방법들과 각 치료의 장 · 단점에 대해 자세히 설명해 주어야 한다. 외모에 관심이 많은 환자들에게는 치료 후 생길 수 있는 미용적인 문제들과 효과와 비용에 대해서 잘 알려 주어야 한다. 몇몇 환자들에게 할 수 있는 질문은 다음과 같다.

- 당신에게 흉터나 색소 변화가 문제가 될 수 있습니까?
- 보험적용을 받지 못하는 치료법에도 관심이 있습니까?
- 치료 후 회복하는 데 시간적인 제약은 없습니까?

치료방법

광역학적 치료

환자

거의 모든 환자들이 대상이 될 수 있다. 특히 많은 수의 AKs를 치료하는 데 도움이 된다. 광과민성이 있는 환자나 ALA나 porphyria에 알러지가 있는 환자에게는 금기이다. ALA는 pregnancy category C이며 수유 중인 환자에게도 주의해서 사용해야 한다.

기구

광양자를 방출하는 많은 종류의 광선과 레이저 종류가 치료에 사용될 수 있다(Box 6.7). 광선 치료에서는 방출되는 광선의 intensity에 따라서 노출 시간이 다양하다. 예를 들어 BLU-U blue light는 16분 40초의 노출 시간이 필요하다. 다른 종류의 램프들도 강도(intensity)와 파장에 따라 노출 시간이 다양하다. 레이저와 Intense Pulsed Light는 좁은 면적에 몇 msec 내에서 아주 높은 intensity의 광선을 만들어 낸다. 대부분의 광선 치료나 레이저 치료에서 적절한 보호경은 필수적이다(그림 6.8).

치료원리

1. 피부의 준비

꼭 필요한 준비 단계가 있는 것은 아니다. 어떤 사람들은 시술 전 아세톤으로 닦아 주거나 ALA의 흡수를 돕기 위해 미세박피술(microdermabrasion)을

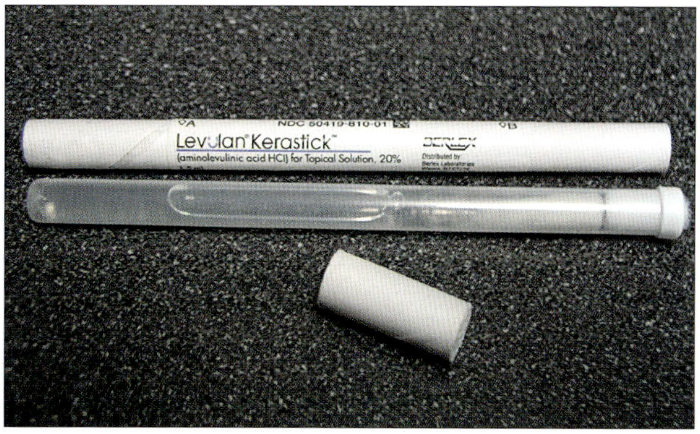

그림 6.9 보호표면을 제거한 Levulan® Kerastick™ crystallized ALA와 alcohol-based solution으로 분리되어 있다.

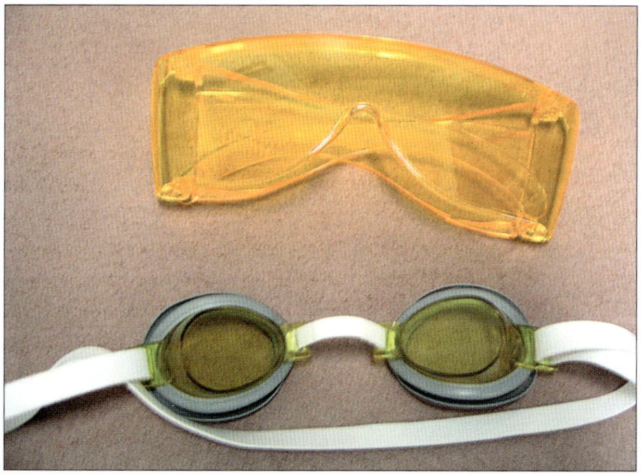

그림 6.8 BLU-U 눈보호 기구

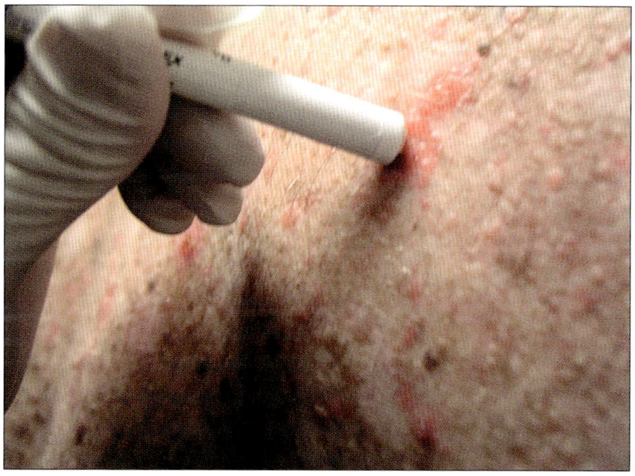

그림 6.10 ALA를 바르는 모습

하는 경우도 있다. 두꺼운 병변에서는 소파술을 하기도 한다.

2. ALA

현재 주로 사용되는 제품은 Levulan Kerastick™이다. kerastick은 두 부분으로 나누어져 있는데, 한 부분은 ALA crystal이 들어 있고 다른 한 부분은 알코올과 polyethylene glycol이 들어 있다(그림 6.9). 손으로 누르면 ALA가 용해되면서 적용팁(application tip)을 통해 나온다. 다음에는 원하는 부분에 ALA를 바르면 된다(그림 6.10).

3. 대기시간

원칙적으로는 14~18시간이 필요하나 많은 연구에서 시술 받는 시간이 짧아도(30분에서 3시간) 결과적으로도 거의 동등한 효과를 보인다는 것을 밝혀냈다.

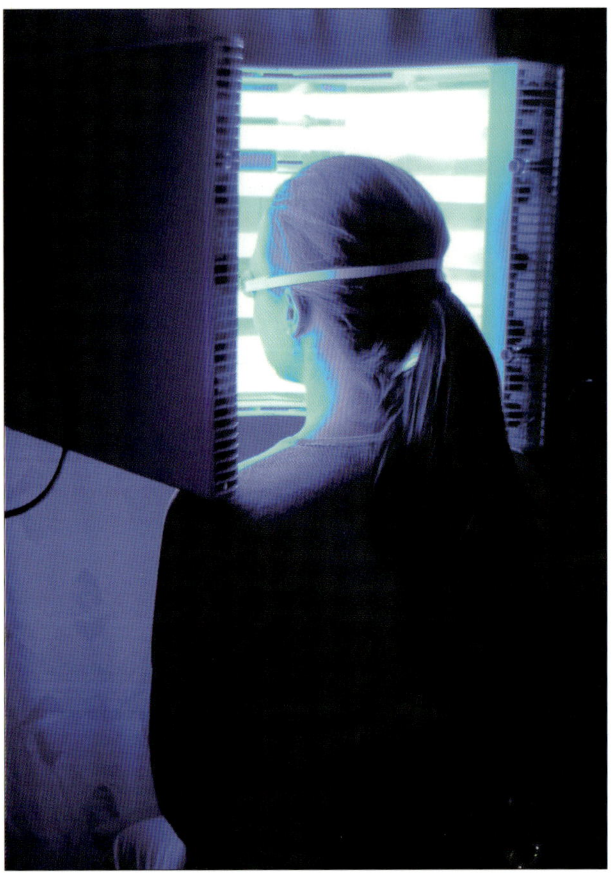

그림 6.11 광역학 요법을 위해 BLU-U를 받고 있는 모습

치료 전에 환자는 햇빛이나 실내의 밝은 빛에 노출되어서는 안 된다.

4. 시술직전

환자로 하여금 치료받을 부분을 노출시키게 하여 남아 있는 ALA가 없도록 잘 닦아 내고 적절한 위치를 잡는다.

5. 광선치료

앞에서 언급한 다양한 광선 종류가 사용될 수 있다. 적절한 위치를 잡아 환자가 불편함을 느끼지 않도록 해야 하며 이는 치료 결과에도 중요한 영향을 미친다. BLU-U™을 사용하는 경우 기계와 2~4 inch 거리를 두어야 한다(그림 6.11). 노출 시간은 16분 40초 이다(그림 6.12). 환자와 의료인은 보호경을 착용해야 한다.

6. 치료 후 관리

피부는 최소 40분 동안 극도의 광과민성을 띠게 된다. 환자는 티타늄, 아연이 포함된 자외선 차단제를 사용하고 모자 등 햇빛을 막을 수 있는 의류를 적절히 착용해야 한다. 햇빛(창을 통한 노출도 포함됨)과 밝은 빛(특히 청색 스펙트럼)에 노출되지 않도록 주의해서 심각한 광독성 반응이 생기지 않도록 해야 한다.

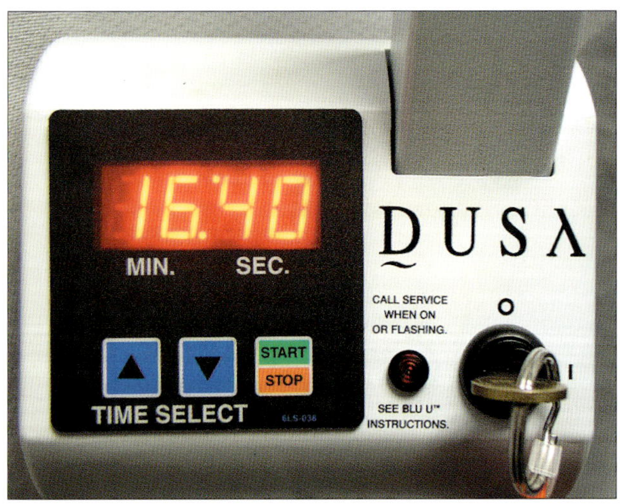

그림 6.12 Pre-set BLU-U timer

부작용 예방법

치료 후 40시간 동안 절대적인 자외선 차단이 중요하다. 치료 전후 환자에게 적절한 교육을 해야 한다.

- 티타늄이나 아연이 포함된 자외선 차단제를 사용한다.
- 적절한 자외선 차단 의류를 착용한다.
- 햇빛을 피한다(창을 통한 노출도 피하도록 한다).
- 밝은 빛을 피한다(특히 청색 스펙트럼).

부작용 및 합병증

PDT 치료 전 ALA를 오랜 시간(14~18시간) 바르면 상대적으로 시술 시 통증이 크다. 짧은 시간(30분에서 3시간) 사용하는 것이 편리할 뿐 아니라 시술 시 통증도 상대적으로 적다.

PDT는 피부에 중등도의 조절된 광독성 반응을 일으킨다. 만약 과도하게 적용되면 화상이나 찌르는 듯한 통증, 부종이 생길 수 있다. 몇몇 의사들은 과도한 피부 반응을 방지하기 위해 짧은 기간 동안 스테로이드를 복용하도록 추천한다.

레이저 박피

환자

다발성 광선각화증, 광선입술염, 표재성 BCC, SCC in situ(보웬병) 등에서 적용될 수 있으며, 특히 많은 수의 병변이 있는 경우 더욱 좋다. 미용적인 효과를 극대화하기 위해서는 병변을 포함한 부위 전체를 시술하는 것이 좋다. 면적이 넓은 경우에는 예방적 항생제나 항바이러스제를 복용하는 것이 좋다. 얼굴 전체의 레이저 피부재생에 관한 내용은 다른 장에서 다루기로 한다.

장비

비흑색종 피부암의 치료에 효과적인 레이저로는 CO_2 레이저와 Er:YAG 레이저가 있다. 피부가 기화되기 때문에 연기를 빨아들일 수 있는 흡인기가 필요하다. 보호경의 착용은 필수적이다.

치료원리

1. 구성

환자가 불편하지 않도록 또한 의사가 시술하기 편하도록 환자와 의사는 자세를 적절히 취하는 것이 필요하다. 시술실 안에 있는 모든 사람들은 보호경을 착용해야 하며 가연성 물질은 치료하는 곳에서 멀리 치우거나 젖은 천으로 덮어 놓는다.

2. 피부의 준비

아주 작거나 얇은 종양을 치료하는 경우에는 마취가 필요하지 않을 수도 있으나 대부분의 환자들에게는 최소한의 외용마취제(LMX™ 4% 또는 EMLA™)를 시술 전 30~90분 동안 처치해 놓는다. 1% 리도카인이나 에피네프린을 사용해서 각각의 종양에 주사마취

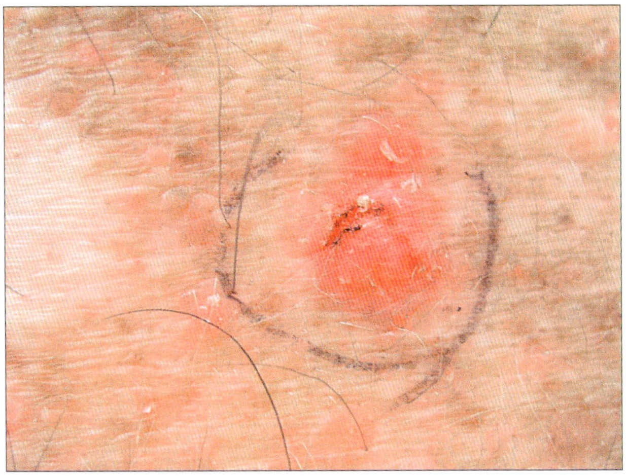

그림 6.13 BCC 치료 전 경계를 그려 놓은 모습

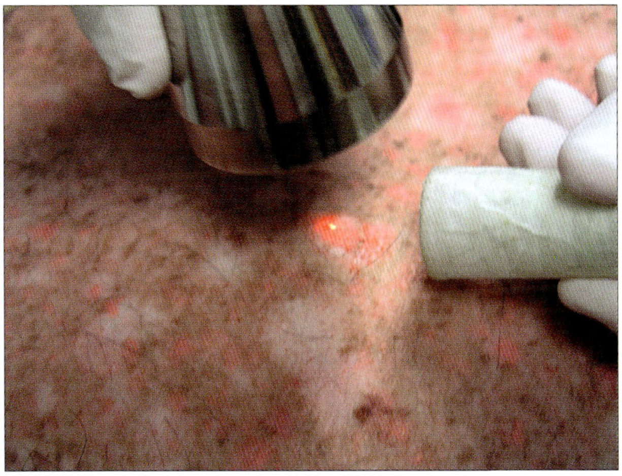

그림 6.14 During erbium laser treatment of BCC

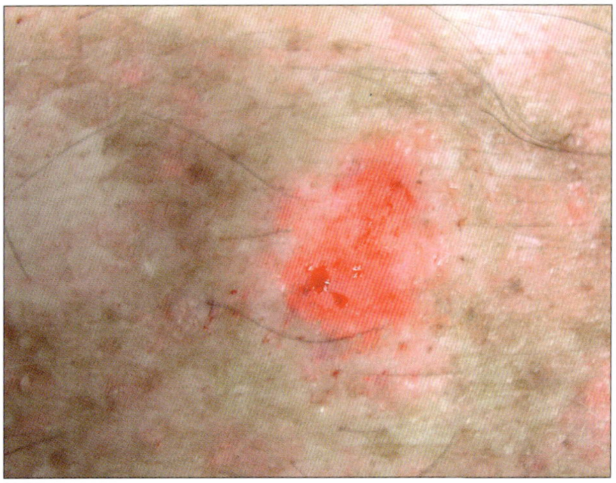

그림 6.15 하얀색 진피와 분홍색 잔류 종양으로 보여지는 부분적으로 치료된 BCC

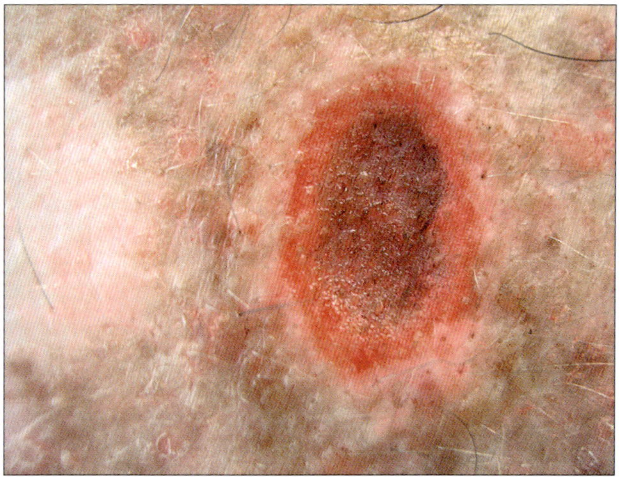

그림 6.16 Erbium 레이저 치료로 황색표면과 큰섬유들이 보이는 무종양 심부 진피(tumor-free deep dermis)

를 하면서 시술할 수도 있다. 마취를 하면 경계가 불분명해질 수 있으므로 그 전에 윤곽을 잡아놓는 것이 좋다(그림 6.13).

3. 치료

Nova pulse®와 같은 CO_2 레이저를 사용할 때에는 7 W의 파워로 종양과 주변의 피부 약 2 mm 정도를 없앨 수 있다. Superpulsed CO_2 레이저의 경우에는 duty cycle 2~3%, 펄스지속시간 2~3 ms, 주파수 10 Hz, spot size 1~3 mm로 사용할 수 있다. 그림 6.14에서는 펄스 당 80 mμ로 세팅된 high-powerd erbium 레이저를 이용해 병변을 제거하는 모습을 보여주고 있다. 연기 흡인기가 아주 가까이 위치하고 있는 것 또한 볼 수 있다. 물기가 있는 거즈를 이용해 탄 부분과 피를 닦으면 흰 진피 안에 붉게 보이는 남아 있는 종양을 볼 수 있다(그림 6.15). 얼굴회춘술의 목적으로 최근 개발된 CO_2 레이저나 erbium 레이저는 거의 타는 부분 없이 시술이 가능하다. 붉게 보이는 잔여 종양이 보이지 않을 때까지 시술을 반복한다. 종양을 모두 제거해 진피 깊은 곳까지 들어가면 물에 밴, 면 실타래 같이 보이는 누런 바탕에 섬유조직들이 엉켜 있는 모습을 볼 수 있다(그림 6.16). 부작용의 위험성은 높아지지만 효과를 높이기 위해서 종양을 모두 제거하고 레이저를 두 번 더 통과시킬 수 있다.

4. 시술 후 관리

시술 후에는 병변에 Aquaphor™ 을 발라 주거나 다른 종류의 연고를 바르고 압력 반창고를 붙여 준다. 또는 몇 번 소독해 주고, 다음날 가볍게 자극이 없는 비누로 씻은 후 Aquaphor를 자주 발라준다. 회복되는 기간은 보통 1~6주까지 소요된다. 염증반응 후 생길 수 있는 착색을 예방하기 위해 자외선을 차단해야 한다.

부작용 예방법

치료 부분이 광범위 할 때에는 복용 항생제나 항바이러스제의 처방이 필요하다. 시술 도중에 피가 나서 시야가 가려져 정상 조직과 종양 조직의 구별이 어려워지지 않기 위해서는 시술 보조자의 역할이 중요하다. 시술 전이든 도중이든 만약 구별이 어려운 경우에는 병변을 긁어 보았을 때의 느낌의 차이가 도움이 될 수 있다. 만약 피하 지방조직까지 내려가게 되면 더 이상 정상 진피와 종양의 차이가 보이지 않게 된다. 이런 경우에는 절제술을 고려해 보아야 한다.

부작용 및 합병증

부작용이나 합병증은 다른 파괴적인 방법의 치료법

들에서와 비슷하다. 여기에는 통증이나, 상처의 염증, 반흔의 가능성, 염증 반응 후 착색이나 영구적인 색소침착저하증, 회복이 늦어진다거나 재발의 위험성 등이 있을 수 있다. 보통 레이저를 이용한 방법이 다른 일반적인 방법보다 반흔이 생길 가능성은 떨어진다. 비흑색종 피부암을 치료하는 다른 방법들은 Box 6.4, 6.5, 표 6.4를 참고하기 바란다.

경험자들을 위한 최신 토픽

피부의 다수 전구암성 병변 또는 암성 병변을 효과적으로 치료하기 위해서는 병합 치료법을 고려하기도 한다. 미용적인 문제가 될 수 있는 얼굴이나 목, 어깨, 상부 가슴 부분, 상하지의 노출 부분은 흉터나 색소침착저하증이 생기지 않는 방향을 중심으로 치료 계획을 잡아야 하며 상대적으로 잘 보이지 않는 부분은 좀 더 효과가 빠른 방법이나 비용의 부담이 적은 방법으로 방향을 잡아 계획을 세운다. 예를 들어, 금전적인 부담을 느끼면서 미용적인 관심도 많은 환자의 경우 얼굴의 다발성 AKs는 PDT를 이용해 치료하고 그 외의 다른 곳에 위치한 AKs는 LN2를 사용해 치료할 수 있다.

AKs의 수가 많은 환자에서는 추가적인 시술이 도움이 될 수 있다. 레이저나 PDT, 외용 크림을 사용해서 대다수의 병변을 제거한 다음, 남은 병변은 액체질소나 다른 방법으로 부분적으로 치료할 수 있다.

참고문헌

Alexiades-Armenakas MR, Geronemus RG 2003 Laser-mediated photodynamic therapy of actinic keratoses. Archives of Dermatology 139:1313–1320

Calpolim P, Brazzini B, Urso C 2002 Superpulsed CO_2 laser treatment of basal cell carcinoma with intraoperatory histopathologic and cytologic examination. Dermatological Surgery 28(10):909–912

Calzavara-Pinton PG 1995 Repetitive photodynamic therapy with topical delta-aminolaevulinic acid as an appropriate approach to the treatment of superficial nonmelanoma skin tumours. Journal of Photochemistry in Photobiology 29:53–57

Cockerell CJ 2000 Histopathology of incipient intraepidermal squamous cell carcinoma ("actinic keratosis"). Journal of the American Academy of Dermatology 42:11–17

Fritsch C, Stege H, Saalmann G, Goerz G, Ruzicka T, Krutmann J 1997 Green light is effective and less painful that red light in photodynamic therapy of facial keratoses. Photodermatological Photoimmunological Photomedicine 13(5–6):181–185

Glogau RG 2000 The risk of progression to invasive disease. Journal of the American Academy of Dermatology 42:23–24

Gupta AK, Cooper EA, Feldman SR, Fleischer AB Jr 2002 A survey of office visits for actinic keratosis as reported by NAMCS, 1990–1999, National Ambulatory Medical Care Survey. Cutis 70:8–13

Haller JC, Cairnduff F, Slack G, et al 2000 Routine double treatments of superficial basal cell carcinomas using aminolaevulinic acid-based photodynamic therapy. British Journal of Dermatology 143(6):1270–1275

Horlock N, Grobbelaar AO, Gault DT 2000 Can the carbon dioxide laser completely ablate basal cell carcinomas? A histological study. British Journal of Plastic Surgery 53:286–293

Humphreys TR, Malhotra R, Scharf MJ, Marcus SM, Starkus L, Calegari K 1998 Treatment of superficial basal cell carcinoma and squamous cell carcinoma in situ with a high-energy pulsed carbon dioxide laser. Archives of Dermatology 134:1247–1252

Marmur E, Schmults CD, Goldberg DJ 2004 A review of laser and photodynamic therapy for the treatment of nonmelanoma skin cancer. Dermatological Surgery 30(2 pt 2):264–271

Morton CA, Brown SB, Collins S, et al 2002 Guidelines for topical photodynamic therapy: report of a workshop of the British Photodermatology Group. British Journal of Dermatology 146:552–567

Morton CA, Whitehurst C, Moseley H 1996 Comparison of photodynamic therapy with cryotherapy in the treatment of Bowen's disease. British Journal of Dermatology 135(5):766–771

Pariser DM, Lowe NJ, Stewart DM, Jarratt MT, Lucky AW, Pariser RJ, Yamauchi PS 2003 Photodynamic therapy with topical methyl aminolevulinate for actinic keratosis: results of a prospective randomized multicenter trial. Journal of the American Academy of Dermatology 48:227–232

Rhodes LE, de Rie M, Enstrom Y, et al 2004 Photodynamic therapy using topical methyl aminolevulinate versus surgery for nodular basal cell carcinoma: results of a multicenter randomized prospective trial. Archives of Dermatology 140(1):17–23

Salim A, Leman JA, McColl JH, Chapman R, Morton CA 2003 Comparison of photodynamic therapy with topical 5-fluorouracil in Bowen's disease. British Journal of Dermatology 148(3): 539–543

Varma S, Holt PJ, Anstey AV 2000 Erythroplasia of Queyrat treated by topical aminolaevulinic acid photodynamic therapy: a cautionary tale. British Journal of Dermatology 142(4):825–826

7 여드름
Acne

E. Victor Ross Jr, Nathan Uebelhoer

서론

여드름 치료는 항생제에 대한 내성, 외용연고와 복용약의 부작용, 그리고 더 효과적인 치료에 대한 기대와 같은 이유로 레이저를 이용한 여드름 치료가 발전할 수 있었다. 광선을 기초로 한 여드름 치료는 그 병리생리학적인 부분을 잘 이해함으로써 더욱 효과적으로 활용할 수 있다. 피지샘 소포(sebaceous follicle)는 여드름 병변이 발생하는 부위이다. 이 소포의 가장 상부인 acroinfundibulum은 주변의 표피와 비슷한 양상의 조직구조와 각질화(keratinzation)을 보인다. 표피 멜라닌의 침착(black head)되는 과정, 피지에 세라마이드(ceramide)가 더해지는 과정도 이곳에서 일어난다. 멜라닌은 또한 acroinfundibulum 그 이하의 구조에서는 찾아볼 수 없다. 누두부(infundibulum)에서 약 200 ㎛ 아래 부분이 누두부아래(infrainfundibulum)인데 여기에서 피지와 섞인 소포 각질세포(follicular keratocyte) 찌꺼기가 섞이면서 축적되어 면포발생(comedogenesis)의 처음 과정이 일어나게 된다. Plewig와 Kligman은 이 누두부의 고유구조의 변화가 여드름 발생과 연관이 있다고 하였다. 누두부아래에서는 다양한 Propionibacterium 종들이 triglyceride와 반응하여 시토카인을 방출한다. 누두각질화(infundibular keratinization)와 염증반응이 이러한 시토카인을 방출하도록 한다. 365 nm 광선 이하에서 보여지는 대부분의 얼굴에 붉은 오렌지색의 형광 형태는 *P. acne*에 의해 형성된 coproporphyrin Ⅲ에 기인한다. 그 이하 구조로 내려가면, 누두부아래에서 수없이 많은 피지선관(sebaceous duct)이 퍼지는데 이것은 피지선(sebaceous gland)의 소엽(lobule)과 누두부를 연결하는 역할을 한다. 마지막으로, 모간이 피지선을 통해서 자라 올라오게 되며 이것은 솜털과 종말모간기(terminal hair shaft)의 중간 형태를 띠게 된다. 이러한 멜라닌 특성이 줄어든 모간은 광열효과(photothermal effect를 보이게 된다. 기능항진성(Hyperfunctioning) 피지선은 여드름의 주된 원인이다. 여드름 치료에 있어서 모든 피지선과 소포의 크기가 여드름이 발생하지 않은 부분들에 비해 크다. 따라서 그 크기를 감소시키는 것이 여드름의 수를 줄이고 증상을 호전시키는 데 있어 중요하다. 장기적인 여드름 치료 완치를 위해 피지선을 고려해야 한다.

이 장에서는 레이저 치료를 바탕으로 한 여드름 치료에 대해 설명하겠다. 대부분의 여드름이 얼굴에서 발생하지만 여드름은 등이나 가슴, 목 부분에서도 발생할 수 있다. 여기에서는 실제로 가장 많이 접하게 되는 부분인 얼굴을 치료의 중심으로 살펴보도록 하겠다. 여드름의 진단은 직접적으로 간단히 이루어지며 특별한 검사 없이 이루어진다.

환자 선택

어떤 환자군이 레이저 치료로 가장 효과를 볼 수 있는지는 확실하지 않다. 이전의 여드름 치료방법들이 전형적인 효과를 보였기 때문에 여드름 치료에 있어 레이저는 보완적인 역할을 한다. 즉 현재의 효과적인 치료들을 배제한 채 레이저 치료를 여드름 치료에 있어 단일 치료로 생각한다면 대부분의 레이저 치료는 단지 일시적이며 불완전한 치료효과를 보일 것이다. 치료에 있어서 적합한 환자군은 약물 복용을 하지 않으면서 40~50%의 효과를 보이고 있는 환자이다. 예를 들어, 환자가 약물 복용을 원하지 않는 경우 적절한 외용제의 사용과 함께 레이저 치료는 훌륭한 효과를 보일 수 있다. 또 다른 레이저 치료에 적합한 환자군은 보다 적극적으로 여드름 치료에 임하고자 하는 환자군이다. 이런 환자들에게서 일반적인 치료방법에 레이저 치료를 겸하는 경우에 좀 더 좋은 순응도를 기대할 수 있다.

기대효과 (Expected benifits)

임상적인 경험이나 문헌의 기록을 보아도 레이저로 여드름을 완전히 치료하는 것은 어렵다. 3개월을 치료하였을 때의 효과는 거의 효과를 느끼지 못하는 정도에서 70~80% 호전을 보이는 정도까지 다양하다. 깊숙이 침투하는 적색광선과 감광제를 함께 사용하는 경우, 드물게 오랜 기간 동안 효과가 유지되면서 완전히 치료된 예가 있기는 하였다. 하지만 이러한 경우 표피탈락, 색소침착, 가피형성, 통증 등의 심각한 부작용을 동반하였다. 나양한 치료들에 대한 이용의 편리한 정도와 효과에 대한 객관적인 자료들을 아래에 기술하겠다. 전반적으로 낮은 레벨의 광화학요법으로 치료하는 경우 통증이 없고 치료시간이 짧아 편리하며 치료 중 치료 효과가 떨어지는 경우도 없다.

전반적인 치료의 안정성 부분은 우수하다. 그러나 mid-infrared 레이저를 사용하는 경우 오래 지속되는 홍반이나 색소침착이 생길 수 있다. Aminolevulnic acid를 함께 사용하고 시술 후 본인도 모르게 햇빛에 노출됨으로써 부작용이 일어날 수 있다. 몇몇 경우에서 햇빛 노출 후에 오래 지속되는 색소침착이 남을 수 있다. 시술 비용은 다양한데 적용하는 치료 방법에 따라 1회 치료에 200~500달러 정도로 책정되고 있다.

레이저 치료에 대한 오랜 기간의 연구가 없기 때문에 정확히 어떤 환자에게 어떤 치료가 최상일지 예측하기는 어렵다. 전반적으로 작은 구진(papule)이나 농포(pustule)가 반응이 좋으며 면포(comedon)나 낭포(cyst) 형태는 반응이 좋지 않다.

장비

현재 여드름 치료에 있어 20가지 이상의 사용 가능한 기계들이 있다. 이러한 대부분의 기계들은 이전에 혈관확장증이나 색소이상에 사용되었던 기계들로서 최근에 여드름 치료로 FDA의 승인을 받았다.

낮은 정도의 광화학을 적용시키려면, 지속적인 청색광선을 이용하거나 보다 장파장의 가시광선을 이용한다. 이러한 시스템은 일반적으로 얼굴 전체의 치료를 목적으로 한다.

Pulsed light system에서는 감광제를 사용하거나 혹은 사용하지 않고 low fluence로 쓸 수 있는데, 이러한 종류로는 low fluence dye 레이저, low fluence intense pulsed light(IPL), potassium titanyl-phophate(KTP)가 있다. 이때 에너지량은 환자가 약간 불편함을 느낄 정도나 통증이 없는 정도로 낮추어 주어야 한다. 치료는 병변부분이 완전히 포함되도록 반복해서 시행한다. 이러한 방법으로 각 치료당 최소 5~15분 정도의 치료 시간이 필요하다.

가시광선을 이용해 더 높은 fluence를 사용하는 경우에는(감광제의 사용없이) 에너지량은 얼굴의 회춘술 치료 시, 즉 혈관확장증이나 색소이상에시의 치료시와 같은 정도로 사용한다. 시술자는 연속적으로, 원하는 병변부위를 치료하고 이러한 방법으로 모든 병변이 치료에 포함되도록 한다. 통증은 fluence에 따라 달라지며 환자가 참아내는 정도에 따라서도 달라질 수 있다. 치료 시간은 low fluence의 치료에서와 대략 비슷하다.

Aminovulevulinic acid와 같은 감광제를 사용하는 경우도 여러 가지 방법이 있다. 가장 흔히 사용되는 방법은 시술자가 레이저 조사 1~3시간 전에 감광제를 미리 발라놓는 것이고 이 시간 동안 환자는 햇빛에 노출되지 않도록 주의해야 한다. 아세톤 스크럽과 같이 또는 미세박피술(microdermabrasion)을 시행하면 감광제가 더욱 잘 흡수된다. 우드등(Wood' s light)은 피부에 감광제가 어느 정도 흡수되었는지 확인하는 데 도움이 될 수 있다.

Pulsed light에서의 통증 정도는 aminovulevulic acid를 사용하지 않았을 때와 비슷하다. 하지만 ALA에 대한 반응은 홍반이나 부종이 나타나는 등 더욱 확실하다. BLU-U와 같은 광선 조사 방법에서(얼굴 전체에 걸쳐 10~15분)의 통증은 ALA가 노출된 시간과 광선량에 비례하게 된다. Air cooler(Zimmer, Germany)를 사용함으로써 환자들의 통증을 줄이는 데 도움을 줄 수 있다.

일반적인 부작용은 다른 치료에서 레이저를 사용한 정도와 비슷하게 나타난다. 예를 들어, pulsed light system을 과하게 사용했을 경우 물집이나 색소침착, 심한 경우 흉터까지도 나타날 수 있다. 대부분의 시술자들에게 있어 가장 큰 관심은 ALA의 사용으로 인한 광독성을 피하는 것이다.

대부분의 부작용은 시술 후에 나타나는데 종종 본인도 모르게 햇빛에 노출됨으로써 나타난다. 이런 종류의 노출에는 집이나 차 등에서 창문을 통한 햇빛 노출도 포함된다. 환자들은 반드시 시술 후 집으로 가는 도중에 자외선 차단에 신경써야 한다.

접근방법과 치료법의 기초

조직해부학에 근거해서 우리는 광화학적으로 또는 열로써 여드름 치료의 병리과정에서의 trigger point를 바꿀 수 있다. 목표가 되는 부분은 누두부이다. 이 부위는 피지선과 *P. acne* 그리고 다른 연관 물질들이 염증반응을 일으키는 곳이다. 그림 7.1은 여드름 환자에서의 전형적인 피지선 낭포 모양을 보여주고 있으며 electromagnetic wave(EM)에 근거한 치료가 병변 내의 목표가 되는 부분에 어떻게 작용하는지도 보여준다. 의사들은 치료에 있어 치료의 중심은 병변 발생의 예방쪽에 초점이 맞추어져야 한다는 것을 잊지 말아야 한다. 아무리 심한 여드름 발병 환자에 있어서도 병변은 전체 얼굴 면적의 1%도 되지 않는데, 이것은 치료에

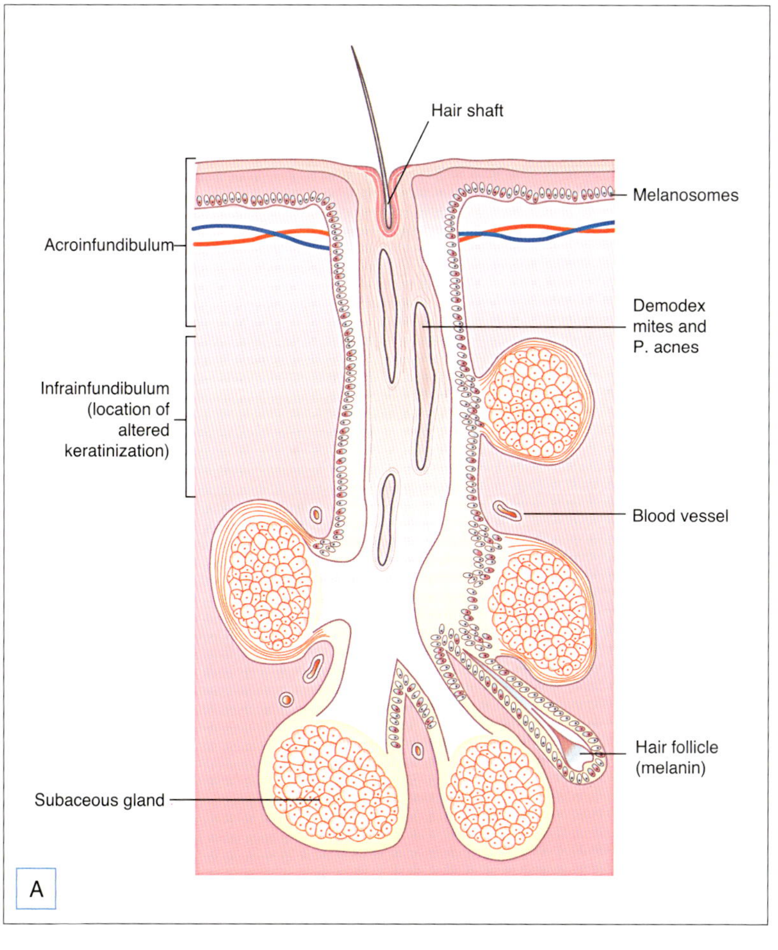

그림 7.1 (A~C)광선에 기초한 여드름 치료의 조직학적 모식도

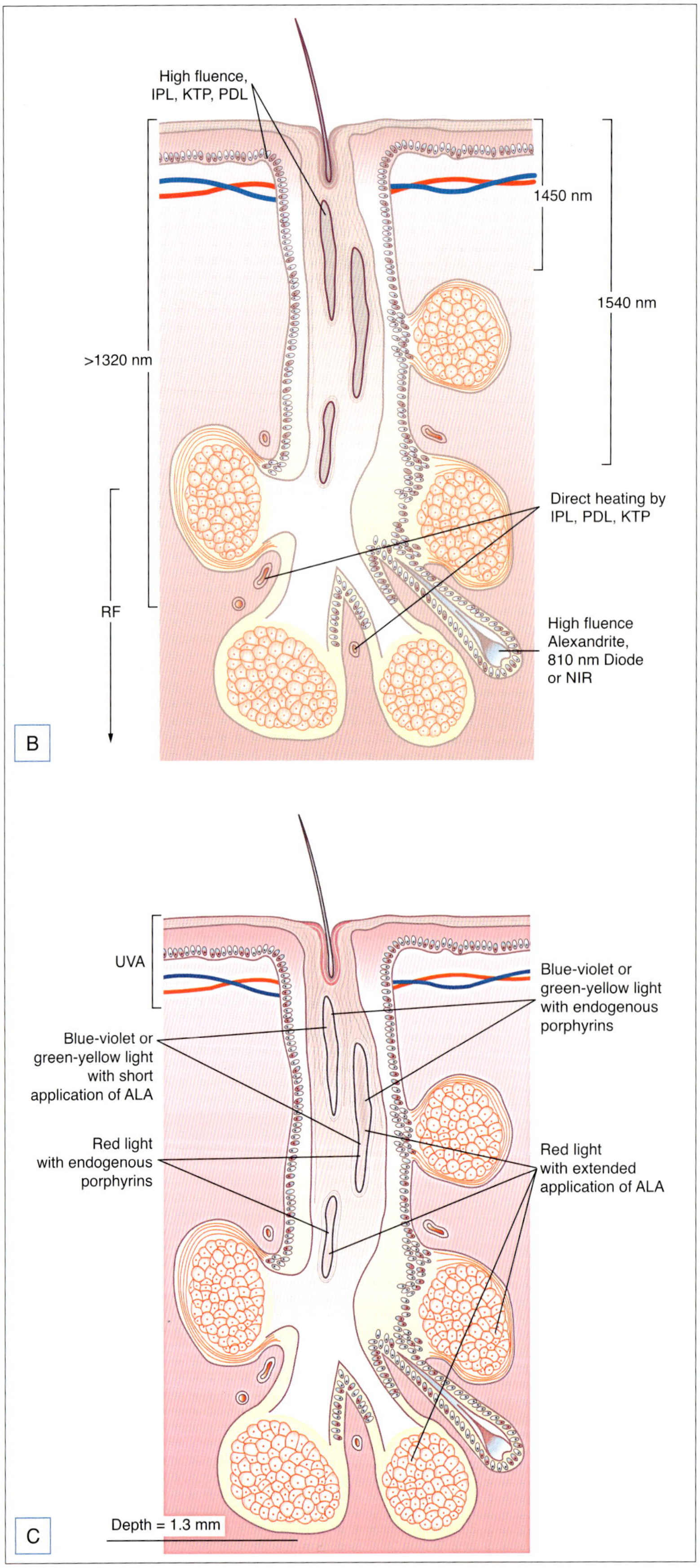

그림 7.1 계속. (A~C) 광선에 기초한 여드름 치료의 조직학적 모식도

있어서 현재의 병변만을 강조해서는 안 된다는 것을 의미한다.

조직해부학에 근거한 치료 방법

치료계획을 세울 때 우리는 반드시 피부의 특성을 알아야 한다. 빛은 피부에서 흡수되기도 하고 흡수되지 않기도 한다. 침투깊이(Penetration depth)는 'optimal penetration depth' 라고 하며 처음의 에너지량에서 37% 감소하는 위치) 경험적으로 결정되며 예상된다. 빛의 양은 침투깊이에서 갑자기 멈추는 것이 아니라 피부를 통해 내려오면서 서서히 감소하게 된다. 예를 들어, 한 피지선이 피부 아래 1 mm에 위치한다고 했을 때 이 깊이에서 적색광선은 처음 표면에서의 약 20%로 감소한다는 것을 예측할 수 있고 청색광선은 거의 다 없어진다는 것을 예측할 수 있다. 비록 청색광선이 포르피린을 자극시키는 데 40배 이상 강하지만 피지선에서는 거의 효과가 없으며, 따라서 적색광선이 보다 더 강한 photodynamic effect(PDT)를 나타낸다는 것을 추측할 수 있다.

UVA 광선

우선 UVA 광선에서부터 시작해 보자(UVB는 실제 여드름에 대한 효과가 더 떨어지며 또한 화상에 대한 위험도 있다). UVA는 60 ㎛ 깊이에 도달한다. 광선이 들어가면서 감소하기 때문에 UVA 자체만으로 누두부 상부나 표피층까지만 도달할 수 있다. 광선에 노출되게 되면 상피의 세포 재생이 촉진되며 약한 표피 탈락 효과도 있다. 또한 표면에 위치하는 *P. acne*는 UVA의 PDT와 비 PDT의 살균 효과 모두를 기대할 수 있다.

보라색, 청색 광선

보라색과 청색광선은 UVA보다 더 깊이 침투하지만 (90~150 ㎛ vs. 60 ㎛) 조직으로 침투되면서 급격히 에너지가 감소한다(멜라닌의 흡수와 분산 때문). ALA를 바르고 피지선에 ALA와 그 산물인 Protoporphyrin IX(PpIX)가 축적된 상황에서도 마찬가지이다. 의미있는 정도의 광선이 피지선에 도달하는 것은 어렵다. 하지만 PpIX를 표피와 acroinfundbulum에서 활성화시키면서 약간의 *P. acne*를 없앨 수 있는 효과가 있다. 그 결과 염증반응을 감소시키고 표피재생을 증가시키며 피지 배출능력을 향상시키리라는 결과를 예측할 수도 있다.

녹색, 황색, 적색 광선

녹색, 황색, 적색광선은 누두부의 *P.acne*에 작용할 수 있을 정도로 충분히 깊게 들어간다(280, 450, 550 ㎛). 에너지를 조금 더 높이게 되면 (200 mW/cm^2 이상) 표피와 혈관과 피지선낭포와 연관되어 있는 모간에까지 열을 전달시킬 수 있다. ALA를 바르고 PpIX가 형성된 후에는 어느 정도의 광선이 피지선(sebaceous gland)에 도달하리라는 것을 기대할 수 있다.

Near-infrared(NIR) light

1064 nm 레이저는 주요한 피부 발색단(chromopore)에 대한 흡수 능력이 있는 유일한 스펙트럼이다. 적은 양이긴 하나 멜라닌과 HbB의 흡수가 이루어지는 곳이다. 반복해서 시술하거나 높은 fluence로 시술 하면 피부의 수분에 열이 가해져 조직이 손상되고 이 손상은 진피층 이하 수 mm까지 퍼져나갈 수 있다. 피지선에는 중등도의 열이 전해질 것으로 예측된다. 이러한 상태에서 gland가 손상되면 심각한 정도의 통증을 유발할 수 있으며 피부 전층의 괴사와 흉터를 만들 수 있다.

Mid-infrared(MIR) light

이러한 종류의 레이저는 냉각 종류, 파장, 펄스 지속시간, fluence를 다르게 함으로써 피부층의 열전달을 조절할 수 있다. 예를 들어 1450 nm의 레이저는 cryogen cooling(DCD)으로 200~500 ㎛까지 조절이 가능하다. 1320 nm의 레이저는 흡수계수가 낮기 때문에 좀 더 광범위하고 깊은 정도로 열을 전달할 수 있다. MIR 효과에 따른 여드름의 조직 구조에 따라서 1450 nm의 레이저로 표층에 존재하는(200~600 ㎛) 피지선에 현미경적인 손상을 입힐 수 있다는 것을 관찰할 수 있다. 그러나 사람의 피부에서 이러한 현상은 높은 fluence의 반복된 처치로만 가능하다. 따라서 대부분 이러한 기계에서 실질적인 조절은 경미한 정도(확실히

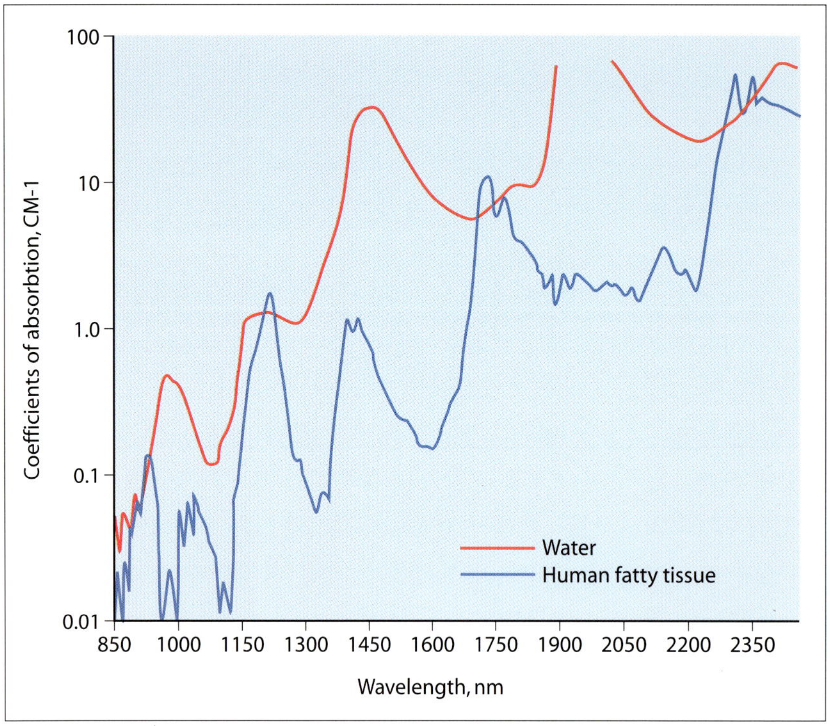

그림 7.2 피지와 수분의 흡수곡선(Sebum and water absorption)

회복가능한 정도)로 피지선에 열을 전달할 수 있는 정도이어야 한다. 피지흡수 곡선(그림 7.2)에 따르면 1320~1540 nm에서는 수분에서의 흡수 정도가 피지에서보다 우월하다. 이것은 피지선이 수분으로 이루어진 조직에 둘러싸여 있기 때문에 피지선이 단지 손상만 입을 수 있다는 것을 의미한다. 만약 선택적으로 피지선에만 작용할 수 있는 광원을 개발하려 한다면 그것은 1.2 또는 1.7 μm의 파장을 방출하여야 한다. 그러나 이러한 파장대에서라도 수분과 피지의 비율이 여전히 낮다. 주변 조직보다 피지선에서 열이 천천히 식을 수 있는 방법으로 피지선(gland)에서만 특수하게 열이 작용할 수 있도록 변수를 조절해야 할 것이다.

전자파(electromagnetic wave)의 메커니즘에 기초한 치료

이제부터 EM에 기초한 치료방법들을 보자. 크게 다음의 네 가지 방법이 있다.

1. 광화학적(Photochemical) 방법
   a. UV
   b. 가시광선-low power density

2. 복합적인 방법
   광열성(photothermal)과 광화학(photochemical) 메커니즘의 동반상승효과

3. 감광제의 사용
   a. ALA
   b. Indocyanine green(ICG)

4. 광열성(Photothermal) 방법
   a. 제모 레이저(〉670 nm)
   b. MIR

광화학 조직 상호작용—감광제를 사용하지 않는 경우

체내의 포르피린을 사용한 여드름의 광화학적인 치료는 *P. acne*을 photoinactivation하는 원리에 기초한다. *P. acne*는 coproporphyrin과 protoporphyrin을 만들어 낸다. 세포 안의 포르피린은 장파장의 UVA와 어떤 종류의 가시광선 하에서 세포막의 손상을 통하여 세포괴사를 일으킨다. 이러한 PDT 효과는 실험실내 실험으로 확인할 수 있다. 그러나 신체내에서는 포르피

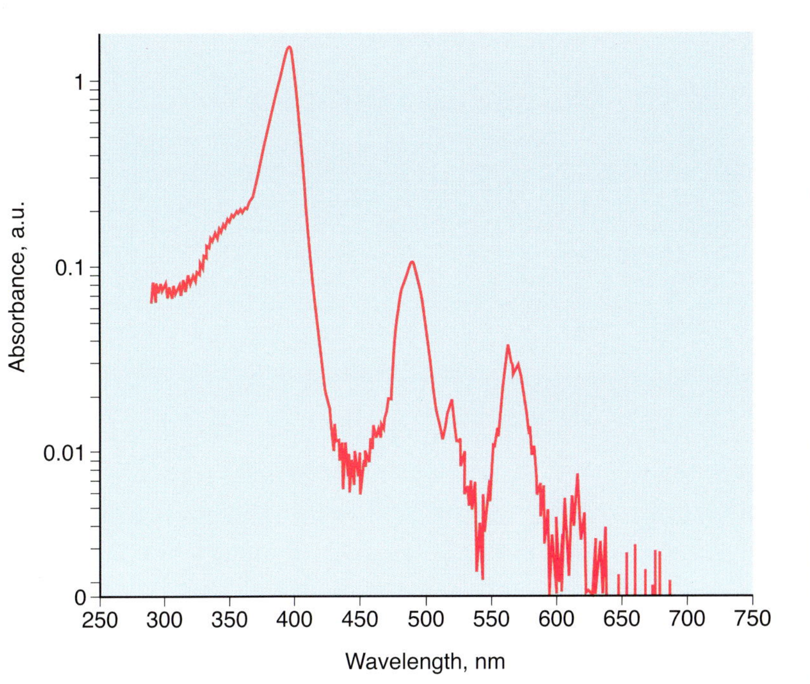

그림 7.3 전형적인 porphyrin 흡수 스펙트럼

린을 이용한 살균효과가 크지 않아 그 효과를 4~5배 증대시킬 정도의 시험관 내 실험이 계속되어야 한다. ALA(PpIX를 생산하는 전구물질)를 적용시키면 *P. acne*는 그렇지 않았을 때보다 더 많은 포르피린을 생성할 수 있으며, 따라서 세균을 몇 배 이상으로 없앨 수 있다. 피지선 자체는 건조하다. 이것은 피지선(gland)에 의미있는 정도로 광화학적인 손상을 입히려면 외부에서 포르피린(또는 ALA와 같은 전구물질)을 공급해야 한다는 것을 의미한다. 청색, 적색, 녹색광선 모두 그 자체만으로도 *P. acne*를 없앨 수 있으나 피지선에 효과적인 손상을 입히지는 못한다.

Johnsson은 피지선에서 나오는 물질이 381~405 nm의 파장대를 자극해 흡수를 촉진한다는 것을 알아냈다. 이것은 보라색-청색광선이 *P. acne*를 없애는 데에 있어 우수하다는 것을 나타낸다. 흡수가 잘 되지 않는 'Q 밴드'가 504, 538, 576, 630 nm에서 나타난다(그림 7.3).

UVB와 UVA 광선은 오랜 기간의 연구에서 효과가 없음을 보여주었다(외용제를 쓰는 경우와 심지어 위약보다도 좋은 효과를 보이지 못했다). UVA는 가장 효과가 없었다. 하지만 UV 광선은 여드름에 어느 정도의 항염효과를 보이며, 또한 환자의 70%는 햇빛을 쬐는 것이 치료 효과가 있다고 믿는다(아마도 급격히 피부가 건조해지는 것 때문이라고 생각됨). 비록 *P.acne*의 치료에서는 짧은 파장대일수록 효과가 있지만(즉, UV vs. 청색광선), 가시광선은 UVA와 다르게 침투성이 우수하며 발암성을 갖고 있지도 않다. 또한 UVA에는 오랜 시간 노출되면 피지선이 커지게 된다.

최근 여드름 치료에 있어 관심은 청색-보라색광선 continuous wave(CW)에 맞추어지고 있다. 이러한 기계들은 광선을 mW/cm^2의 단위로 방출하며, 10~20분의 노출시간에도 통증이 없다. 작용하는 원리는 체내의 포르피린(*P. acne*의 대사에 의해 생성된)을 활성화시켜 singlet oxygen을 생성시키는 것이다. 전반적으로, 결과는 다양하게 나타나지만, 체내의 포르피린에 기초한 치료는(power density$<$100 mW/cm^2) 잘 정의되어 있지 않다. 한 연구에서 34명의 환자를 대상으로 청색광선을 이용한 치료를 하였다. 환자는 두 개의 군(high vs. low dose)으로 나누었고 고에너지, 고압력, 청색광선을 이용해 치료하였다. 20번의 치료 중에 10

회 이후(~55 mW/cm^{2}로 하루에 10분, 5주 동안 일주일에 네 번씩)에 아주 좋은 결과를 나타내었다. 높은 에너지를 사용한 군에서 전체 광선량은 650 J/cm^{2}이었다. 흥미롭게도, 10~20회 사이의 치료에서는 치료 성과가 없었다. 또한 적은 양의 에너지를 받은 군에서 더 나은 호전을 보였다. 이 연구에서 대상군을 마지막 치료까지 추적하지 못했다. 또 다른 연구에서는 107명의 환자들이 4개의 군으로 나뉘어져 치료받았다. 청색광선, 청-적색광선, 냉백색광선(cool white light), 과산화벤조일(benzoyl peroxide) 군으로 나뉘어졌다. 치료 시간은 15분이었으며 12주 동안 전체 사용된 에너지량은 청색광선 320 J/cm^2, 적색광선 202 J/cm^{2}였다. 백색광선은 대조군으로 사용되었다. 전반적으로 청색-적색광선 군에서 12주 치료 후에 염증반응을 보이는 병변이 75% 감소하면서 좋은 효과를 보였다. 청색광선과 과산화벤조일을 사용한 군은 12주 후에 60%의 효과를 보이면서 비슷한 결과를 나타냈다. 백색광선(대조군)을 사용한 그룹은 25%의 감소 효과를 보였다.

또 다른 연구에서는 총 20회의 치료를 일주일에 3회씩 받았다. 치료 시간은 20분이었다. 세 가지 종류의 광선이 사용되었는데 (i) 'full spectrum', UVA와 보라색, 녹색광선의 혼합 (ii) '보라색 광선', 적은양의 녹색광선과 함께 UVA와 보라색의 혼합 (iii) '녹색광선', 적은 양의 보라색광선과 함께 대부분의 녹색광선이었다. 실험자들은 20회의 치료 후 각각의 군에서 14%, 30%, 22% 증상이 호전되는 것을 보였다. 전반적으로 보라색광선 그룹에서 가장 좋은 효과를 보였으나 그 차이가 의미 있는 정도는 아니었다. 대부분의 연구에서 광선효과는 면포(comedone)나 구진(papule)에서는 떨어지며 염증반응에서 좋은 효과를 보였다. Kawada와 그의 연구팀은 407~420 nm의 파장을 방출하는 청색광선(metal halide source, Clear light, Lumenis)을 이용하여 30명의 환자들을 치료하였다. 에너지량은 90 mW/cm^{2}이었으며 일주일에 2회씩 5주간 치료하였다. 전반적으로 55% 병변(모든 그룹에서)이 감소하는 결과를 보였다. 27%의 환자들은 '호전됨' 또는 '현저히 호전됨'의 결과를 보였으며 20%는 더 나빠지거나 차이가 없었다. 마지막 치료 후 한달이 지나도 치료효과가 유지되었다.

펄스 광원(Pulsed light sources)과 PDT

짧은 펄스(short pulse)는 PDT 효과를 극대화시키는 데 바람직하지 않다. 즉 시간을 길게 노출시켜야 산소의 이용률을 높일 수 있다. 낮은 에너지로 치료하는 경우 더욱 강한 PDT를 보인다는 것을 알았다. 비록 몇몇 실험에서 펄스 광원(pulsed light source)이 CW source와 같은 결과를 보인다고 하지만 PDT 효과는 광선량과 평균 조사량이 같은 경우에만 그러한 결과를 보였다. 피부과적인 처치에서 대부분의 펄스 광원은 이론적인 PDT 포화 역치 (4×10^8 W/m^2) 이하였다. 이것은 여드름 치료에 있어서 펄스광선을 사용하는 경우 청색, 녹색, 황색, 또는 적색광선으로 여러 번에 걸쳐 조사해야 한다는 것을 의미한다. 조사 사이의 간격은 평균 조사량이 CW에서와 비슷한 정도가 되도록 조절되어야 한다.

광화학과 광열성

가시광선 장치는 오직 광화학적 메커니즘을 통해서만 효과를 발휘할 수 있다. 다시 말해서 오랜 시간 조사 후 생성되는 singlet oxygen으로 *P. acne*를 없애는 것이다. 조사량은 여드름 병변주변이나 정상 조직에 영향을 미칠 정도로 높아서는 안 된다. 아래의 연구결과들은 여드름 치료에 있어 항생작용이 있는 최소한의 열을 가할 수 있는 조사량과 fluence에 대한 연구이다.

Pulsed dye Laser (PDL)

Seaton과 그의 동료들은 낮은 fluence의 PDL 치료(585 nm, 1.5 or 3 J/cm^2, 1회 치료당, 1 패스) 효과에 대해 12주의 치료기간 동안 연구하였다. 연구결과 대조군(53%의 병변 감소 vs. 대조군에서 9% 감소)에 비해 치료군에서 여드름 병변이 월등히 호전된다는 것을 알아냈다. 또한 높은 influence와 낮은 influence 그룹간의 치료효과 차이는 없었다. 그들은 레이저가 직접적으로 세균을 없애고 또한 세균에 대한 면역반응을 변화시킬 것이라는 가설을 세웠다. 또한 레이저가 어느 정도 면포를 형성하는 환경을 변화시키고

낭포의 세포벽 성숙과정도 변화시킬 것이라고 하였다. 그 역할이 불분명하더라도 낮은 fluence PDL은 일시적으로 미세혈관에 열을 가할 수 있으며 그것은 여드름 치료에 한 몫을 담당한다. 최근 Orringer와 그의 동료들은 Seaton과 마찬가지로 낮은 fluence PDL의 여드름 치료에 대해 연구하였으나 의미있는 효과가 있음을 증명하지는 못했다.

Intense pulsed light (IPL)

대부분의 기계들은 500~1200 nm의 파장을 방출하며 주된 파장대는 530~700 nm이다. IPL은 두 가지 방법으로 사용되어질 수 있는데 첫 번째 방법은, 주사나 광회춘술을 위한 목적으로 사용되는 높은 에너지량을 사용하는 경우이다. ALA를 사용하든 사용하지 않든 모세혈관 확장이나 이상색소침착 부분에 호전효과가 있을 정도의 충분한 에너지를 사용하여야 한다. 연구 결과에 의하면 IPL에서 high fluence를 사용하였더니(ALA의 사용없이) 홍조와 여드름성 구진의 감소에 효과가 있었다. 우리의 경험적인 치료에서 보았을 때에도, 여드름과 그와 관련된 붉은기가 감소되는 것을 볼 수 있었고 환자들에서는 치료가 끝난 후 병변이 거의 남아 있지 않았다. 이러한 시술에는 두 가지의 메커니즘이 작용한다. 한 가지는 dermo-epidermal juction과 여드름으로 인해 붉어진 부위에 열이 가해지는 것이다. 또 한 가지는 체내의 포르피린의 Q 밴드에서의 'pumping' 현상 때문에(이전 설명 참조) 광활성화(photoactivation)와 singlet oxygen이 형성된다는 것이다.

두 번째 시술 방법은, 좀 더 낮은 양의 에너지량으로 여러 번에 걸쳐 반복 시술하는 것이다. 이러한 시술은 광화학(photochemical)과 광진피(photodermal)의 비율을 이상적으로 변화시킨다. 낮은 에너지를 사용하면서 상당한 양의 보라색-청색 또는 녹색-황색-적색 광선을 조사하는 새로운 기계들이 있다. 이런 기계들은 대부분 PpIX에 대한 대부분의 파장을 방출할 수 있다. 예를 들어, ALA를 사용하지 않으면서 매주 치료할 때(4주간) 황색광선을 방출하는 IPL(Lux G, 525~1200 nm, palomar medilux, Palomar, Burlingtonm MA, USA)을 사용하거나 대부분 보라색-청색광선을 방출하는 IPL(Lux V, 400~700 nm와 870~1200 nm)을 사용한다. 환자들을 '청색-황색' 그룹과 '보라색' 그룹으로 나누어 4주간 치료한 연구결과가 있다. 두 그룹 모두 염증 병변이 85% 호전되는 결과를 보였다(그림 7.4). 대조군에서는 30% 호전이 있었으나 치

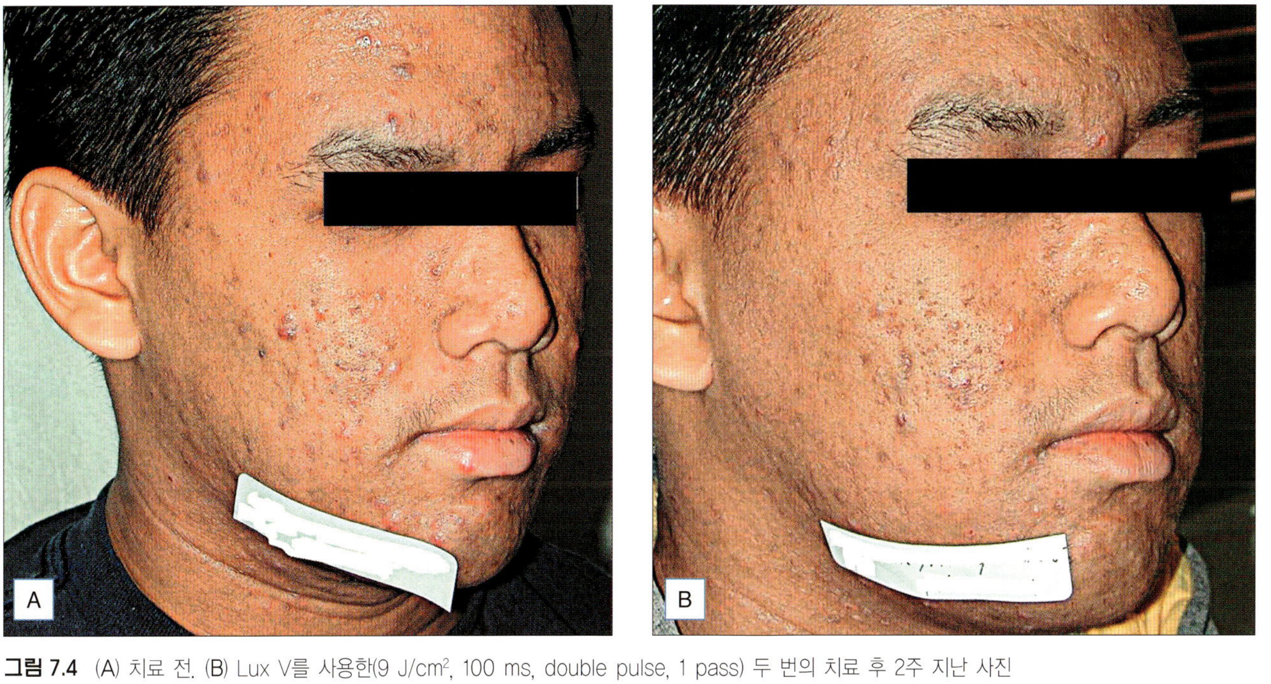

그림 7.4 (A) 치료 전. (B) Lux V를 사용한(9 J/cm², 100 ms, double pulse, 1 pass) 두 번의 치료 후 2주 지난 사진

료 종결 8주 후 여드름은 처음과 같은 상태가 되었다. IPL 치료 중 환자는 약간 따듯한 느낌을 느낄 수 있으며 이것은 최소한의 열효과(thermal effect)를 의미한다. 하지만 이러한 열로 인한 부작용(예를 들어 미세가피 형성)은 발견되지 않았다. Dierickx도 같은 조건하에서 보라색, 녹색광선 핸드피스를 이용해 의미있는 병변의 호전 (5~15주 동안 5회의 치료 후) 양상을 관찰할 수 있었다. 3~6달 후에 추적에서 대부분의 환자에서 소수의 여드름만 생긴 것을 관찰하였다.

또 다른 섬광등(flash lamp) 장치(Clear touch™, Radiancy Inc., Orangeburg, NY, USA)는 *P. acne*를 없애기 위해 녹색-황색광선을 사용하고 염증반응을 줄이기 위해 열을 전달한다. 최근의 50명을 대상으로 한 연구에서 치료 종결 시점에서 50% 염증 증상의 완화 소견을 보였다. 얼굴 전체를 치료하였으며 교차실험 방식으로 대조군과 비교하였다. 4주 동안 일주일에 2회의 치료가 행해졌다.

Demodex는 외부 멜라닌 색소가 있는 키틴질에 열을 가함으로써 선택적으로 살균할 수 있으며 이로 인해 성공적인 IPL 치료가 이루어질 수 있다.

KTP 레이저

PDT 효과와 함께 선택적으로 색소와 혈관에 열을 가함으로써 KTP 레이저는 여드름과 주사치료에 사용되어져 왔다. 11명의 심상성 여드름(acne vulgaris) 환자를 대상으로 한 연구에서 환자들은 2주 동안 4회의 치료를 받았다. 7~9 J/cm^{2}의 에너지로 4 mm spot을 사용하고 표면 냉각처치(6~10회의 반복, 총 20~50 J/cm^2)를 해 주었다. 한 달 동안의 치료 후에 냉각처치만 해 준 대조군이 2%의 호전을 보인 반면에 치료를 해 준 군은 치료받은 부위에서 36%의 호전을 보였다. 추측컨대 광화학 효과와 함께 혈관구조에 전해지는 열이 작용하였을 것이다. Lee는 KTP 레이저만 가지고 25명의 환자를 치료하였는데 한 번에 6~12 J/ cm^{2}를 사용하면서 여러 번 반복 시술하였으며 표면 냉각처치를 해 주었을 때 6회의 치료 후 60~70%의 병변 호전효과를 관찰할 수 있었다. 하지만 레이저와 동시에 복용약과 바르는 약을 사용하였을 때보다 레이저만으로 치료한 경우 홍조가 발생하기 쉽고 치료율이 떨어지며 재발 역시 빠르다는 것을 보고하였다.

감광제를 함께 사용하는 경우의 PDT

ALA PDT

피지선에서 ALA가 축적되면서 PpIX가 생성된다는 것은 여러 연구에서 보여주고 있다. 하지만 그 선택성과 피지선에서의 축적 정도는 중간 매개체와 노출 시간에 따라 다르다. 대부분 어느 정도 상당량의 축적을 위해서는 최소 3~4시간이 필요하다. 광선이 ALA로 처치된 피부에 도달하였을 때 PpIX가 활성화되면서 삼가의 성질을 가지게 되며 singlet oxygen을 형성한다. ALA는 여드름을 포함한 여러 피부질환에서 CW 광선과 함께 사용되어 왔다. 최근에는 IPL과 PDL의 효과를 증대시키기 위해서도 사용된다. ALA를 광회춘술 세팅(photorejuvenation setting)과 함께 사용함으로써 여드름 치료와 함께 붉은색이나 갈색의 색소질환을 치료할 수 있다. 일반적으로 4주 간격으로 3회의 치료가 권장된다. 치료 후 1~2시간 동안 ALA를 바르면 여드름 병변을 줄여준다고 하나 pulsed light가 많은 양의 singlet oxygen을 형성할 가능성은 적다. IPL-PDL은 충분히 증명된 광열 메커니즘으로 홍조를 줄여주며 PDT와 광열 작용의 상승효과도 기대할 수 있다.

PDT 효과는 이러한 IPL, PDL의 MS(milisecond) 영역 처치에서 볼 수 있다. 그러나 햇빛만으로도 펄스 녹색광선 또는 황색광선의 5~30 J/cm^{2}에서보다 많은 singlet oxygen을 만들 수 있다. 이것은 만약 IPL이나 PDL이 ALA 적용 후 너무 빠르게 처치(충분이 PpIX가 형성되기 전에)되었을 때는 더욱 그러하다. 따라서 짧은 시간 ALA를 적용한 후(0~2시간) PDT를 시행하여 선택적으로 지방샘 파괴를 연구한 결과는 없다.

Itoh는 얼굴의 여드름에서 excimer pulsed dye 레이저(635 nm)와 20% ALA를 사용해(4시간 동안 처치) 효과가 오랫 동안 유지되는 좋은 결과를 얻었다. 5 J/cm^2 에너지를 사용해서 1회의 치료 후 8개월 동안 효과가 유지되는 결과를 얻었다. 또 다른 연구에서도 13명의 환자에게서 할로겐(600~700 nm)과 ALA를 사용해 여드름 병변 호전에 좋은 결과를 보였다.

Goldman과 Boyce는 BLU-U(10 mW/cm^2, 417 nm)를 사용해 22명의 환자를 대상으로 연구하였다. 하나의 군 환자에게는 ALA를 사용하지 않고 치료하였고(1주 간격으로 2회 치료함, 2주 이상 경과 후에 결과 관찰), 다른 한 군은 ALA를 15분 동안 바른 후에 치료(2주 간격으로 2회 치료함, 2주 이상 경과 후 결과 관찰)하였다. 그 결과 첫 번째 군에서는 25%, 두 번째 군에서는 32%의 병변 감소 효과가 있었다. 통증은 없었으며 몇몇 환자는 본인도 모르게 햇빛에 노출된 후 햇빛에 의한 화상이 있었음을 보고하였다.

여드름 치료에 있어 ALA를 사용하는 방법들이 다양하게 시도되고 있다. 최근의 의학 연구에서도 여드름 치료를 하는 데 있어 몇 가지 가능한 방법들을 제시하고 있다. 여기에 속하는 치료 방법에는 PDL과 ALA, IPL과 ALA, BLU-U와 ALA가 있다. 대부분은 ALA(Leulan)를 바르는 시간을 짧게 하고(30~60분) 위에서 언급한 치료방법 중 하나를 사용한다. 대부분의 경우에서 의사들은 ALA를 사용하지 않고 치료하는 경우와 같은 방법으로 치료하나, 어떤 경우에는 ALA의 사용으로 더 강한 효과를 짐작해 ALA 없이 사용했을 때보다 10~20% 낮은 에너지로 치료하기도 한다. 치료의 일반적인 기준을 열거하겠다. (i) PDL: 595 nm, 7 J/cm^2, 6~10 ms, 10 mm spot, 32/20 DCD; (ii) PDL: 595 nm, 3 J/cm^2, 10 mm, 10 ms, 30/30 DCD; (iii) PDL: 40 ms, 12 nm, 595 nm, 6 J/cm^2, 3 pass(합 18 J/cm^2); (iv) IPL (Quantum, Lumenis): 2.3~2.4 ms(double pulse), 10 ms delay, 550 nm filter, 합 24~27 J/cm^2. 대부분의 치료는 한 달에 한 번씩 세 달 동안 시술되었다. 가장 중요한 점 중의 하나는 치료 후에 햇빛 노출되지 않도록 하는 것이다. 일반적으로 시술 후 48시간 동안 노출되지 않도록 권유한다.

ALA를 사용함으로써 여드름 치료 효과를 증대시킬 수 있다는 것은 확실하다. 미래에는 더욱 다양한 적용시간, 중간 매체, 광원들에 대해 알 수 있을 것이다. 현재는 어떻게 표피에 비해 피지선에 더 많은 양의 ALA를 축적시킬 수 있느냐가 관건이다. 짧은 접촉시간(2시간 이하) 후 대부분 PpIX는 누두부와 상부 표피에서 형성된다. 반면 좀 더 긴 시간을 접촉시키고 표면을 자주 닦아주면 표피 축적 없이 피지선에 축적시킬 수 있다.

광선 치료시 ALA를 사용하였을 때 효과를 보이는 데에는 몇 가지 이유가 있다. 우선 직접적으로는 광선 자체로 *P. acne*를 없앨 수 있고, PDT로 피지선에 손상을 준다(피지의 생성을 방해하는). 마지막으로 각질세포탈락(keratinocyte shedding)과 각화과다증(hyperkeratosis)을 변화시켜(짧은 시간 적용했을 때와 같이) 모낭성 폐색(follicular obstruction)을 개선할 수 있다. 피지량을 감소시키는 것이 오랜 시간 여드름 치료 효과를 유지시키는 것과 깊은 연관이 있는 것처럼 보인다. 그래서 ALA를 가지고 피지를 억제하는 치료를 하는 경우에는 *P. acne*를 없애는 치료를 하는 경우보다 더욱 적극적인 치료를 요한다.

ICG dye와 피지선의 손상

Indocyanine green(ICG)을 가지고 피지선에 손상을 준 두 가지 연구 결과가 있다. 여기에서 ICG은 피부 표면에 바른다. 그런 다음 805 nm의 diode 레이저를 피지선에 광역학효과 또는 광열효과를 받을 수 있을 정도의 낮은 에너지 또는 높은 에너지로 조사한다. Lloyd는 이러한 방법으로 피부를 24시간 ICG에 노출시킴으로써 상당량이 피부에 축적된다는 것을 보여주었다. 그 다음 810 nm의 레이저를 40 J/ cm^{2}의 에너지로 50 ms로 조사하여 선택적으로 피지선에 손상을 입히면서 오랜 기간 동안 등 부위의 여드름 치료효과가 유지(마지막 치료 후 10달까지) 되는 것을 보여주었다.

광열조직(Photothermal tissue) 상호작용

Manuskiatti와 그의 동료들은 허벅지와 등의 여드름을 루비 레이저로 치료 후 피지선에 부분적인 손상을 줄 수 있음을 보고하였다. 그들은 피부의 털을 없앰으로써 피지의 흐름을 향상시키고 이것으로 여드름 치료의 향상을 가져올 것으로 생각하였다. 아마도 모간을 통한 피지선의 손상이 설명 가능한 이유 중의 하나로 생각된다.

Mid-infrared 레이저

몇몇 실험적인 연구에서 세 가지의 파장(1320, 1450,

1540 nm)이 여드름을 치료하는데 사용되었다. Ross와 그의 동료들은 등의 여드름에 1450 nm의 레이저를 이용해 치료했으며 한 달 동안 일주일에 한 번씩 치료한 결과 12주 후에는 현저하게 증상이 호전되었음을 보고하였다. 하지만 치료 범위 병변내 여드름의 수가 적었고 12주 이후의 결과는 불분명하였다. 후에 얼굴에서 한 쪽만을 치료 대상으로 하는 연구가 진행되었는데, 치료받은 쪽은 47%, 그렇지 않은 쪽은 18%의 병변 호전 양상(치료 종결 6주 후)을 보였다(그림 7.5). 이보다 더욱 최근의, 얼굴 전체를 대상으로 한 연구에서는 치료 종결 6주 후 여드름이 75% 감소하는 결과를 보였다. Painthankar와 그의 동료들은 최근의 연구에서 MIR 선택적으로 진피에 열을 전해주는 방법에 대해 기술하였다. 조직 결과는 그림 7.6에서 보여주고 있으며 대표적인 환자의 예는 그림 7.5에서 보여주고 있다. 1450 nm의 레이저를 이용하였더니 대부분의 *P. acne*와 확장된 피지선(피부 표면에서 약 300~400 μm)은 최대한 열을 전달할 수 있는 깊이의 바로 아래 있다는 것을 확인할 수 있었다. 1450 nm의 레이저는 직접적으로 누두부에 열을 가함으로써 피지의 배출을 용이하게 하며 소포에서의 각질화를 재조정한다.

Friedman은 1450 nm 레이저로 한 달에 한 번씩 세 달 치료한 결과 80%의 호전 효과가 있음을 보고하였다. 이전에 어떤 치료를 받았는지와 관계없이 19명의 환자가 이 연구에 참여하였다. 치료 종결 후에는 추적관찰을 하지 않았다.

Boineau와 그의 동료들은 25명의 환자를 대상으로 1540 nm의 레이저를 이용해서(4주 간격으로 4회의 치료 시행) 연구하였는데, 치료 종결 12주 후 관찰한 결과 78%의 호전이 있음을 보고하였다. 환자들은 지성인 피

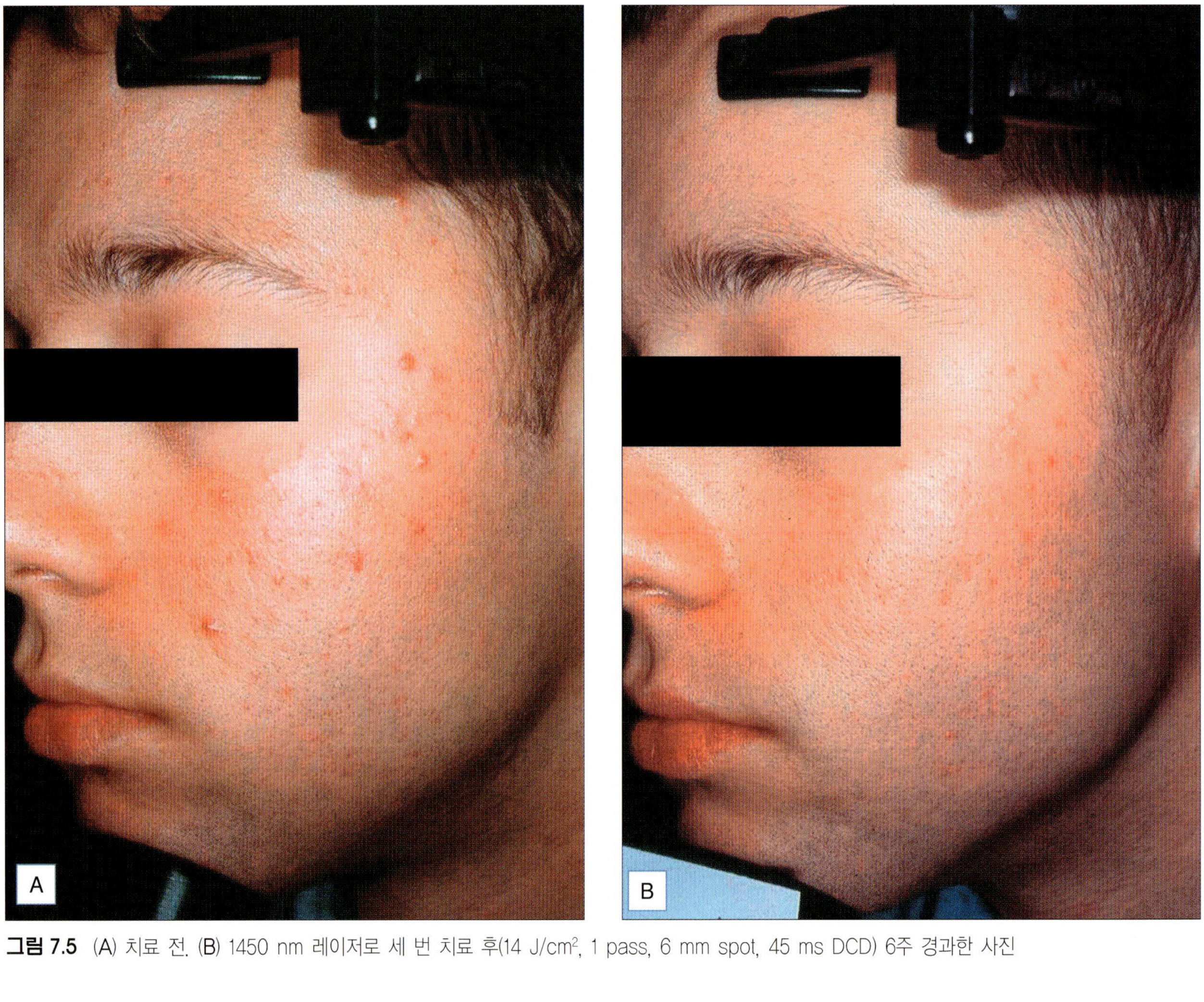

그림 7.5 (A) 치료 전. (B) 1450 nm 레이저로 세 번 치료 후(14 J/cm², 1 pass, 6 mm spot, 45 ms DCD) 6주 경과한 사진

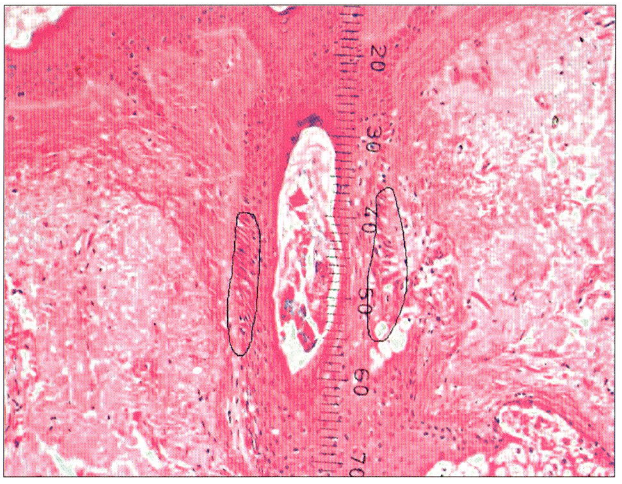

그림 7.6 1450 nm 레이저로 치료 직후(2 pass, 16 J/cm², 6 mm spot, 5 ms DCD) 피지샘 소포의 현미경 사진. 표시된 부분이 누두부에 열손상을 받은 부분이다.

부상태가 호전되었음을 보고하였다.

방사선 주파수 장치 (Radiofrequency device)

방사선 주파수 장치(Thermage, Hayward, CA, USA)가 최근 심상성 여드름의 치료에 효과가 있음이 보고되었다. 22명의 환자들이 연구에 참여하였는데 대부분 좋은 결과(90% 이상의 환자에서 75% 이상의 호전결과를 보고함)를 보여주었다. 그러나 몇몇 환자들은 동시에 다른 치료를 받기도 하였으며 대조군에 대한 연구가 없었다. 또한 이 기계가 선택적으로 지방에 열을 가할 수 있다는 것은 보고되었지만 선택적으로 피지선에 열을 가한다는 것은 현미경학적으로 밝혀지지 않았다.

결론

여드름 치료에 있어 새로운 방법들에 대한 시도가 끊임없이 보고되고 있음에도 불구하고, 많은 결과들이 일시적이며 100% 효과적이지는 않다는 것을 기억해야 한다. 가정용 광선 치료로서, 낮은 출력의 적색광선과 청색광선이 자가치료를 원하는 십대들에게 하루에 15분 정도씩 치료함으로써 효과적이라는 것을 보여주었다. 그러나 광선 치료 자체만으로는 호전효과가 그리 크지 않았으며, 환자들은 과산화벤조일과 같은 외용연고나 항생제 복용을 병행했을 때 효과를 증대시킬 수 있었다.

근거에 입각한 여드름 치료에 있어서 어떤 치료가 오랜 기간 동안 효과를 유지시키는 결과를 가져올 것인가? 우리는 이소프레티노인 치료 후 *P. acne*가 다시 생겼을 때 피지의 배출이 이전과 같은 상태로 돌아간다는 것은 안다. 하지만, 여드름 치료에 있어 오랜 기간 효과를 유지시키는 데에는 누두부아래(infrainfundibulum)의 각질화(keratinization) 과정을 정상적으로 유지시키는 것이 더욱 중요하다. Plewig와 Kligman이 지적했듯이, 피지는 여드름을 악화시키며 근거에 입각한 치료에서는 피지선을 손상시킬 수 있는 방법으로 방향이 맞추어져야 한다. 여드름은 피지량이 적을 때(그러나 피지량이 많다고 해서 꼭 발병하는 것은 아니다)에는 발병하지 않는다. 우리는 이후 더욱 피지에 선택적으로 작용할 수 있는 레이저 개발과 피지선에 선택적으로 축적될 수 있는 감광제의 개발에 관심을 두어야 할 것이다.

혹자는 레이저, 광선치료 없이 여드름은 완전히 좋아질 수 있다고 주장한다. 또한 이러한 치료는 비용문제로 여드름 치료에 있어 일차적인 방법으로 사용하는 데에는 제한이 있을 것이다. 하지만 Cunliffe는 최근 수많은 치료법 중에서도 레이저에 기초한 치료가 약물치료로 부족한 부분을 채우는 데 중요한 역할을 하게 될 것이라고 하였다.

참고문헌

Alexiades-Armenakas M, Alster T, Dover JS, et al 2003 Levulan clinical roundtable. Aesthetic Buyer's Guide May/June:22–27

Boineau D, Angel S, Auffret N, Dahan S, Mordon S 2004 Treatment of active acne with an erbium glass (1.54micron) laser. Lasers in Surgery and Medicine 16(suppl):55 (abstract)

Bowes L, Manstein D, Anderson R 2003 Effects of 532nm KTP laser on acne and sebacous glands. Lasers in Medical Science 18(suppl 1):S6–7

Cunliffe WJ, Goulden V 2000 Phototherapy and acne vulgaris. British Journal of Dermatology 142:855–856

Divaris DX, Kennedy JC, Pottier RH 1990 Phototoxic damage to sebaceous glands and hair follicles of mice after systemic administration of 5-aminolevulinic acid correlates with localized protoporphyrin IX fluorescence. American Journal of Pathology 136:891–897

Elman M, Lebzelter J 2004 Light therapy in the treatment of acne vulgaris. Dermatologic Surgery 30(2 Pt 1):139–146

Elman M, Slatkine M, Harth Y 2003 The effective treatment of acne vulgaris by a high-intensity, narrow band 405–420nm light source. Journal of Cosmetic and Laser Therapy 5:111–117

Friedman PM, Jih MH, Kimyai-Asadi A, Goldberg LH 2004 Treatment of inflammatory facial acne vulgaris with the 1450-nm diode laser: a pilot study. Dermatologic Surgery 30(2 Pt 1):147–151

Goldman MP, Boyce SM 2003 A single-center study of aminolevulinic acid and 417nm photodynamic therapy in the treatment of moderate to severe acne vulgaris. Journal of Drugs in Dermatology 2:393–396

Gregory A, Thornfeldt C, Leibowitz K, Lane M 2004 A study on the use of a novel light and heat energy system to treat acne vulgaris. Cosmetic Dermatology 17:287–300

Hongcharu W, Taylor CR, Chang Y, et al 2000 Topical ALA-photodynamic therapy for the treatment of acne vulgaris. Journal of Investigative Dermatology 115:183–192

Itoh Y, Ninomiya Y, Tajima S, Ishibashi A 2000 Photodynamic therapy for acne vulgaris with topical 5-aminolevulinic acid. Archives of Dermatology 136:1093–1095

Kawada A, Aragane Y, Kameyama H, Sangen Y, Tezuka T 2002 Acne phototherapy with a high-intensity, enhanced, narrow-band, blue light source: an open study and in vitro investigation. Journal of Dermatological Science 30:129–135

Lloyd JR, Mirkov M 2002 Selective photothermolysis of the sebaceous glands for acne treatment. Lasers in Surgery and Medicine 31:115–120

Mark KA, Sparacio RM, Voigt A, Marenus K, Sarnoff DS 2003 Objective and quantitative improvement of rosacea-associated erythema after intense pulsed light treatment. Dermatologic Surgery 29:600–604

Mills OH, Kligman AM 1978 Ultraviolet phototherapy and photochemotherapy of acne vulgaris. Archives of Dermatology 114:221–223

Mutzhas MF, Holzle E, Hofmann C, Plewig G 1981 A new apparatus with high radiation energy between 320–460nm: physical description and dermatological applications. Journal of Investigative Dermatology 76:42–47

Paithankar DY, Ross EV, Saleh BA, Blair MA, Graham BS 2002 Acne treatment with a 1450nm wavelength laser and cryogen spray cooling. Lasers in Surgery and Medicine 31:106–114

Papageorgiou P, Katsambas A, Chu A 2000 Phototherapy with blue (415nm) and red (660nm) light in the treatment of acne vulgaris. British Journal of Dermatology 142:973–978

Ross E, Blair M, Saleh B, Graham B, Paithankar D 2002 Laser treatment of acne through selective dermal heating. Lasers in Surgery and Medicine 14(suppl):23 (abstract)

Ruiz-Esparza J, Gomez JB 2003 Nonablative radiofrequency for active acne vulgaris: the use of deep dermal heat in the treatment of moderate to severe active acne vulgaris (thermotherapy): a report of 22 patients. Dermatologic Surgery 29:333–339; discussion 339

Seaton ED, Charakida A, Mouser PE, Grace I, et al 2003 Pulsed-dye laser treatment for inflammatory acne vulgaris: randomised controlled trial. Lancet 362:1347–1352 [see comment]

Sigurdsson V, Knulst AC, van Weelden H 1997 Phototherapy of acne vulgaris with visible light. Dermatology 194:256–260

Tuchin VV, Genina EA, Bashkatov AN, et al 2003 A pilot study of ICG laser therapy of acne vulgaris: photodynamic and photothermolysis treatment. Lasers in Surgery and Medicine 33:296–310

Uebelhoer N, Paithankar DY, Ross E 2003 Laser treatment of facial acne with a 1450nm diode laser. Lasers in Surgery and Medicine 15(suppl):29 (abstract)

8 건선

Psoriasis

Ming H Jih, Paul M. Friedman

서론

건선

건선은 피부 염증반응과 각막세포의 과생산을 특징으로 하는 만성적인 피부 질환으로 전체 인구에서 1~3%의 유병률을 보인다. 최근 연구에서 건선은 T림프구를 활성화시켜 주변을 염증반응이 생기는 환경으로 만든다는 것이 보고되었다. 건선을 유발하는 면역학적인 불균형을 이해하는 것이 특이적인 치료를 발전시키는데 더욱 중요하다.

건선은 임상적으로 반상(plaque), 점적상(guttate), 농포성(pustular), 역성(inverse), 수족장부(palmoplantar), 발적(erythrodermic)과 같은 다양한 형태로 나타난다. 반상 형태가 가장 흔하며 은색의 스케일로 덮여 있어 뚜렷하게 구분되는 붉은 플라크를 특징으로 한다. 전형적인 발생 위치는 팔꿈치, 무릎, 두피 등 하부이지만 어느 부분에서든지 생길 수 있으며 대개 좌우 대칭이다(그림 8.1).

건선의 진단은 대개 임상적으로 이루어지며 추가 검사는 거의 필요하지 않다(Box 8.1). 임상적으로 감별진단해야 하는 질환들 역시 Box 8.1에서 보여주고 있다. 하지만 만성적인 경과, 특징적인 발생위치, 전형적인 스케일에 덮인 플라크의 모습을 통해 다른 질환으로부터 건선을 구분할 수 있다. 건선의 가족력과 특징적인 손·발톱의 변화 또한 진단에 도움이 될 수 있다(그림 8.2).

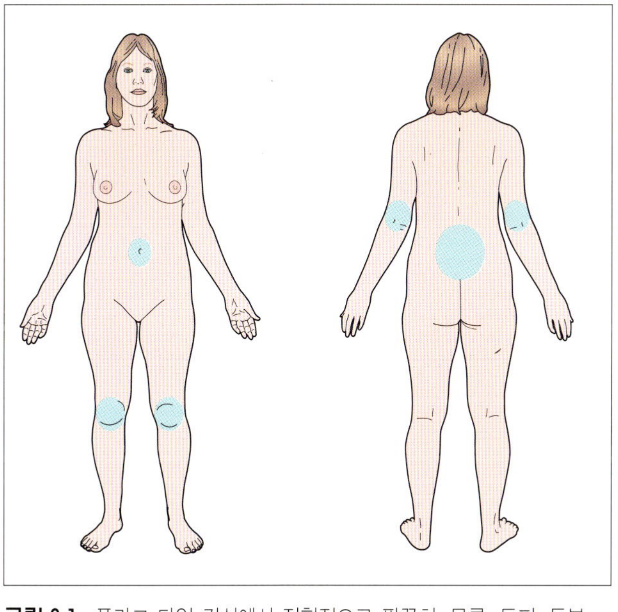

그림 8.1 플라크 타입 건선에서 전형적으로 팔꿈치, 무릎, 두피, 둔부, 배꼽주변, 손과 발에 대칭적 병변이 분포하는 모습

플라크 타입 건선의 임상적 특성과 감별해야 할 질환

고전적 plaque 타입 건선의 임상적 소견

- 홍반성으로 잘 구분되는 건선
- 은색의 운모(micaceous) 부착 스케일
- 손톱 소견: 구멍(pit), 점유(oil spot), 조갑박리증 (onycholysis), 각막비후증
- 전형적인 해부학적 대칭 분포
- 건선의 가족력

plaque 타입 건선의 임상적 감별질환

- 아토피성 피부염
- 지루성 피부염
- 백선증(tinea)
- 균상식육종(mycosis fungoides)
- 홍색잔비늘증 모공(pityria rubra pilaris)
- 아급성 피부 홍반성 낭창
- 장미색비늘증(pityriasis rosea)
- 2차 매독(secondary syphilis)

Box 8.1 플라크 타입 건선의 임상적 특성과 감별해야 할 질환

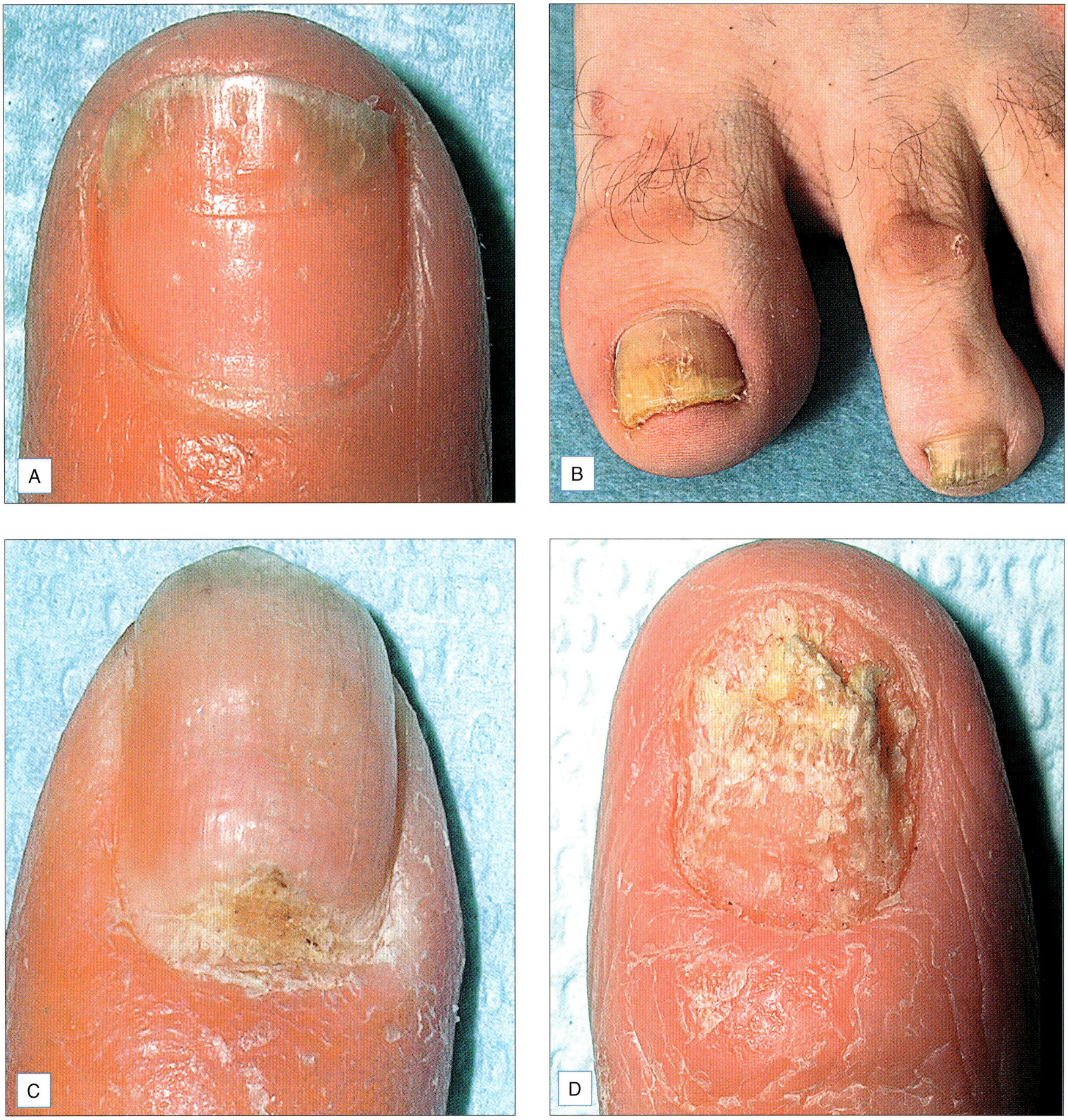

그림 8.2 건선의 손 · 발톱 변화. (A) 유점(oil spots)을 동반한 손 · 발톱의 구멍과, 갈색으로의 색변화를 보임. (B) 말단의 조갑박리증. 두터워지며 황색의 변화를 보임. (C) 근위부의 각화과다증. (D) 말단의 각화과다증과 함께 부분적인 손톱의 손실(사진은 Bruce Strober, MD의 허가를 받아 인용함)

진단이 불확실한 경우에는 조직검사가 시행될 수 있다(Box 8.2, 그림 8.3). 건선 관절염은 건선 환자의 5~30%에서 발견되는데, 점차 악화되어 절단에까지 이르게 된다. 따라서 관절염 증상이 있는 환자들에게는 방사선학적, 혈액학적, 류머티즘학적 평가(Box 8.2)가 필요하다.

건선의 광원 및 레이저 치료

건선 치료에 있어서 레이저를 사용하는 것이 새로운 치료 방법이기는 하지만 광선치료는 치료 초기부터 사용해 오던 방법 중 하나이다. 고대에서부터 햇빛이 건선 치료에 효과가 있음이 알려졌으며, 기후요법(climatotherapy)은 현재도 효과적으로 치료되고 있는 방

보조적인 진단방법들

시술 절차	소견
피부 생검: 펀치 생검은 염증 피부 장애의 정확한 진단을 위해 확보되어야 한다.	가시세포증(acanthosis), 그물 능선(rete ridge)의 연장, 감소되었거나 부재한 과립층, 이상각화증, 농포를 형성하는 표피와 비늘 딱지에서 다형핵 세포, 진피 유두에서 희석된 혈관을 가진 진피 부종
의심되는 건선관절염의 경우에 관절 질환을 위한 방사선 검사를 한다.	'보풀보풀한(fluffy)' 골막성 뼈 형성, digital tip erosion, pencil-in-cup deformity, 선단골연화증(acroosteolysis), 뼈의 관절굳음증(bony ankylosis)
의심되는 건선관절염의 경우에 관절 질환을 위한 혈청 검사를 한다.	증가된 적혈구 침전율, 상승된 C-반응 단백질, 음성 류머티즘성 인자

Box 8.2 보조적인 진단방법들

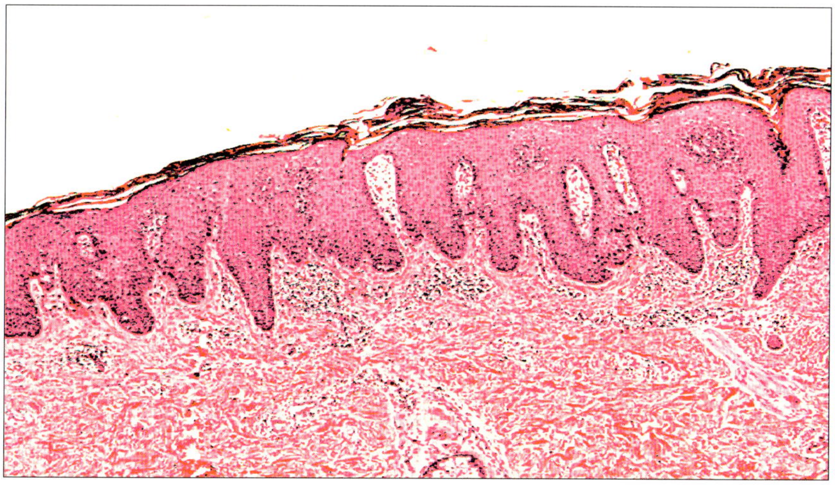

그림 8.3 조직학적 소견
길어진 망상 융기와 과립층의 손실을 보여주는 이상각화증(parakeratosis), 표피극세포층(epidermal acanthosis)과 만성적인 판상건선(chronic palque psoriasis)과 일치하는 넓어지고 비비꼬인 표면 유두관(superficial papillary vessels).

법 중 하나이다. 자외선(UV)을 사용하는 광선치료가 1925년부터 행해져 왔으며 지금까지 건선 치료의 기본적인 치료방법이 되고 있다.

건선 치료에 효과적인 파장대는 UV파장대(295~365 nm)이다. Psoralen과 자외선 A(320~400 nm, PUVA)을 사용하는 치료와 광대역 자외선 B(BB-UVB)를 사용하는 방법이 1970년에 소개되었다(그림 8.4). 최근에는 311과 313 nm에서 방사량이 가장 많은 협대역 자외선 B(NB-UVB)가 PUVA보다 부작용은 줄일 수 있으면서 더욱 효과적이라는 사실이 보고되었다. 모든 광선치료에서는 치료부위와 동시에 정상 피부도 자외선에 노출되기 쉽기 때문에 가능한 낮은 에너지로 시작하여 점차 에너지량을 높여야 한다.

건선 치료에 있어 레이저는 보다 효과적이며, 보다 안전한 대체 치료 방법으로서 시도되었다. 다양한 레이저와 광선이 건선의 치료에 사용된다(Box 8.3, 그림 8.5). 최초의 레이저 사용은 1986년 CO_2와 erbium (Er:YAG)을 이용한 치료였다. 이러한 박피 레이저를 사용한 근거는 건선 병변의 표피와 유두 진피를 제거한 결과 건선병변의 재발 없이 오랜 기간 동안 치료효과가 유지되는 역쾨브너 현상(reverse Koebner phenomenon)에 근거한 것이다. 이는 건선병변에서 표피만 제거한 결과 새로운 건선병변이 생긴다는 쾨브너현상(Koebner phenomenon)과 상반되는 이론이다. 따라서 표피와 진피층만을 제거시킴으로써 건선을 유발하는 표피-진피의 상호작용을 효과적으로 차단시킬 수 있다.

또 하나의 다른 방법으로는 건선의 과혈관분포상태(hypervascularity)를 이용하여 pulsed dye 레이저(PDL)로써 선택적 광열분해를 시키는 방법이다. 건선병변에서는 전형적으로 혈관이 확장되고 늘어나 모세혈

레이저, 광원, 작용기전

CO_2/Er:YAG lasers
- 표피와 진피의 염증세포 및 매개체 고갈을 위해 병든 표피와 유두진피 절제

Pulsed dye laser
- 유두진피 혈관구조의 선택적 절제
- 진피 염증 세포/매개체의 축소

Photodynamic therapy
- 각질세포 및 염증세포에 거의 치명적인 손상
- 유두진피 혈관구조에 손상

Excimer laser/high intensity UVB light source
- 염증 T세포의 세포자멸사
- Langerhans 세포의 고갈 및 억제
- 각질세포 증식을 억제하는 DNA 손상

Box 8.3 레이저, 광원, 작용기전

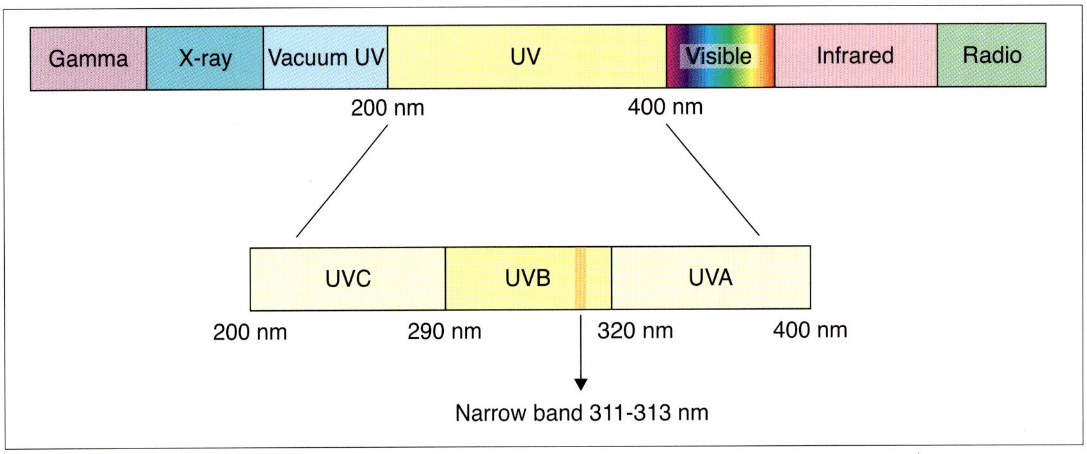

그림 8.4 전자스펙트럼

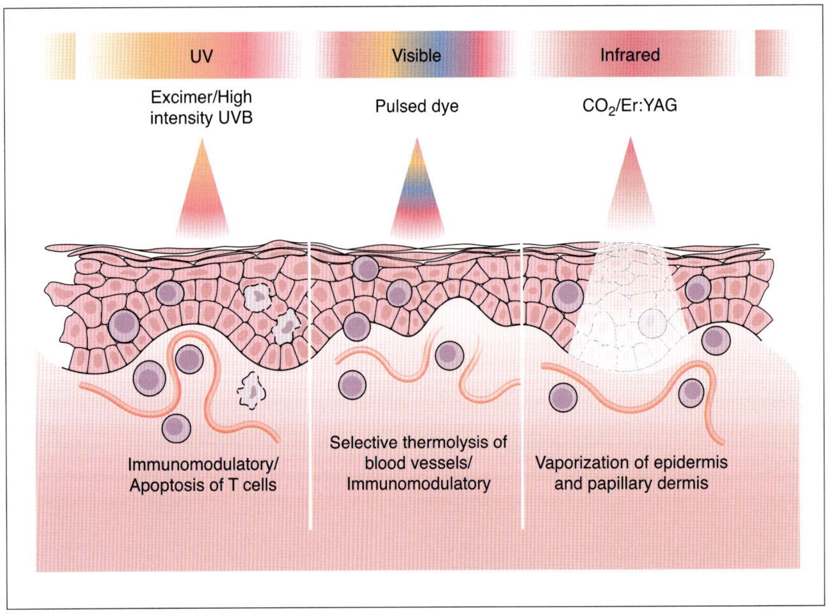

그림 8.5 전자스펙트럼. 건선의 치료에 사용되는 레이저와 광원의 메커니즘

관의 양 자체가 늘어나게 된다. 이러한 현미경학적인 변화는 염증반응과 증식반응을 촉진해서 건선의 병리 생리에 영향을 미친다.

감광제와 광선을 이용한 광역학치료(PDT) 역시 건선 치료에 사용될 수 있다. 반응이 일어나는 동안 감광제는 광선에 의해 활성화되어, 세포 내에 산소를 발생시켜 선택적으로 감광제가 축적되어 있는 세포에 손상을 준다. 가장 흔히 사용되는 감광제는 5-aminolevulinic acid (5-ALA)이다.

최근, 건선에 있어 레이저 치료는 T 세포를 이용해 병변에서 세포자멸시키기 때문에 임상적으로 치료효과가 증명된 UVB 파장에 초점이 맞추어져 있다. 이 강한 파장의 UVB 레이저와 광선 시스템은 효과가 좋은 높은 에너지로 병변에만 선택적으로 작용해 부작용을 최소화시키면서 광선치료 효과를 입증하였다.

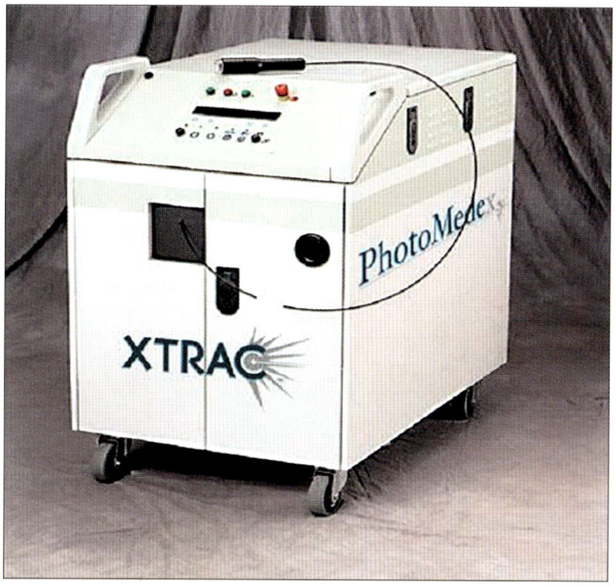

그림 8.6 XTRAC 엑시머 레이저

Excimer 레이저(그림 8.6)는 특정 부분에 높은 에너지의 UVB를 방출할 수 있으며, 임상적으로는 최초로 사용된 기계이다.

'Excimer' 라는 단어는 'excited' 와 'dimmer' 라는 두 단어를 합성한 말이다. Xenon(Xe)과 같은 활성이 없는 기체와 chloride(Cl)와 같은 할로겐 화합물이 결합하면 2가의 분자는 급격하게 분리된다. 이로써 분자는 간섭성의 308 nm의 UV 에너지를 발산하게 하는 'dimmer' 로서의 기능을 하게 된다.

더욱 최근에는 비간섭성의 UVB를 발산시키는 mer-

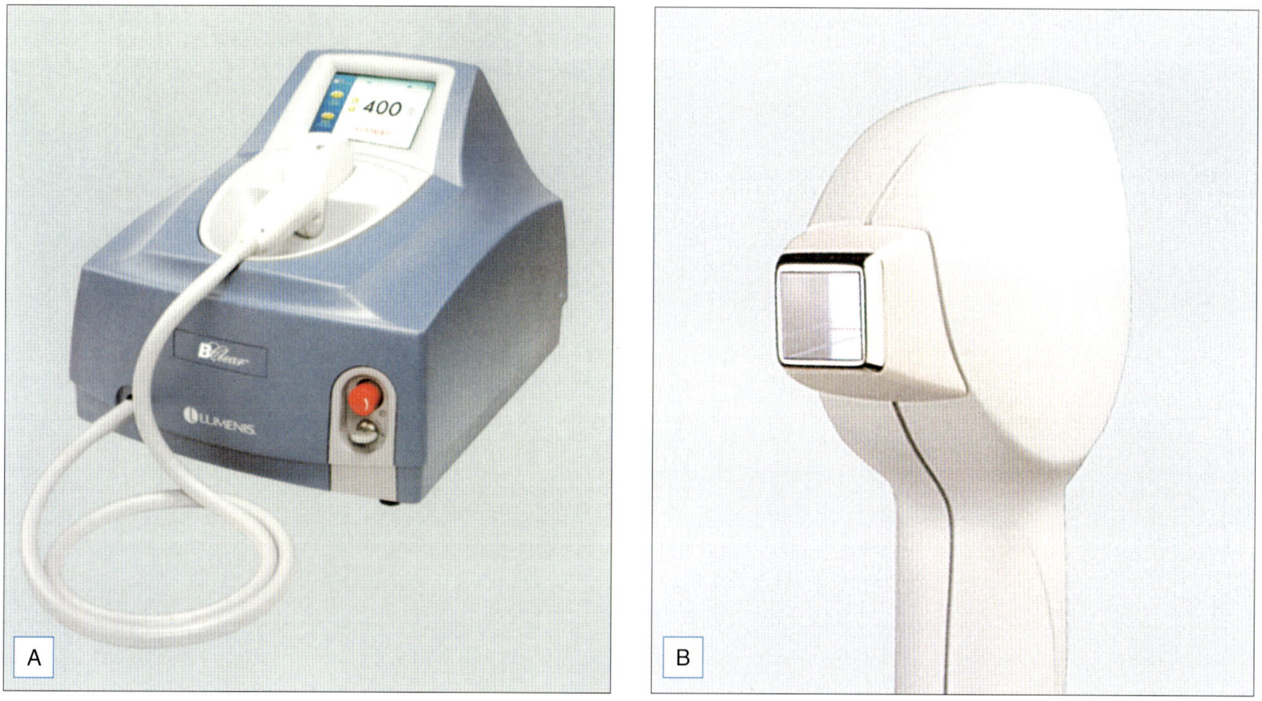

그림 8.7 BClear high intensity UVB photosystem(Luminig Inc., Santa Clara, CA, USA에서 게재허용)

cury vapor arc lamp를 사용한 기계(그림 8.7)가 개발되었다. 이 기계의 파장대인 311~315 nm는 NB-UVB의 치료 파장 범위와 겹치게 된다.

환자선택

레이저 치료가 건선의 새로운 치료방법이기는 하지만, 환자의 치료선택 방법은 병변의 종류나 위치, 면적에 의해 결정되어야 한다. 국소성 치료방법, 전신적인 치료방법, 생물학적인 치료방법 등 많은 치료방법들이 있지만, 여기에서는 현재 사용되는 치료방법들을 표 8.1~8.4로 간략하게 정리해 보았다.

레이저 치료에 좋은 환자군은 만성적이고 안정적이며 주변과 잘 구분된 플라크(plaque) 병변의 환자나, 역성(inverse) 형태의 건선 환자이다. 국소치료에 잘 반응하지 않는 환자나 자주 국소치료를 해야 하므로 다른 치료방법을 찾는 환자, 좀 더 긴 치료효과를 원하는 환자들 모두 치료 대상으로 고려할 수 있다. 전신적인 치료를 받는 환자들에게도 보조적인 요법으로 레이저 치료를 실시할 수 있다.

치료가 제한되는 경우로는, 신체의 많은 면적을 침범한 경우로서 이 때에는 전신적인 치료 또는 전신적인 치료와 광선치료를 병행해야 한다. 또한 계속 병변이 진행되는 상태에서는 UV 광선치료가 새 병변이 생기는 것을 막을 수 있으므로 레이저 치료만 시행하는 것은 피해야 한다.

기대효과

기대되는 이점과 각 치료의 효과에 대한 객관적인 자료를 표 8.5와 표 8.6에서 정리해 보았다. 레이저 치료에 의해 생길 수 있는 부작용을 표 8.7에서 정리하였다.

CO_2와 Er:YAG 레이저

CO_2와 Er:YAG 레이저는 각각 10600 nm와 2940 nm 파장의 에너지를 방출한다. 모두 강하게 물을 흡수하고 그 결과 조직을 기화시킨다. 건선에서 CO_2와 Er:YAG 레이저를 이용하여 임상적으로 효과를 보기 위해서는 역쾨브너 현상을 유발할 수 있도록 유두진피(papillary dermis)까지 박리하여야 한다.

CO_2 레이저에 관한 이전의 연구에서는 3.5년까지 효과가 지속되는 결과를 보여주었다. 시술 이전 마취가 필요하며 유두진피까지 깎기 위해서는 여러 번 반복(2번에서 22번까지 보고됨)해서 박리해 주어야 한다(그림 8.8).

시술 상처의 회복은 병변의 해부학적인 위치나 박리

건선 치료에 사용되는 외용제와 병변내 주사법에 사용되는 약물	
치료제	**가능한 부작용**
Emollients	시간 낭비, 지저분함, 최소 임상 효과
Topical corticosteroids	시간 낭비, 지저분함, 임시적 반응, 피부 위축, 줄무늬(striae), 모세혈관확장증, HPA(hyphothalamic-ituitary axis) 억제
Intralesional corticosteroids	시간 낭비, 일시적 반응, 피부 위축, 줄무늬, 모세혈관확장증, HPA 억제, 통증, 주입 부위의 색소침착저하증
Tar	시간 낭비, 지저분함, 악취, 일시적 반응
Anthralin	시간 낭비, 지저분함, 일시적 반응, 피부 자극
Topical retinoids	시간 낭비, 지저분함, 일시적 반응, 피부 자극
Topical calcipotriene	시간 낭비, 지저분함, 일시적 반응, 피부 자극
Keratolytics	시간 낭비, 지저분함, 일시적 반응, 피부 자극

표 8.1 건선 치료에 사용되는 외용제와 병변내 주사법에 사용되는 약물

건선 치료에 사용되는 전신 치료제	
치료제	**단점**
Methotrexate	간독성, 골수억제, 포토톡신 반응의 활성화 포토톡신 반응의 활성화 일상적인 간 생검 실험실 모니터링
Acitretin	기형발생, 간독성, 고지혈증 실험실 모니터링
Hydroxyurea	골수억제 실험실 모니터링
Cyclosporin	신장 독성, 고혈압(hypertension) 실험실 모니터링
Mycophenolate mofetil	위장 부작용, 백혈구 감소증 실험실 모니터링
6-Thioguanine	골수억제 실험실 모니터링

표 8.2 건선 치료에 사용되는 전신 치료제

건선 치료에 사용되는 생물학적 치료제	
치료제	**단점**
Infliximab	정맥 내 주입 면역억제성 실험실 모니터링, 결핵 검사
Etanercept	피부밑 주입 면역억제성 가능
Efalizumab	피부밑 주입 면역억제성 가능, 혈소판 감소증 실험실 모니터링, 환자 계산을 위한 실험실 모니터링
Alefacept	정맥 내 또는 근육 내 투약 면역억제성(낮은 CD4 count) 림프구 계산을 위한 실험실 모니터링

표 8.3 건선 치료에 사용되는 생물학적 치료제

건선 광선 치료	
치료법	**단점**
PUVA	관련 되지 않은 정상 피부에 UV 조사 구역(nausea), 광민감성 psoralens의 각 용량 투여 후 24시간 동안 눈 보호 필수 탈의 필요, 얼굴과 성기 커버 필요 둘러싼 광선박스로부터 오는 밀실공포증 정상 피부의 광노화 장기 발암성(편평상피세포 암종, 악성 흑색종, Merkel 세포 암종의 위험 증가)
BB-UVB/ NB-UVB	관련 되지 않은 정상 피부에 UV 조사 탈의 필요, 얼굴과 성기 커버 필요 둘러싼 광선박스로부터 오는 밀실공포증 정상 피부의 광노화 잠재적 장기 발암성

표 8.4 건선 광선 치료

기대되는 임상 효과		
레이저/광원	**임상 효과의 범위**	**최대 완화 지속 기간**
CO_2/Er:YAG laser	다양한 개선으로 효과	3.5년까지 보고
Pulsed dye laser	fluence, 주파수, 치료 횟수에 따른 점진적인 개선으로 효과	3년까지 보고
PDT	fluence, 주파수, 치료 횟수에 따른 점진적인 개선으로 효과	유효한 장기 추적 관찰 자료 없음
Excimer laser	fluence, 주파수, 치료 횟수에 따른 점진적인 개선으로 효과	2년까지 보고
High intensity UVB system	fluence, 주파수, 치료 횟수에 따른 점진적인 개선으로 효과	6개월까지 보고

표 8.5 기대되는 임상 효과

레이저와 광원 : 장비 가격과 치료 비용		
레이저 / 광원	**장비 가격**	**치료 비용**
CO_2 laser	다양함: $70,000 이상	다양함
Er:YAG laser	다양함: $70,000 이상	다양함
Pulsed dye laser	약 $85,000	다양함
PDT	5ALA의 가격+레이저 또는 광원의 가격	다양함
Excimer laser (XTRAC, PhotoMedex, Radnor, PA, USA)	레이저를 치료당 $45~85에 업체로부터 임대	염증 피부 질환을 위한 레이저 치료의 비용(추정치): 치료당 $325~410 CPT 96920 (<500 cm^2) CPT 96921 (250~500 cm^2) CPT 96922 (>500 cm^2)
High intensity UVB system (BClear, Lumenis, Santa Clara, CA, USA)	약 $60,000	광선치료를 위한 비용(추정치):치료당 $45 CPT

표 8.6 레이저와 광원 : 장비 가격과 치료 비용

레이저, 광원으로 일어날 수 있는 합병증	
레이저 / 광원	**가능한 합병증**
CO_2/Er:YAG laser	색소 변화 지속적인 홍반 상처 감염 위축 또는 비대 흉터
Pulsed dye laser	물집/미란 색소 변화 위축 또는 비대 흉터
PDT	물집/미란 과대색소침착 위축 또는 비대 흉터
Excimer laser	물집/미란 과대색소침착
High intensity UVB system	물집/미란 과대색소침착

표 8.7 레이저, 광원으로 일어날 수 있는 합병증

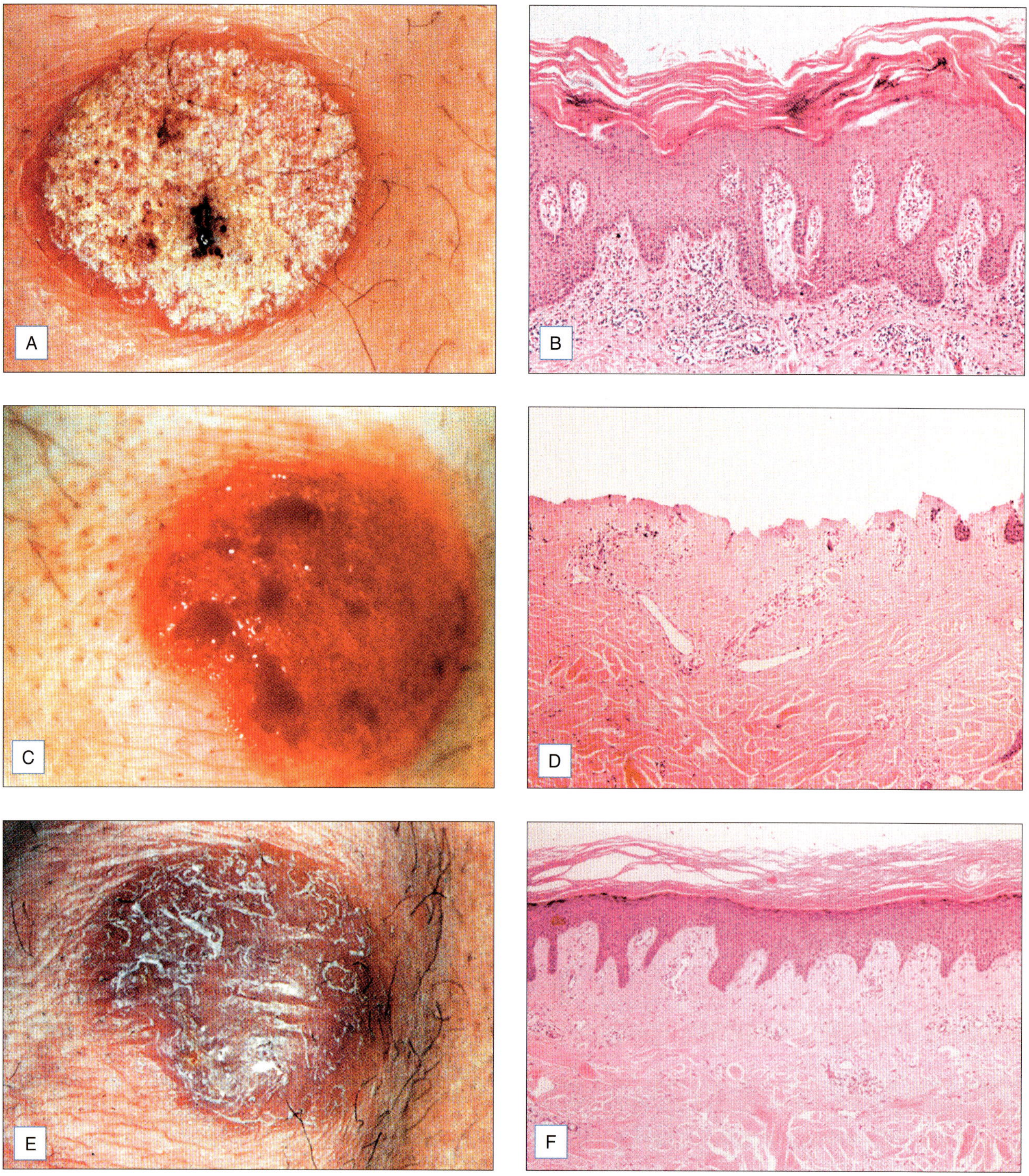

그림 8.8 (A, B) 무릎의 건선 플라크와 치료 전 조직학적 소견. (C, D) Er:YAG 레이저로 치료한 직후의 임상소견과 조직학적 소견. (E, F) 치료 4주 후

된 정도에 따라 다르나 보통 2~6주 정도 소요된다. 회복된 병변에서 조직검사를 해 보면 극세포증(acnathosis)의 전도와 과립층이 재형성된 것을 볼 수 있다 (그림 8.8). 경미한 색소침착이 가장 흔한 부작용이며 두 사례에서 하지에서 흉터가 생겼다고 보고되었다.

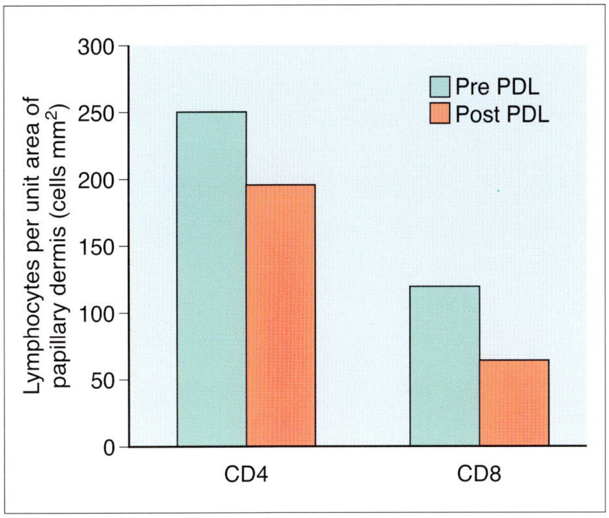

그림 8.9 PDL 치료 전후 진피천층에 존재하는 CD4, CD8 T 림프구수의 변화

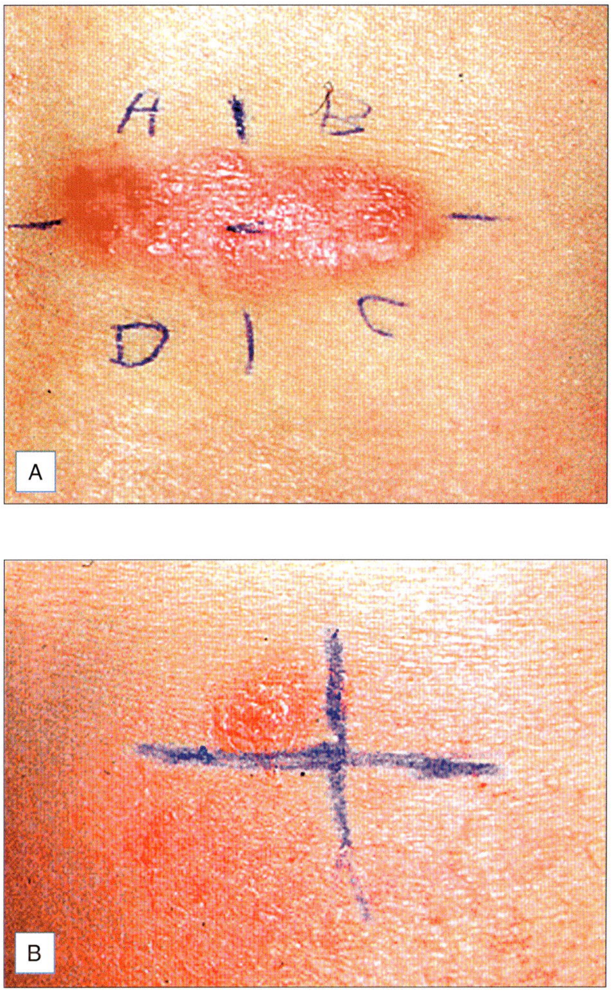

그림 8.10 건선병변
(A) 치료 전. (B) PDL로 3회 치료 후 6개월 경과된 사진
좌상부(A) 치료하지 않음, 대조 표준
우상부(B) 585 nm PDL, 7 J/cm^2
우하부(C) 595 nm PDL, 10 J/cm^2, 냉각장치 사용하지 않음
좌하부(D) 595 nm PDL, 10 J/cm^2, 10 ms delay로 30 ms 냉각장치 사용
치료하지 않은 (A)부분에 병변이 그대로 남아 있는 것을 볼 수 있음

Pulsed dye 레이저

건선 환자에서 pulsed dye 레이저는 선택적으로 혈관을 방열(thermolysis)시킬 수 있다는 것을 근거로 한다. 또한 림프구가 혈관에서 이동하는 데 결정적인 역할을 하는 intracellular adhesion molecule 1(ICAM-1)레벨에서 효과적으로 T 림프구를 줄일 수 있다(그림 8.9). 이러한 혈관구조와 염증세포간의 상호작용을 방해하는 것이 pulsed dye 레이저의 중요한 작용원리 중 하나라고 할 수 있다.

대부분의 경우에서 수회의 치료 후(3회~5회) 병변이 호전된 것을 볼 수 있다(그림 8.10). 호전되는 정도는 사용된 에너지량에 따라 달라졌는데, 5~7 J/cm^2 이하인 경우 현저히 효과가 떨어졌다. 치료에 소요되는 시간은 짧으며 대개 치료 전 마취는 필요하지 않다. 대부분 문헌에서는 건선의 치료에서 585 nm의 레이저를 사용하고 있다고 기술되어 있다. 최근의 한 연구에서는 595 nm의 long-pulsed dye 레이저로도 유사한 효과를 거둘 수 있다고 보고하였다.

광역학 치료

건선을 치료하는 데 사용되는 PDT는 전신적으로 hematoporphyrin을 사용하면서 UV를 조사하는 방법으로 1937년 최초로 보고되었다. 400~650 nm에서 가장 잘 흡수되는 포르피린의 전구물질이나 유도체가 감광제로 사용된다. 가장 최근에는 포르피린의 전구물질로 세포 안에서 protoporphyrin Ⅸ로 전환되는 5-ALA가 임상적으로 사용되었는데, 이는 반감기가 짧으며 전신적인 광감수성(photosensitivity)의 위험도를 줄일 수 있다는 장점이 있다.

5-ALA는 건선 플라크 병변을 선택적으로 국소화시킬 수 있으며 병변내 T림프구의 세포자멸사를 유도한다고 알려져 있다. 400~700 nm의 레이저 치료나

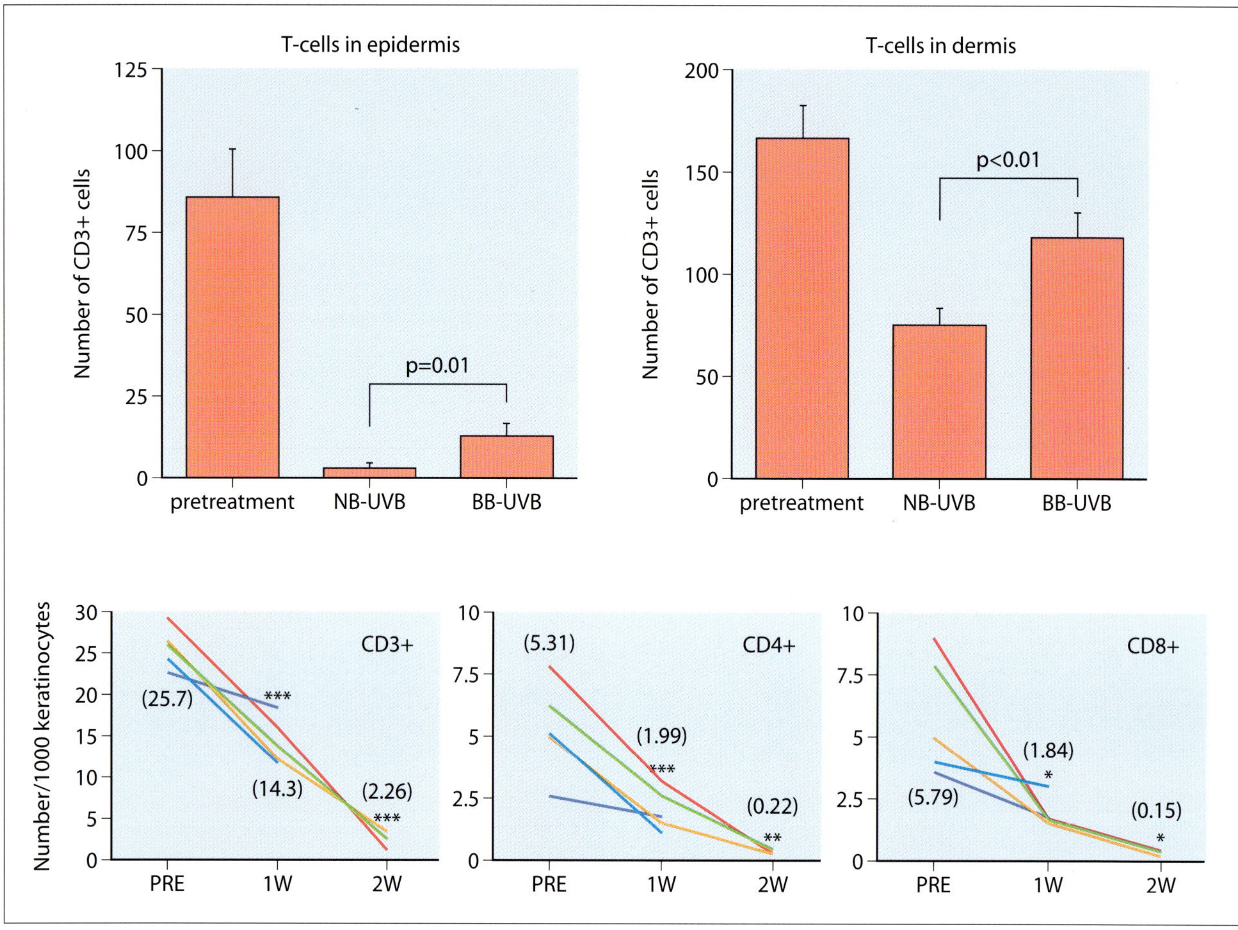

그림 8.11 NB-UV와 BB-UVB로 치료하기 전과 후, 건선 병변의 T 세포의 양적의 변화에 대한 연구

광선치료의 4~5시간 전에 바르도록 하는데, 이러한 감광제를 사용한 레이저 치료는 다양한 치료 경과를 보인다. 현재까지 보고된 것 중에서는 오랫동안 추적관찰한 연구가 없다.

Excimer 레이저와 국소적으로 작용하는 high intensity UVB

Excimer 레이저는 308 nm의 단색성의 UV를 만들어 낸다. 빛은 에너지 감소 없이 광섬유 전달시스템을 통해 전달된다. 국소적으로 작용하는 고강도(high intensity) UVB 시스템은 311 nm와 315 nm의 비간섭성 빛을 생산해 낼 수 있다.

Excimer 레이저와 고강도 UVB 시스템은 건선에서 각질세포가 증식된 부분에 조사되어 염증성 T 림프구로 하여금 세포자멸사에 이르게 한다는 원리를 이용하였다(그림 8.11). 그것은 시술 후 주로 염증성 T 림프구의 수가 줄어들었기 때문이다.

최근의 연구에서는 excimer 레이저를 이용하는 경우가 NB-UVB를 사용하는 경우보다 T 세포의 세포자멸사에 이르게 하는 정도가 더 크다고 발표하였다. 그것은 excimer 레이저를 사용하였을 때 더욱 호전된 임상 결과를 보인다는 것을 말한다.

여기에는 두 가지 기본적인 치료 방법이 있다. 첫 번째는 높은 fluence로 두세 번의 치료를 하는 것이고, 다른 하나는 경도나 중등도의 fluence를 사용하면서 통상의 광선 치료 정도까지 에너지량을 높이면서 반복해서 시술하는 것이다(그림 8.12~8.14).

높은 fluence로 치료하면 치료 경과도 빠르며 치료 유지 기간도 길어지지만, 그만큼 부작용의 우려가 커진다. Excimer 레이저와 고강도 UVB 시스템은 치료 효과면에서 비슷하다. 이렇게 국소적으로 UVB를 조사할 수 있는 시스템은 이전의 광선치료로 치료할 수 없었던 역(inverse) 건선(그림 8.15)이나 두피의(그림 8.16) 건선치료에 사용된다.

평균 누적 에너지량이 15.1 J/cm²로, 20회 이상을 치료하여 78.5%의 호전 효과를 얻을 수 있는 NB-UVB와 비교해서, excimer 레이저는 평균 누적 에너지량이 8.57 J/cm²로, 10회 정도의 치료로 비슷한 효과를 얻을 수 있다. 또한 2년 동안 치료 효과가 유지된다고 보고되었다. 치료 효과를 결정하는 데 있어 fluence는 유일하고도 가장 중요한 변수이다. 최근의 연구에 의하면 외용제의 사용, 통상의 광선치료나 심지어 전신적인 치료보다도 excimer 레이저가 더 좋은 임상 결과를 나타낸다는 것이 밝혀졌다(표 8.8).

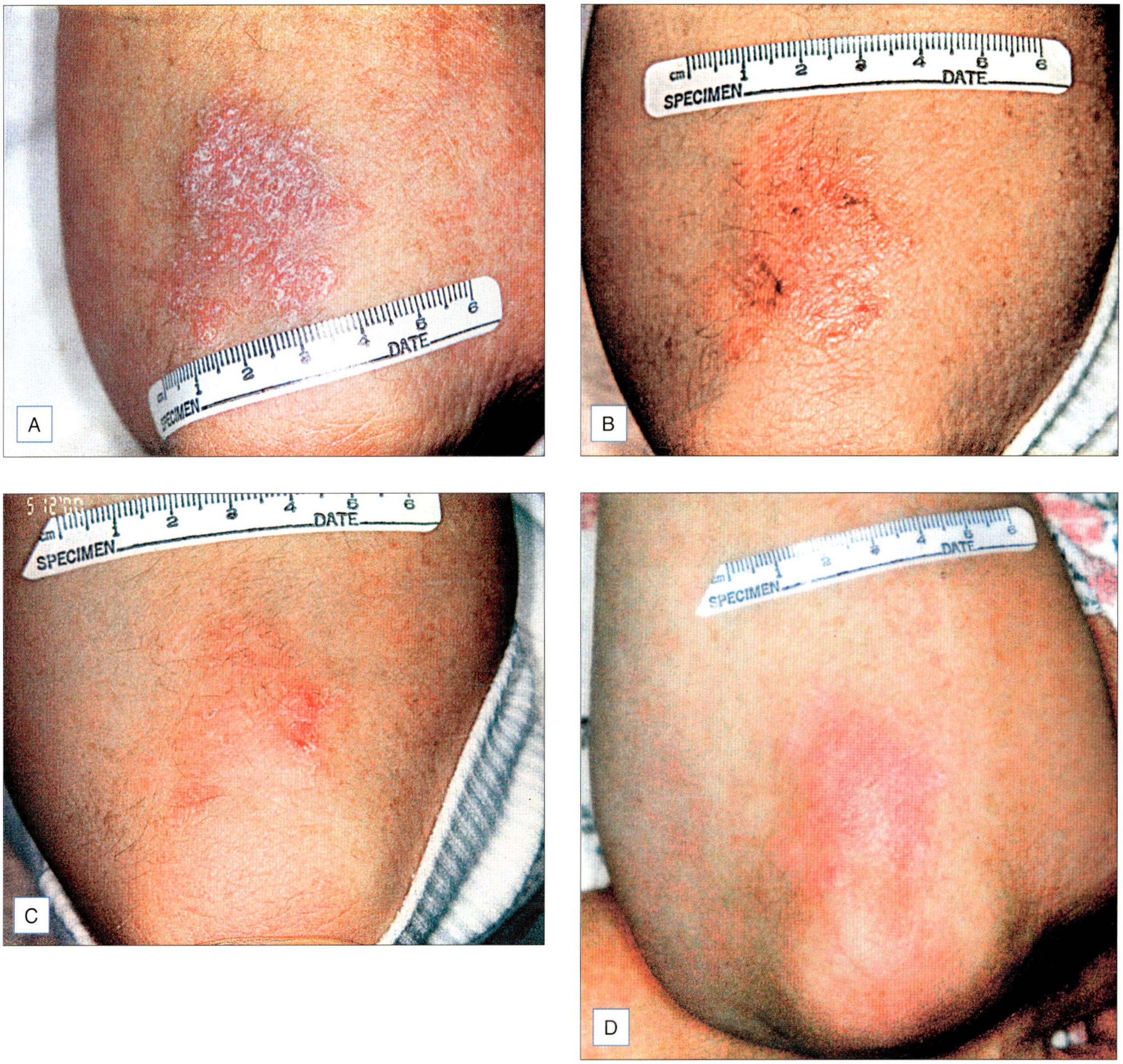

그림 8.12 (A) 치료 전 팔꿈치의 건선 병변. (B) 3회 치료 후. (C) 6회 치료 후. (D) excimer 레이저 치료 후 3주 경과

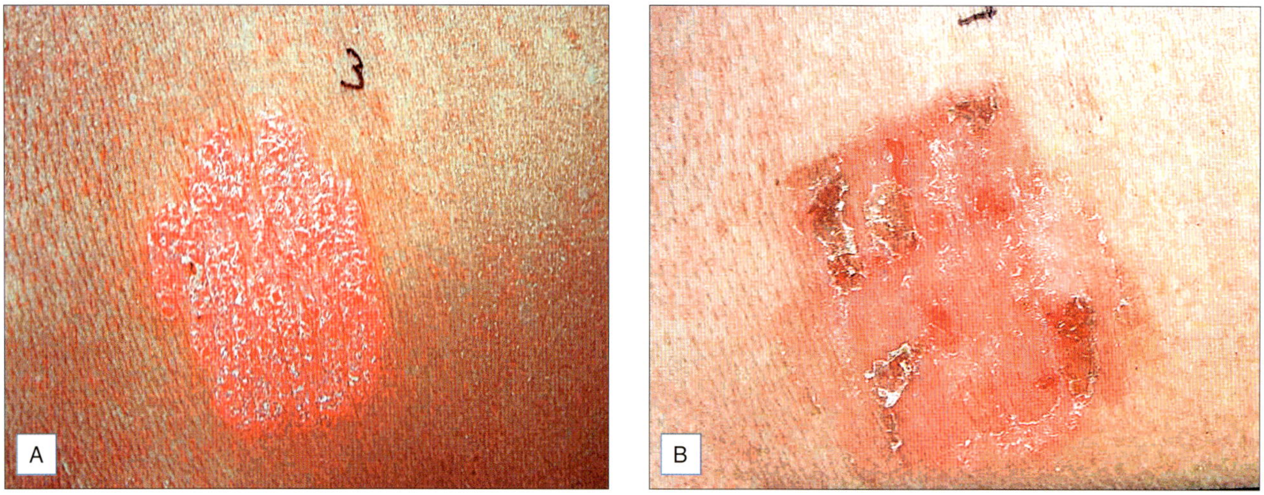

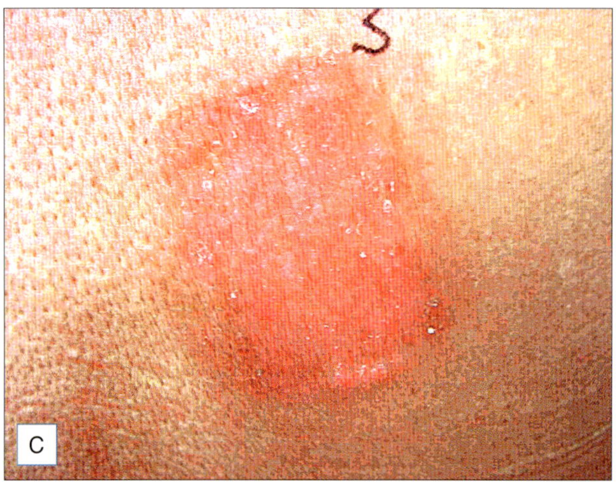

그림 8.13 (A) 건선 병변 치료 전. (B) 2회 치료 후. (C) 6회 치료 후; BClear 고강도 UVB 광시스템 사용(3xMED)

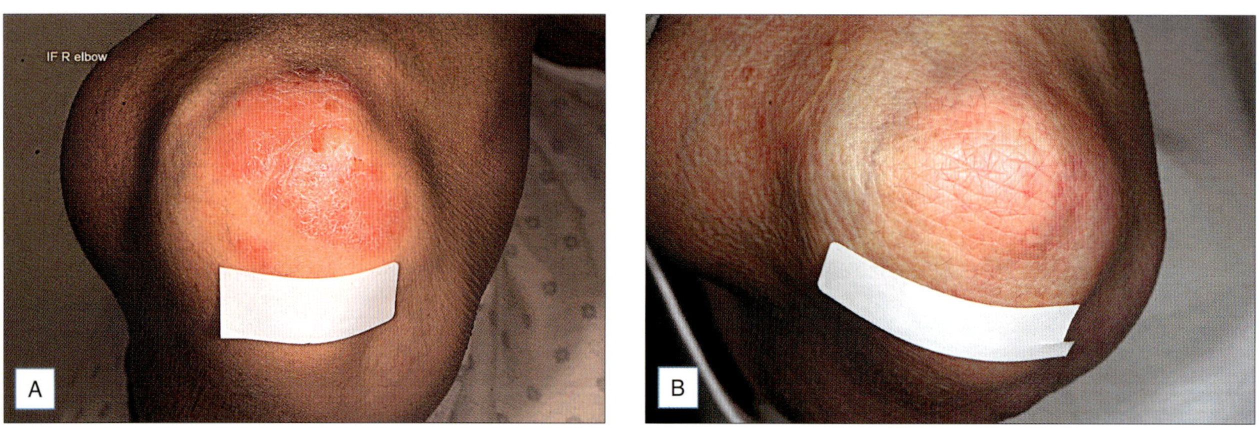

그림 8.14 (A) 팔꿈치 건선 병변. (B) 3회 치료 후; BClear 고강도 UVB 광시스템 사용(총 12 MED)

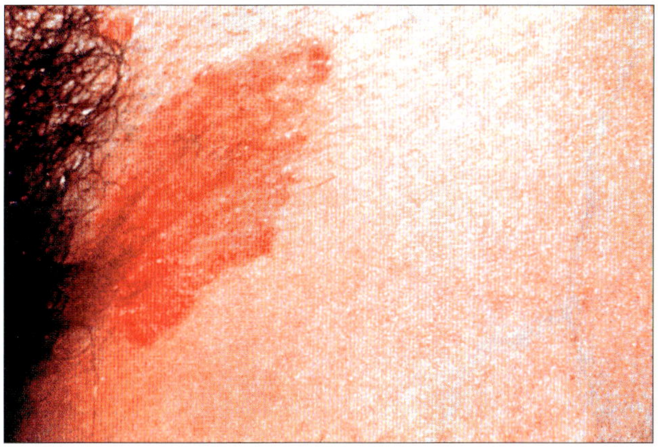

그림 8.15 발적(erythematous), 융기(elevated), 역성(inverse), 건선반응(psoriatic plaque)을 보이는 서혜부 병변

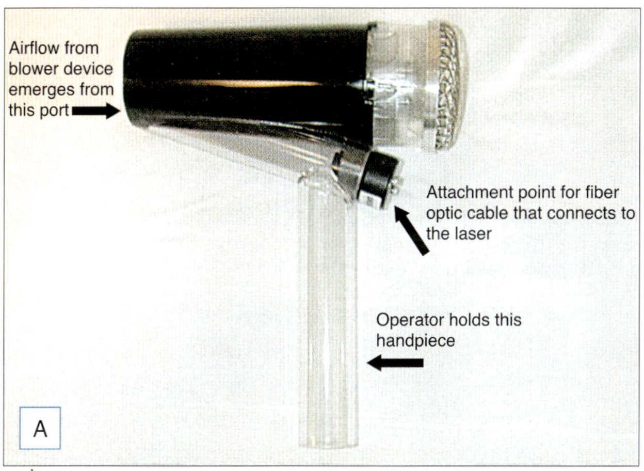

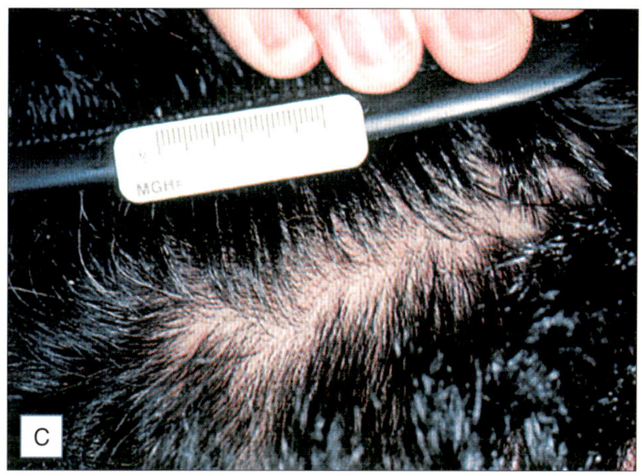

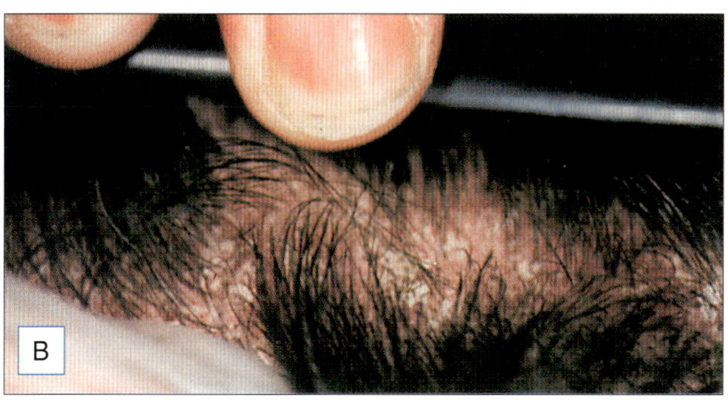

그림 8.16 (A) 두피 건선을 치료하는 데 사용되는 excimer 레이저 핸드피스의 공기공급장치. (B) 치료 전, 두피 건선. (C) excimer 레이저로 23회 치료 후

치료	75% 개선확보 퍼센트	75% 개선달성 일자
UVB laser	72	36
Calcipotriene 0.005%	70	56
Tazarotene 0.1%	58	84
Fluocinonide 0.05%	68	84
Acitretin 50~75 mg	25	56
PUVA	80	98
Ciclosporin 2.5~3 mg/kg/day	50	84~252
Etanercept 25 mg	26	56
Infliximab 5 mg/kg	82	28

표 8.8 UVB 레이저와 그외 다양한 치료 방법의 비교

환자 상담 체크리스트

- 병변이 유발된 지는 얼마나 되었습니까?
- 현재 어떤 방법으로 치료를 받고 있습니까?
- 과거에는 어떤 방법으로 치료를 받았습니까?
- 확정진단을 위한 조직검사를 받았습니까?
- 가족력이 있습니까?
- 현재 복용중인 약물이 있습니까?(광과민성 약물, 과거 6개월 이내 isotretion을 복용한 적이 있는지)
- 일주일에 2, 3회 규칙적으로 치료를 받을 수 있습니까? (excimer 레이저, 고강도 UVB 시스템을 사용하기 위해)
- 관절 통증이나 부종이 있습니까?
- 가족이나 본인의 피부 악성 종양의 병력이 있습니까?
- 광과민성 질병을 가지고 있습니까?(lupus erythematosus, porphyria 등)
- 절제술(Ablative treatment)을 계획중이라면 – 헤르페스 감염의 병력이 있습니까?

Box 8.4 환자 상담 체크리스트

상담치료 전략에 대한 개요

레이저 치료나 광선을 이용한 치료 전에 환자에 대한 전반적인 평가가 이루어져야 한다(Box 8.4). 현재 내과적인 상태, 복용 중인 약물, 알러지, 지난 수술 과거력 등 출혈이나 상처회복과 관련이 있는 병력을 조사하여야 한다. 박피 레이저 치료를 하는 경우에는, 치료 병변 근처에 최근 레티노이드를 사용한 경우나 단순포진이 있었는지의 병력 청취가 필요하다. 고강도 UVB 시스템에서는 광선에 대해 더욱 민감하게 반응할 수 있게 해주는 약물이나 건선 플라크의 두께를 얇게 만들어 주는 약물을 사용하도록 권유한다. 또한 광선에 민감하게 반응했던 병력이 있는 경우에는 미리 자외선 치료를 배제해야 한다.

건선 환자를 레이저로 치료하고자 할 때, 실제로는 기계의 설치 비용 문제가 중요한 결정 변수 역할을 할 것이다. 박피 레이저나 pulsed dye 레이저는 다른 피부 질환에서의 일차적인 사용 용도에 따라 필요성을 결정하면 될 것이며, excimer 레이저와 고강도 UVB 시스템은 앞에서 말한 레이저보다 저렴하기는 하나 오직 건선 치료에만 사용할 수 있기 때문에 진료할 수 있는 환자의 수를 고려해 설치를 결정해야 할 것이다.

치료 방법

환자

우선 적절하게 환자를 선택하는 것이 중요하다(Box 8.5, 그림 8.17). 안전성 플라크(stable plaque)나 피부 표면에만 한정된 역성(inverse) 형태의 건선이 치료대상으로 고려될 수 있다. 또한 병변이 넓게 퍼져 있으면서 일부가 치료에 반응하지 않을 때, 보조적인 요법으로 레이저 치료가 고려될 수 있다. 환자에게는 치

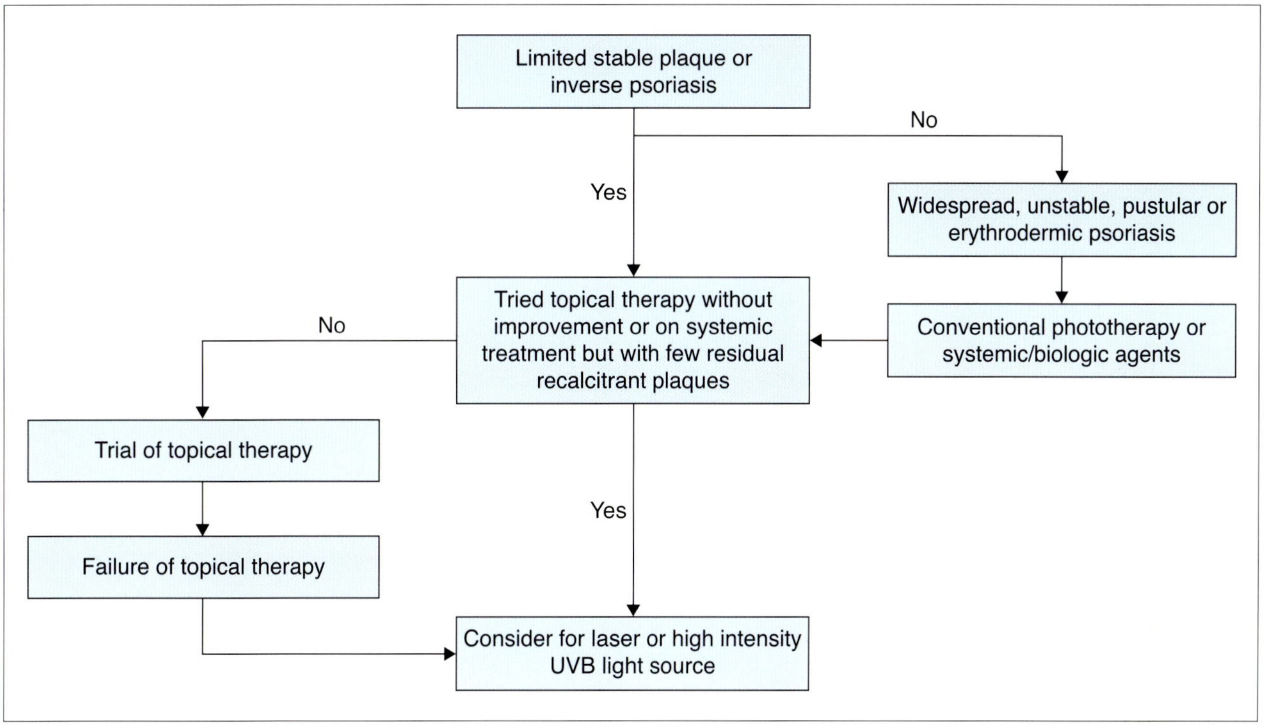

그림 8.17 치료 가이드라인

환자의 특성

이상적인 환자

- 안전성 플라크 또는 역성 플라크
- 치료과정과 동반된 위험성을 잘 이해하는 환자
- 기대감이 현실적인 환자
- 시술 후 관리에 협조적이며 잘 따를 수 있는 환자

문제점이 있는 환자

- 확산된 불안전성 플라크 건선, 점적, 홍반성 건선 위 농포
- 치료과정과 동반된 위험성을 이해하지 못하는 환자
- 레이저가 건선을 '완치' 시켜줄 것으로 믿고 있는 환자
- 자주 치료에 응할 수 없거나 추적 관찰이 불가능한 환자

Box 8.5 환자의 특성

CO_2와 Er:YAG 레이저의 치료에 부수적으로 필요한 물품

- 시술자를 위한 안전 고글과 환자를 위한 보호용 눈가리개
- 국소 마취: 주입용 리도카인(lignocain), 실린저, 주입용 30게이지 주차침
- 치료받지 않은 인접 부위를 보호하기 위한 젖은 드레이프(drape)
- 시술 트레이(tray): 식염수나 물을 적신 거즈, 마른 거즈, 면봉도구
- 친수성 바셀린 또는 항생연고
- 비부착성 드레싱

Box 8.6 CO_2와 Er:YAG 레이저의 치료에 부수적으로 필요한 물품

료의 실제적인 기대 효과, 치료 횟수, 회복기간 등에 대해 자세히 설명해 주어야 한다.

장비

CO_2와 Er:YAG 레이저 치료

CO_2 레이저는 pulsed 타입과 scanned 타입의 두 가지로 나누어진다. 두 가지 모두 플라크를 제거하는데 효과적이다. 또한 여러 종류의 Er:YAG 레이저가 있는데, 현재 사용되는 모든 기종이 효과적으로 병변을 제거하는 데 사용될 수 있다. 그 외의 다른 질환에 어떤 레이저를 어떻게 활용할지에 따라 구비해 놓을 레이저의 종류를 결정할 수 있다. CO_2와 Er:YAG 레이저를 사용하는데 있어 부수적으로 필요한 물품에 대해서는 Box 8.6에 제시하였다.

Pulse dye 레이저 치료

585 nm 레이저와 long pulse 595 nm 레이저는 모두 혈관성 병변이나 사마귀, 튼살, 비후성 반흔과 같은 비혈관성 병변 등 다방면으로 유용한 레이저이다. 이전에 발표된 보고에서는 585 nm의 레이저가 건선 치료에 사용되었지만, 최근에는 595 nm의 레이저로도 비슷한 임상 효과를 얻을 수 있다는 것이 보고되었다. 시술시 대부분 크게 통증을 느끼지 않아 몇몇 소수의 경우에서만 외용연고 마취를 필요로 한다. Vigilon (Bard, Seton Healthcare Group, Oldham, UK)과 같은 친수성의 드레싱으로 치료 후에 생기는 통증과 자반(purpura)을 줄여줄 수 있다. 레이저 치료시 부수적으로 필요한 물품에 대해서는 Box 8.7에 제시해 놓았다.

광역학 치료

많은 종류의 레이저와 비간섭성의 광선들(400~700 nm)이 광역학 치료(Box 8.8)로 사용될 수 있다. 사실상 5-ALA를 활성화시킬 수 있는 광선 중에서 가장 흔히 사용되며 가격이 비싸지 않은 것은 변형 슬라이드 프로젝터(modified slide projector)이다. 가급적 치료할 피부 표면에만 5-ALA를 바르도록 권장하는데, 그것은 전신적인 부작용을 줄이기 위해서이다. 5-ALA는 5~20% 유제로 준비하는데 20% 외용연고로 나와 있는 제품(Levelan Keras-tick, Dusa, Wilmington, MA, USA)을 사용할 수도 있다. 치료시 상당한 통증이 있을 수 있는데, 이것은 치료 전에 바르는 마취제를 사용함으로써 줄일 수 있다. PDT에 부수적으로 필요한 물품은 Box 8.9에 제시되어 있다.

UVB 레이저와 광선

BClear Targeted PhotoClearing System(Lumenis Inc, Santa Clara, CA, USA)으로 상업화되어 쓰이고 있는 XTRAC excimer 레이저(PhotoMedex, Radnor, PA, USA)와 고강도 UVB 시스템은 현재 가장 많이 사용되고 있는 국소치료용 UVB 시스템이다.

PDL 치료에 부수적으로 필요한 물품

- 시술자를 위한 안전 고글과 환자를 위한 보호용 눈가리개
- 국소 마취: 높은 fluence 또는 큰 부위를 치료할 경우 시술자를 위한 안전 고글과 환자를 위한 보호용 눈가리개
- 레이저 침투를 증가시키기 위한 미네랄 오일
- 친수성 바셀린 또는 항생연고
- 비부착성 드레싱 또는 히드로겔(hydrogel) 드레싱

Box 8.7 PDL 치료에 부수적으로 필요한 물품

PDT에 사용되는 광원의 종류

- Argon laser
- Gold vapor laser
- Copper vapor laser
- Q-switched Nd:YAG laser
- Potassium-titanyl-phosphate (KTP) laser
- Pulsed dye laser
- Light emitting diode (LED)
- Red light
- Blue light
- Intense pulsed light devices
- White light from a modified slide projector

Box 8.8 PDT에 사용되는 광원의 종류

국소 PDT에 부수적으로 필요한 물품

- 5~20% ALA 유탁액
- 국소 마취: 국소 마취 크림 또는 주입용 리도카인(lignocain), 실린저, 주입용 30게이지 주사침
- A시술자를 위한 적절한 눈 보호와 환자를 위한 보호용 눈가리개
- 시술 트레이(tray): 물과 거즈
- 친수성 바셀린 또는 항생연고
- 비부착성 드레싱

Box 8.9 국소 PDT에 부수적으로 필요한 물품

Excimer 레이저 또는 high intensity UVB 광선 치료에 부수적으로 필요한 물품

- 시술자를 위한 적절한 눈 보호와 환자를 위한 보호용 눈가리개
- 침투를 증가시키기 위한 미네랄 오일
- 시술 트레이(tray): 미네랄 오일을 닦기 위한 거즈

Box 8.10 Excimer 레이저 또는 high intensity UVB 광선 치료에 부수적으로 필요한 물품

레이저 / 광원	전 치료	마취법	시술 후 관리
CO_2/Er:YAG	치료 전 두터운 반상을 위한 각질용해제 국소적 암종 헤르페스의 병력이 있다면 항바이러스 예방을 고려하라 특히 다리를 포함한 넓은 부위를 치료할 경우 항생 예방을 고려하라	리도카인(lignocain)과 에피네프린(아드레날린)	1일 2회 식염수 거즈로 상처 관리 및 친수성 바셀린 또는 항생연고로 드레싱 교환 일광 회피
Pulsed dye	치료 전 두터운 반상을 위한 각질용해제 레이저 침투를 증가시키기 위한 미네랄 오일	국소마취 크림 또는 마취 크림 쓰지 않음 (none numbing cream)	히드로겔 드레싱 친수성 바셀린 또는 물집이나 미란이 발전할 경우 항생 연고 일광 회피
PDT	치료 전 두터운 반상을 위한 각질용해제 치료 전 4~5시간 국소 ALA의 적용	국소마취 크림 또는 리도카인(lignocain)과 에피네프린(아드레날린)을 고려하라	히드로겔 드레싱 친수성 바셀린 또는 물집이나 미란이 발전할 경우 항생 연고 일광 회피
Excimer/high intensity UVB systems	치료 전 두터운 반상을 위한 각질용해제 MED를 시행하라 레이저 침투를 증가시키기 위한 미네랄 오일	없음	친수성 바셀린 또는 물집이나 미란이 발전할 경우 항생 연고

표 8.9 레이저와 광원 : 치료 전 고려해야 할 점, 마취법, 시술 후 관리

이 두 가지 치료 모두 통증은 크게 발생하지 않는다. 부수적으로 필요한 물품은 Box 8.10에 제시되어 있다.

치료원리

각 레이저나 광선치료의 성과에 있어 병변의 위치, 환자의 피부 타입, 반응의 개인차 등이 매개 변수가 될 수 있다. 치료에 있어 일반적인 가이드라인과 주의해야 할 점을 표 8.9와 Box 8.11에 제시해 놓았다.

치료 시 주의점

- 적절하지 않은 환자 선택 : 불안전하거나 폭 넓은 건선
- Excimer 레이저/고강도 UVB 광선 치료 시 시술전 미리 MED를 결정해 놓지 못한 경우
- 두꺼운 플라크에 전처치를 하지 않은 경우
- 플라크가 얇아지거나 색소변화가 시작되었는데도 레이저 선량을 조정하지 않은 경우

Box 8.11 치료 시 주의점

시술 전 준비

치료 전, 환자에게 전반적인 시술에 대한 설명과 시술에 의해 예상되는 효과와 일어날 수 있는 부작용에 대해서 자세히 설명해 주어야 하며, 서면 시술 동의서도 받아야 한다. 시술 후 조치와 예상되는 비용 역시 서면으로 제공해 주어야 한다. 시술 전의 사진을 준비하고 적절히 효과를 비교할 수 있는 시점에서의 사진도 준비해서 비교할 수 있게 한다. 일반적으로 시술 1~2주 전에 각질용해제(keratinolytics)를 사용하면 플라크를 더 얇게 만들어 레이저의 통과를 좀 더 쉽게 해 준다.

CO_2와 Er:YAG 레이저

시술 전 처치

치료 전 단순포진을 앓았던 경우 예방적으로 항바이러스제의 투여가 필요한다. 레이저 치료 하루 전부터

복용을 시작해 10일 동안 복용한다. 치료 범위가 넓은 경우 특히 하지에 병변이 있는 경우에는 항생제의 복용을 고려해 보아야 한다. 치료받을 부분은 미리 리도카인(lignocaine) 주사로 처치해 놓아야 한다.

치료 방법

병변의 두께와 넓이에 따라 얼마나 치료해야 하는지가 결정된다. 최소한 겹치지 않게 1차 처치를 하고 남아 있는 것이 없도록 수분이 있는 거즈로 잘 닦아 준다. 병변의 두께에 따라 각화과다 표피(hyperkeratotic epidermis)를 제거하기 위해 처음부터 여러 번 겹쳐서 시술을 해야 하는 경우도 있다. 이 때에는 유두층의 붉은빛이 없어지면서 망상층(reticular dermis)의 누런빛이 보일 때까지 시행한다. 표피와 유두층을 모두 제거하는 것이 치료 반응에 있어 중요하다.

시술 후 관리

식염수에 담근 거즈로 하루에 두 번씩 상처 치료를 해 주어야 한다. 처음 시술 후 2~3일간은 친수성의 바셀린이나 항생제 연고를 사용해서 달라붙지 않도록 드레싱을 해 준다. 이후에도 물기가 마르지 않도록 해서 상처 회복을 도와준다. 시술받은 부분은 어느 정도 홍반과 부종이 나타나며 시술 후 며칠간은 삼출액이 나온다. 얼굴 이외의 부분에서는 회복이 더 늦어지기 때문에 주의깊은 관찰이 필요하다.

부작용과 합병증

CO_2와 Er:YAG 레이저 치료시 발생할 수 있는 부작용은 시술 전 처치를 잘하고 시술 후에 주의 깊은 관리를 함으로써 최소화시킬 수 있다. 회복 기간 동안 시술 부분에 홍반이 생기는 것은 흔한 일이며, 이것은 1~3개월까지 지속되기도 한다. 홍반이 남아 있는 경우에는 햇빛에 노출되는 것을 피해야 색소침착을 막을 수 있다. 색소침착이 생기더라도 햇빛 노출을 금하고 미백 크림을 사용하면 호전될 수 있다. 흔하지는 않지만, 망상층보다 더 깊이 들어간 경우 영구적인 색소침착저하증도 생길 수 있다. 세균 감염은 예방적 항생제 처치를 적절하게 함으로써 최소화시킬 수 있다. 통증, 부종, 지속되는 홍반, 상처회복이 되지 않는 경우, 농성 분비물이 나오는 경우에는 감염원을 찾아 치료해야 한다. 특히 칸디다증과와 같은 곰팡이 감염이 합병증으로 생길 수 있다. 반흔이 생기는 경우는 거의 없으나 하지 치료시에는 가능성이 높아진다.

Pulsed dye 레이저

시술 전 처치

치료시 통증이 크지 않기 때문에 대부분 마취는 필요없다. 하지만 fluence에 따라, 병변의 위치에 따라, 또 환자의 요구에 따라 시술 전에 바르는 마취제를 사용할 수 있다. 치료 30~60분 전에 마취 크림을 바르면 통증을 줄일 수 있다. 또한 치료 전에 레이저가 더 잘 통과되도록 미네랄 오일을 바르기도 한다.

치료 방법

최소한으로 겹치게 시술해야 한다. 585 nm의 레이저(450 um 펄스 지속시간, 5 mm spot size)에서는 처음 시작 에너지로서 7~8 J/cm^{2}가 권장된다. 595 nm의 레이저에는 좀 더 짧은 1.5 ms의 펄스 지속시간에 좀 더 높은 fluence인 10 J/cm^{2}가 권장된다. 높은 fluence와 짧은 지속시간 하에서는 자반이 생긴다. 보통 임상적인 효과를 보려면 2주나 3주 간격으로 3~5회의 치료가 필요하다. fluence는 고정해서 치료할 수도 있고 치료 경과를 보면서 매 치료마다 0.5 J/cm^2 씩 올릴 수도 있다.

시술 후 관리

피부는 붓고 자반이 나타날 수 있으나 통상 7~14일 내에 없어진다. 하이드로젤 드레싱(Vigilon)이 통증과 부종을 줄이는 데 도움이 된다. 높은 fluence로 치료할 때 몇몇 환자에서는 미란성 병변이나 가피가 생길 수 있는데 이 때에는 항생제 연고와 친수성의 바셀린 연고를 회복될 때까지 발라준다. 색소침착을 방지하려면 시술받은 부분이 햇빛에 노출되지 않도록 해야 하며 자외선 차단제를 사용해야 한다.

부작용과 합병증

부작용은 흔하지 않는데, 일시적으로 생기는 색소침

착이 가장 흔한 부작용이다. 색소침착은 앞에서 설명한 방법으로 치료할 수 있다. 드물게 아주 높은 fluence로 치료했거나 여러 번 겹쳐 조사했을 때 물집이 생길 수 있다. 반흔이 남는 경우는 매우 드물지만 하지에서는 생길 수 있다.

국소적 ALA-PDT

시술 전 처치

ALA는 시술 5시간 전에 발라두어야 한다. 일단 바르면 그 부분은 과도하게 주변 광선에 노출되지 않도록 해야 한다. 광선각화증의 치료에 있어서는 20% ALA (Levulan Kerastik™)를 치료 전에 3시간만 발라두어도 효과적이지만 아직 건선치료에 있어서의 연구는 없다. 대개 치료시 통증이 동반되므로 치료 전에 바르는 마취제로 처치하거나 주사로 마취하는 것이 바람직하다.

치료 방법

레이저나 광선이 포르피린을 활성화시키기 위해 사용된다.

시술 후 관리

피부는 치료 후 붉어지고 자반이 생기고 붓게 될 것이다. 시술 후 항생제 연고나 바셀린을 사용하기도 하나 차가운 하이드로겔 드레싱(Vigilon)이 통증을 줄여주는 데 도움이 된다. 물집이나 미란성 병변이 생겼을 때에는 항생제연고나 바셀린을 사용할 수 있다. 광선에 의한 부작용을 막기 위해서 환자는 24시간 동안은 햇빛이나 강한 광선에 노출되어서는 안 된다. 햇빛을 피하고 차단제를 사용하면 색소침착을 예방할 수 있다.

부작용과 합병증

감광제나 사용된 광선의 종류에 따라 부작용이나 합병증이 다양하게 나타난다. 피부에 감광제를 바르고 시술받은 환자는 화상이 생기지 않도록 시술 24시간 내에는 광선의 종류에 관계없이 강한 광선에 노출되는 것을 피해야 한다. 종종 시술받은 부분에 물집이 생기기도 하고 색소침착이 생기기도 한다. 아주 드물게, 특히 하지에서 반흔이 남을 수 있다. 5-ALA methylester를 사용했을 때 접촉성 알러지 발생이 한 번 보고된 적이 있으나 5-ALA에서는 보고된 바가 없다.

Excimer 레이저 또는 고강도 UVB 시스템

시술 전 처치

환자의 피부 타입을 알아보고 최소한 치료 하루 전에 팔 안쪽이나 둔부에 minimal erythema dose test (MED)를 시행해야 한다. MED에 따라 권장되는 fluence를 표 8.10에서 보여주고 있다. 환자에게 테스트를 실시하고 24시간 후 확실하게 홍반이 생기는 부분을 MED로 결정한다(그림 8.18).

일주일이나 이주일에 한 번 치료하는 것이 일반적이다(그림 8.19). 치료 시간은 짧아서 10 cm²의 병변을 치료하는 데 2~3분 이하가 소요된다. 대부분의 환자들은 시술시 특별한 느낌을 받지 않고, 약간의 따뜻한 느낌 정도를 받을 수 있다. 따라서 마취는 필요하지 않다.

외용제나 복용약의 처치를 병행해서 치료 효과를 높일 수 있다. 이전의 연구에서는 NB-UVB만 사용하는 것보다 NB-UVB와 외용 calcipotriene, anthralin이나 레티노이드를 함께 사용해 더욱 빠른 임상효과를 얻을 수 있다고 보고하였다. 최근에는 외용 calcipotriene와 고강도 UVB 시스템을 함께 사용함으로써 보다 좋은 결과를 얻었다고 보고한 연구가 있다.

치료 방법

높은 선량의 UVB와 낮은 선량의 UVB를 이용하는

고강도 UVB시스템의 test spots(mJ/cm²)을 위한 MED 권장범위

MED test spot	Skin types I ~ II	Skin types III~ V	Skin types V ~ VI
1	100	150	200
2	130	190	250
3	160	230	300
4	190	270	350
5	220	310	400
6	260	350	450

표 8.10 고강도 UVB시스템의 test spots(mJ/cm²)을 위한 MED 권장범위

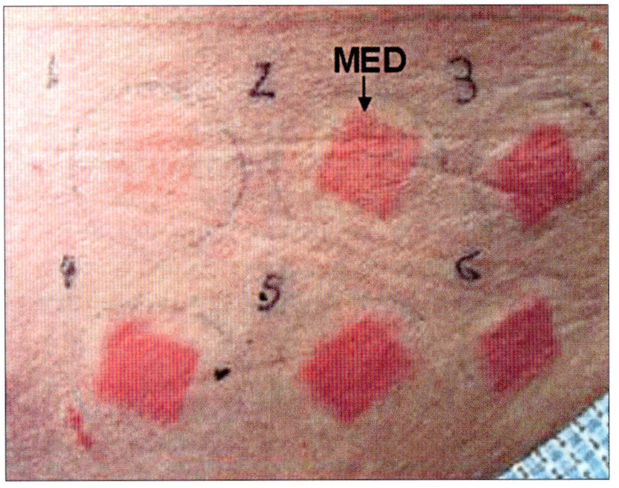

그림 8.18 등 하부에 실시된 MED test spot 24시간 경과 후 MED는 선명한 홍반이 생기는 최소한의 조사량으로 결정한다.

방법에는 두 가지가 있다. 대부분의 연구에서는 높은 fluence를 이용하는 것이 더 빠른 임상결과를 얻을 수 있고 더욱 오래 지속되는 치료효과를 나타낸다고 보고하고 있다. 하지만 높은 fluence로 치료하면 그만큼 광독성 반응과 물집이 잘 생기고 회복 기간도 지연되며 시술 후 통증도 크다. 한 개 또는 두 개의 저항성 플라크가 생기고 물집이 생길 수 있다는 경과를 환자가 이해하며, 또한 한 번 또는 최소한의 치료 횟수로 치료할 수 있다는 점에 동의한다면 high dose UVB 치료를 시도해 볼 수 있다. High dose UVB(MED의 8~16배)는 물집을 유발하기는 하나 단 한 번의 치료로 더욱 오랜 기간 치료 효과를 유지할 수 있다.

낮은 선량 또는 중간 선량의 UVB 치료는 일반적인 UVB 광선치료와 비슷하게 일주일이나 이주일에 한 번씩 치료한다. 임상경과의 호전이 보일 때까지 에너지량은 고정해서 치료하거나 치료 때마다 조금씩 올릴 수도 있다. 임상경과, 물집 형성의 유무, 색소침착 정도에 따라서 에너지량을 조절할 수 있다. 레이저 치료가 아니기 때문에 일반적인 광선치료에서와 같이 훈련받은 의사가 아닌 의료인이 치료할 수 있다. 하지만 치료 중 플라크가 급격하게 얇아지기 때문에 광독성을 예방하기 위해서는 의사의 세심한 관찰이 필요하다. 치료의 한 예가 그림 8.20에 제시되어 있다. UV가 더 잘 투과되도록 미네랄 오일을 사용할 수 있으며 치료는 겹치지 않게 시행되어야 한다.

시술 후 관리

시술 후에는 일반적으로 홍반이 약간 생긴다. 높은 fluence로 치료 후에는 햇빛에 덴 것 같은 물집이 생길 수 있다. 물집이 생기면 그 부위는 바셀린이나 항생제 연고를 발라주어야 한다. 이러한 물집이 생긴 후에 쾨브너 현상이 나타났다는 보고는 없다. 또한 높은 fluence로 치료한 후에 생기는 물집은 실제로 좋은 임상결과를 기대 할 수 있다. 플라크가 치료되어 얇아졌음에도 불구하고 에너지를 낮추지 않으면 심한 광독성 반응이 일어날 수 있다.

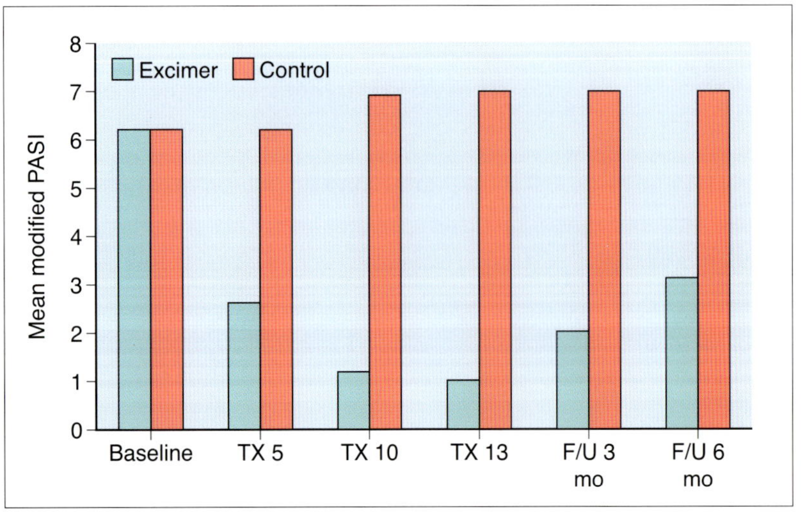

그림 8.19 Excimer 레이저 치료 후 mean modified psoriasis area and severity index(PASI) score의 변화

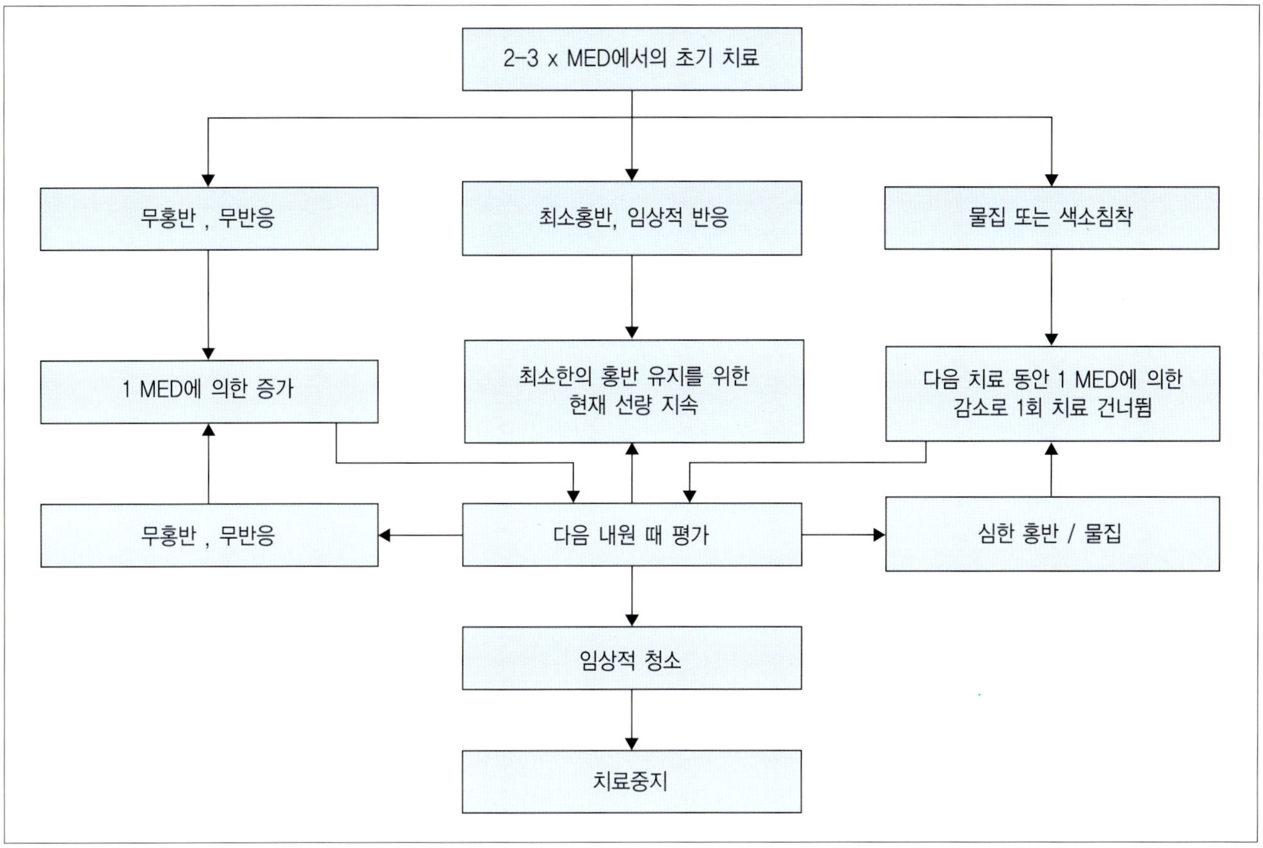

그림 8.20 중간 선량의 UVB 치료 과정의 한 예

부작용과 합병증

피부가 잘 타는 사람에서는 피부가 타는 것이 가장 흔한 부작용이다. 높은 fluence로 치료시 물집이 생길 수 있고 색소침착이 일어날 수 있다. 그러나 반흔이 생겼다는 보고는 없다.

결론과 대안

현재 건선 치료에 사용되는레이저와 광선에는 많은 종류가 있다. 안정적이며 역성 형태의 건선 치료에 사용할 수 있으며 특히 병변이 일반적인 외용제로 효과가 나타나지는 않지만, 전신치료가 필요하지는 않을 정도일 때 시도해 볼 수 있다.

외용제나 복용치료를 하면서 레이저 치료를 병용하는 경우 더욱 오랜 기간 치료 효과가 유지될 수 있다. 사실 건선치료에 있어 레이저 치료가 일차적인 치료방법이 될 수는 없으나 레이저 치료를 병행함으로써 수개월이나 수년의 치료 기간을 단축시켜 주고 시술 비용을 절약할 수 있게 해 준다. 따라서 건선 형태에서의 레이저 치료는 매우 효과적이며 실용적인 치료방법 중 하나가 될 것이다.

참고문헌

Asawanonda P, Anderson RR, Taylor CR 2000 Pendulaser carbon dioxide resurfacing laser versus electrodesiccation with curettage in the treatment of isolated, recalcitrant psoriatic plaques. Journal of the American Academy of Dermatology 42:660–666

Bissonnette R, Tremblay JF, Juezenas P, et al 2002 Systemic photodynamic therapy with aminolevulinic acid induces apoptosis in lesional T lymphocytes of psoriatic plaques. Journal of Investigative Dermatology 119:77–83

Boehncke W-H, Ochsendorf F, Manfred W, et al 1991 Ablative techniques in psoriasis vulgaris resistant to conventional therapies. Dermatologic Surgery 25:618–621

Bonis B, Kemeny L, Dobozy A, et al 1997 308nm UVB excimer laser for psoriasis. Lancet 22:1522

Christophers E, Mrowietz U 2003 Psoriasis. In: Freedberg IM, Eisen AZ, Wolff K, eds. Fitzpatrick's dermatology in general medicine. McGraw-Hill, New York, pp 407–427

Dierickx C 2003 Optimalization of treatment of psoriasis with B Clear system. Lasers in Surgery and Medicine(suppl 15):37

Feldman SR, Mellen BG, Housman TS, et al 2002 Efficacy of the 308-nm excimer laser for the treatment of psoriasis: results of a multicenter study. Journal of the American Academy of Dermatology 46:900–906

Hern S, Allen MH, Sousa AR, et al 2001 Immunohistochemical evaluation of psoriatic plaques following selective photothermolysis of the superficial capillaries. British Journal of Dermatology 145:45–53

Honigsmann H, Schwartz T 2003 Ultraviolet light therapy. In: Bolognia JL, Jorizzo JL, Rapini RP, eds. Dermatology. Elsevier, London, pp 2109–2120

Mazer J-M, Fayard V 2004 Response of psoriasis plaques to pulsed dye lasers: predictive criteria. Lasers in Surgery and Medicine(suppl 16):68

Parrish JA, Jaenicke KF 1981 Action spectrum for phototherapy of psoriasis. Journal of Investigative Dermatology 76:359–362

Richards HL, Fortune DG, O'Sullivan TM, et al 1999 Patients with psoriasis and their compliance with medication. Journal of the American Academy of Dermatology 41:581–583

Rodewald EJ, Housman TS, Mellen BG, et al 2002 Follow-up survey of 308-nm laser treatment of psoriasis. Lasers in Surgery and Medicine 31:202–206

Tanghetti EA, Alvarado SL, Gillis PR 2002 Comparison of localized UVB phototherapy systems for high dose treatment of stable plaque psoriasis. The Lumenis Group of Companies, Santa Clara, CA, USA

Weinberg JM 2003 An overview of infliximab, etanercept, efalizumab, and alefacept as biologic therapy for psoriasis. Clinical Therapeutics 25:2487–2505

Yamauchi PS, Rizk D, Kormeili T, et al 2003 Current systemic therapies for psoriasis: where are we now? Journal of the American Academy of Dermatology 49:S66–77

Zanolli M 2003 Phototherapy treatment of psoriasis today. Journal of the American Academy of Dermatology 49:S78–86

Zelickson BD, Mehregan DA, Wendelshfer-Crabb G, et al 1996 Clinical and histologic evaluation of psoriatic plaques treated with a flashlamp pulsed dye laser. Journal of the American Academy of Dermatology 35:64–68

9 냉각요법

Cooling

E. Victor Ross Jr, Dilip Paithankar

서론

피부 표면의 냉각은 레이저 치료가 가능한 범위를 확대시킨다. 그 결과 피부색이 어두운 사람도 레이저 치료를 받을 수 있다. 대부분의 pulsed 레이저 치료에

서는 적절한 파장과 펄스의 지속시간을 통해 선택적으로 열을 전달할 수 있다. 혈관성 병변과 멜라닌성 병변에서 그 흡수력은 주변 조직보다 최소 열 배 정도가 될 만큼 효과와 안정성이 최적화되어야 한다. 하지만 피부색이 어두운 환자에서는 이 비율이 감소되어 과소치료가 되거나 과잉 치료가 될 확률이 크다.

피부 표면 냉각 처치가 상용화되기 전까지는 약한 피부 착색이 있는 환자에서조차 효과가 있을 만한 fluence와 피부 손상을 일으킬 수 있는 fluence의 차이가 적어 시술자는 종종 효과를 보지 못하거나 피부 손상을 주곤 하였다. 전형적인 예는 pulsed dye 레이저(PDL)로 치료받은 올리브 피부색을 보이는 라틴 아메리카계의 포도주색반점(PWS) 환자들이다. 환자는 처음에 5 J/cm^{2}으로 치료받는데 효과가 미미하거나 거의 없을 것이다. 다음 방문시에는 6 J/cm^{2}로 치료받는데 가피가 생기거나 착색부분에 변화가 없는지 살펴보아야 한다. Cryogen spray 냉각을 사용하게 되면 8~9 J/cm^{2}의 에너지로 거의 피부 손상 없이 치료할 수 있다.

요즈음은 가시광선 치료 기기(intense pulsed light [IPL], potassium-titanyl-phosphate[KTP], PDL)들이 피부 회춘 치료에 더 많이 사용되고 있는 추세이다. 또한 이 치료들은 상피를 쉽게 손상시킬 수 있는 파장의 레이저들이다. 레이저 치료의 표적이 되는 모낭이나 혈관 구조는 진피에 위치하며 표피는 전혀 관계가 없다. 특히, 상피의 멜라닌이 빛을 흡수해 상피에 열을 전달할 수 있다. 멜라닌은 상피 전층에 걸쳐 존재하며 특히 기저층에 집중되어 있다. 멜라닌이 빛을 흡수하게 되면 멜라닌소체에 열을 전달하게 되어 전체 상피에 손상을 가할 수 있다. 이러한 현상은 특히 녹색-황색광선에서 잘 나타난다. 하지만, 선택적 DE(dermalepidermal) 이음부에서의 손상 위험도는 1064 nm 파장까지 확장될 수 있다. 일반적으로 짧은 파장에서 진피로 가는 열보다 상피로 가는 열의 비율이 높아 피부를 손상시킬 확률이 높다. 이러한 현상의 이유는 다음의 두 가지로 볼 수 있다. (i) 짧은 파장에서 멜라닌의 흡수 정도가 더욱 크다. (ii) 짧은 파장의 투과가 제한되도록 광양자가 분산되는 경향이 있다. 이러한 이유로 에너지는 DE 이음부에 축적되게 된다.

피부 표면의 냉각은 near-infrared(NIR)나 mid-infrared(MIR) 레이저 치료에도 적용된다. 특히 NIR 레이저에서 냉각은 중요한데, 상피에서 열이 전달되어 DE 이음부에 손상을 주거나 깊이 투과된 광선이 광범위한 손상을 초래할 수 있다. MIR 레이저(1.32, 1.45, 1.54 μm)에서 발색단은 물이다. 아주 낮은 에너지를 사용해도 표면 냉각은 필수적이다. 물은 피부 어디에나 존재하기 때문에 냉각을 하지 않으면 레이저로 인해 전층에 손상을 입을 수 있다. 어느 한 부분만이 분리되어 열이 전달되지는 않는다.

크게 세 가지로 분류(접촉식, 기냉식, 냉각스프레이)할 수 있는 여섯 종류의 냉각 방법이 있다. 각각의 냉각 방법에는 장점과 단점이 있다. 또한 이 모든 방법에서 시술자가 실수하기도 쉬우며 기계를 오작동시키기도 쉽다.

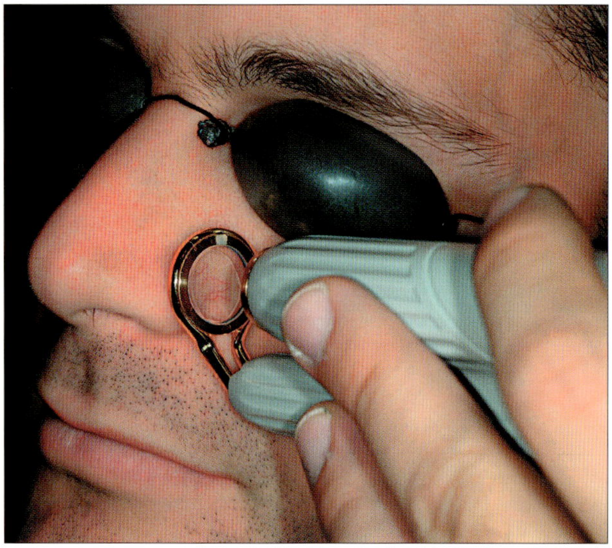

그림 9.1 4℃로 순환하는 차가운 물에 의해 냉각되는 사파이어 윈도

냉각

피부 표면을 냉각시키는 데에는 세 가지 기본적인 목적이 있다. 첫 번째는 상피를 보호하는 것이다. 의도하지 않은 기저층으로의 열전달은 물집이나 가피를 형성시키고 종종 반흔을 남기기도 한다. 상피에서 레이저에 의해 온도가 올라가는 정도는 fluence와 멜라닌에 의한 파장 선택성에 기인한다. 냉각을 하지 않았을 때와 비교해서 ΔT, (T_f-T_i)의 차이는 거의 없다. 따라서 냉각을 하면 처음 온도인 T_i가 감소하고 레이저 처치 후의 온도인 T_f도 감소하게 된다. DE 이음부를 손상시키지 않게 보호하는 정도뿐 아니라, 때때로 전달되는 열의 크기가 커 과도한 열전달로 반흔까지 생길 수 있기 때문에 상당한 냉각이 필요한 경우도 있다(1064 nm에서).

두 번째 목적은 시술의 목표(모낭, 표면 혈관 등)가 되는 부분에 더 높은 fluence를 전달하는 것이다. 상피를 냉각시킴으로써 더 높은 fluence와 열을 진피에 위치하는 목표 구조에 전달시킬 수 있다. 따라서 냉각은 치료에 있어 안정성과 효능을 증대시킨다.

세 번째 목표는 통증을 줄여주는 데에 있다. 거의 모든 방법의 냉각은 어느 정도 통증을 경감시키는 효과가 있다.

또 다른 논란거리 중 하나는 레이저 치료를 하는데 있어 언제 냉각을 행할 것인가 하는 것이다. 냉각은 시술 전(pre), 시술 도중(parallel), 시술 후(post)에 행해질 수 있다. 세 시기의 냉각이 모두 중요하다. 예를 들어, 시술 후의 냉각은 역순의 열전달(즉, 혈관에서부터 다시 상피로)을 막아 상피 손상을 예방한다.

레이저 치료 중의 열전달은 순간적인 데에 반하여 냉각은 서서히 진행된다는 것을 기억해야 한다. 특히 접촉 냉각의 경우, 빠른 냉각을 위해서는 매개물로 금을 이용한다. 일단 피부에 접촉하게 되면 매개물(예를 들어, 사파이어 윈도)은 온도가 올라가는 경향이 있다. 그 찬 성질을 유지시키는 데에는 여러 작용 요소들이 영향을 미치는데 그 중 하나는 매개체의 전도성이 어떤가 하는 것이다. 예를 들어, 구리는 사파이어보다 전도성이 크고 사파이어는 수정이나 유리보다 전도성이 크다.

다음 냉각이 효과가 없는 경우가 몇 가지 있다.

- 파장의 흡수대가 물에 의해 크게 영향을 받을 때에는(Er:YAG와 CO_2 레이저), 열의 크기와 필요한 냉각의 크기가 거의 같기 때문에 상피를 보존하기가 불가능하다.
- Q-switched 레이저에서 532~1064 nm로 치료할 때, 냉각은 통증을 경감시키는 데에는 도움이 되나 문신이나 멜라닌을 목표로 해서 들어가는 레이저의 순간적인 최고점의 온도를 낮추지는 못한다.

냉각 방법

냉각은 레이저 처치에 따른 시기에 따라(pre, parallel, post 냉각), 방법에 따라(접촉식, 기냉식, 냉각 스프레이), 레이저와 분리되었는지 아닌지에 따라(분리된 형태, 그렇지 않은 형태) 분류할 수 있다. 레이저와 분리된 형태로서의 한 예로 CoolRoller를 그림 9.2에서 보여주고 있다. 마지막으로 능동적인 형태와 수동적인 형태로 분리할 수 있는데, 능동적인 냉각은 냉각의 매개체가 자체적으로 냉각 능력을 가지고 있는 것이고(예; 순환하는 물에 의해 냉각되는 사파이어 윈도) 수동적인 냉각은 피부 위에 얼음을 놓는 식으로 수동적으로 냉각하는 방법을 말한다.

접촉식 냉각 (Contact cooling)

대부분의 냉각은 냉각된 매개채를 피부에 접촉시키는 방법을 사용한다. 얼마나 빨리 열을 떨어뜨릴 수 있는가 하는 부분은 매개체와 피부 사이의 온도차가 얼마나 큰 지에 따라 달라질 수 있다. 가장 간단한 냉각 방법은 시술 전 얼음을 피부 위에 올려놓는 것이다. 보다 현대적인 냉각 시스템의 방법 중 하나로는 4℃로 냉각된 사파이어 윈도를 사용하는 것이다. 시술전 냉각 시간은 윈도와 관계있는 레이저 빔의 크기와 반복 속도에 따라 달라질 수 있다. 또한 시술과 동시에 냉각이 이루어지는 형태도 있는데, 짧은 펄스에서는 이것이 특별한 의미가 없지만 100 ms 이상의 펄스에서는 이 형태가 바람직하다. 마지막으로 핸드피스가 피부를 따라 지나가면서 후냉각시키는 형태가 있다. 사파이어는 훌륭한 전도체이지만 외부의 냉각 매개체(두 개의 사파이어판 사이에 물과 같은)를 필요로 한다. 그렇지 않으면 사파이어는 피부와 계속 접촉해 있으면서 따뜻해지게 된다.

구리는 훌륭한 전도체로 사파이어에 비해 열 배의 전도성을 가진다. 구리는 전도성이 훌륭하기 때문에 비록 레이저 처치와 동시에 냉각시킬 수는 없다고 하여도 피부를 차게 유지하며 그리고 그 후에도 피부를 낮은 온도로 유지시킬 수 있다(그림 9.3). 시술 도중 냉각(후냉각 역시)이 불가능하다는 것은, 실수로 같은 부위를 반복해서 시술하였거나 몇 초의 후냉각이 필요한 큰 혈관 같은 곳을 치료하는 경우에는 사용할 수 없다는 것을 의미한다.

알루미늄 롤러나 얼음, 차가운 겔을 사용하는 방법 등은 모두 수동적 냉각의 예가 된다. 최근 소개된 냉각 형태 중 하나로 CoolRoller가 있는데 이 알루미늄 'roling pin' (그림 9.2)은 매우 높은 전도성을 가지고 있다. 10초 이상 10회 정도 이 롤을 앞뒤로 문지르면 DE 이음부의 온도가 약 10~15℃로 내려간다. 또한 통증 경감의 효과도 기대할 수 있다.

기냉식 냉각

기냉식 역시 흔히 사용되는 방법이다. Zimmer(Cyro 5, Zimmer MedizinSystem, Ulm, Germany)는 피부에 바로 −10℃의 온도의 공기를 빠른 속도(1,000 L/min)로 내보내는 방법이다.

Cryogen spray 냉각 (DCD)

DCD™(dynamic cooling device)은 피부 표면의 온도를 가장 급속히 떨어뜨릴 수 있는 기계이다(그림 9.4). 열이 전달되는 속도는 접촉식 냉각 속도의 두 배이다. 냉매인 tetrafluoroethane은 −26℃에서 끓지만 피부 표면에서는 −44℃까지 온도를 떨어뜨린다.

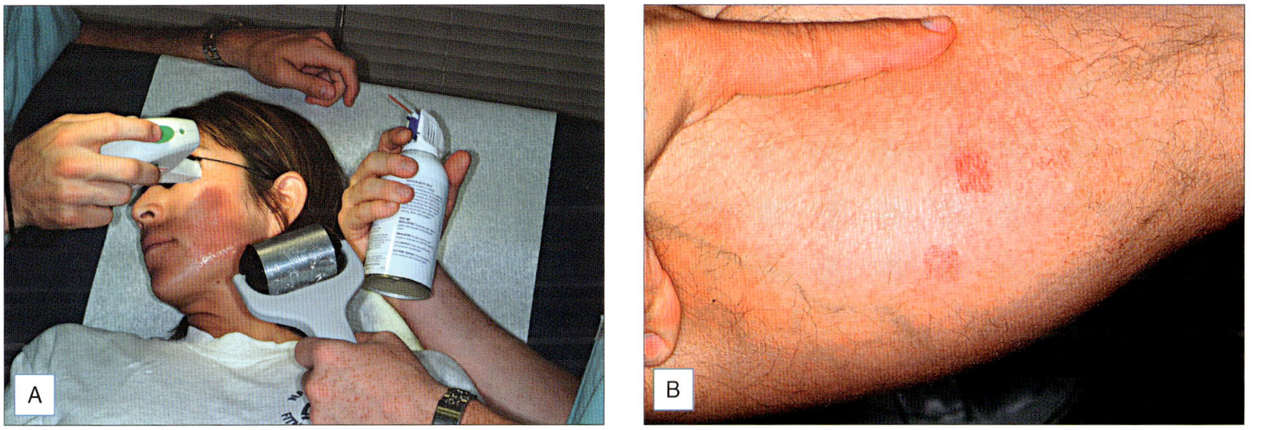

그림 9.2 (A) IPL에서 함께 사용되고 있는 CoolRoller, 피부에서 위, 아래로 굴려줌으로써 냉각효과를 나타내는데, 시술 중 자주 반복해 주어야 한다. (B) green IPL로 치료 후 시간이 경과한 상태. precooling을 하지 않은 부위에 두꺼운 딱지가 보인다. 5초간 rolling으로 precooling을 시행한 부위에는 약간 더 흐린 crust가 생겼다.

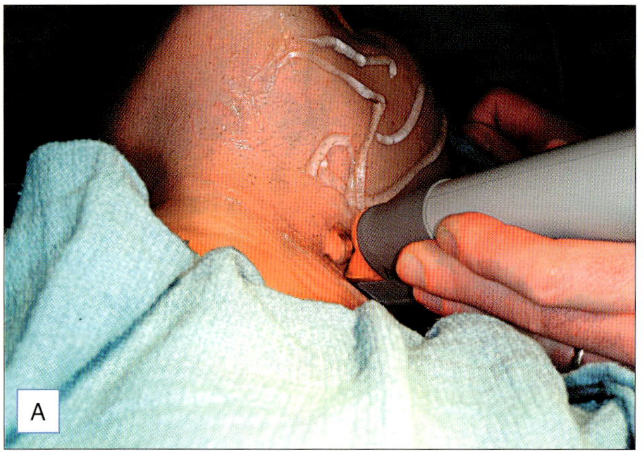

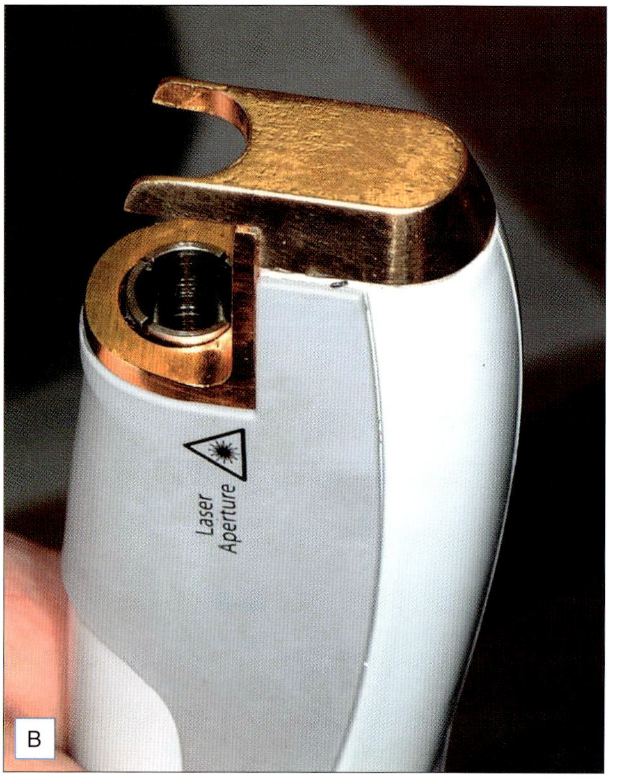

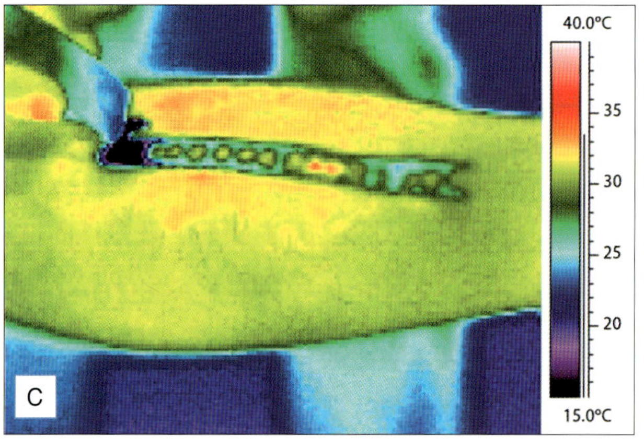

그림 9.3 (A, B) 제모에 사용되는 Nd:YAG 레이저의 copper plate, pre-cooling의 예이다. (C) Copper plate가 지나간 후에 온도 변화를 보여주는 영상

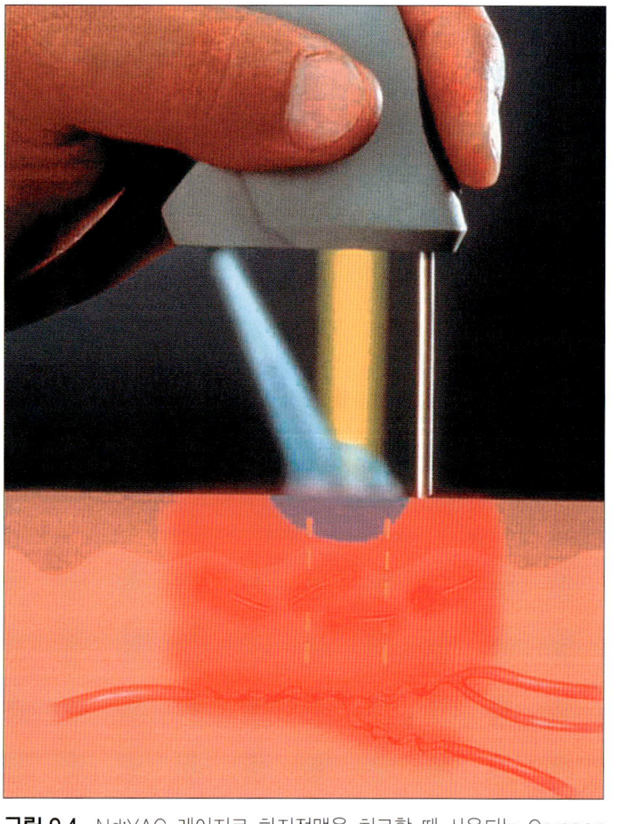

그림 9.4 Nd:YAG 레이저로 하지정맥을 치료할 때 사용되는 Cryogen spray cooling

80~ 100 ms 동안 일회의 연속된 냉각에서 DCD에 의한 피부 손상이 일어나지 않지만 실수로 여러 번 쓰게 되면 미란이나 과다색소침착이 남을 수 있다.

이러한 냉각 스프레이를 사용하면 레이저의 효과에 영향을 미칠 수 있다는 주장이 제기되어 왔다. 하지만 스프레이와 레이저는 나가는 속도에 시간차가 있어 레이저 빔은 스프레이 냉각에 의해 영향을 받지 않는다. 또 다른 논란거리는 스프레이 사용 후 생기는 결빙상태에 대한 것이다. 실험상으로 이 결빙상태는 냉각된 피부에서 주변의 증발된 수분들의 응집 형태라는 것이 증명되었다. 이러한 현상은 30 ms의 분사가 끝나고 약 100 ms 후에 나타난다. 레이저양은 이러한 결빙 상태로 인한 빛의 분산에 의해 영향을 받지는 않는데, 그 이유는 냉각 스프레이가 사용된 후 보통 100 ms 이내로 레이저가 나가기 때문이다. 그러나 일반적으로 시술을 할 때 우리는 핸드피스를 즉시 다음 자리로 옮기곤 하기 때문에 1.5 Hz의 속도 또는 그보다 더 긴 간격으로 스프레이가 나갈 때 바로 다음 레이저 처치를 할 자리에 결빙이 생길 수 있다. 따라서 이전 자리에서 결빙이 생기기도 전에 핸드피스를 옮겨 옆 자리에 결빙이 생기게 하고 그곳에 레이저를 조사하는 일이 없도록 주의해야 한다.

DCD는 상피와 상부 진피만 냉각시키는 우수한 선택성을 보인다. Svaasand와 Nelson은 DCD가 상피를 냉각시키는 데 있어 가장 빠르며 우수한 선택성을 가진 유용한 기계라고 하였다. 예를 들어 DCD로 40 ms 동안 냉각시켜 도달된 온도로 DE 이음부를 냉각시키는 데 공기냉각은 20초가 걸리며 더구나 DCD로는 100 um 깊이까지 냉각시키는데 비해 공기냉각의 경우는 1600 um의 깊이까지 냉각시킬 수 있다.

Cooling protection factor(CPF)는 냉각없이 상피손상을 일으킬 수 있는 최소한의 fluence와 냉각을 사용하면서 상피손상을 일으킬 수 있는 최소한의 fluence의 비율은 다음 공식에 의해 계산할 수 있다.

$$\mathrm{CPF} = \frac{T_c - T_{ic}}{T_c - T_i}$$

위의 공식에서 T_{ic}와 T_i는 각각 냉각을 했을 때와 하지 않았을 때 레이저를 사용하기 전의 온도이며 T_c는 피부 손상이 일어났을 때의 온도이다. 저자의 경험상 DCD의 CPF는 1.8이고 사파이어 윈도는 1.5, air 냉각은 1.3이었다(혈관성 병변을 치료하기 위해 KTP나 IPL을 사용하는 경우).

냉각의 적용

위에서 기술한 냉각이 어떻게 쓰이는지 실제 병변을 통해서 살펴보도록 하겠다.

제모

제모에서 표면의 냉각은 매우 중요하다. DE 이음부(상피 멜라닌)에서 모근까지의 거리는 매우 멀기 때문에(2~5 mm) 대부분의 냉각 방법은 효과가 있으며, 특히 털과 피부색의 차이가 클수록 효과가 크다. 차가운 공기를 이용하는 방법이나 피부에 접촉하는 방식에서는 한 번에 냉각시키는 부피가 보다 크고, DCD는 매우 우수한 상피보호 효과를 보이지만 부피가 작다. 동시에 접촉하는 냉각 방식의 장점 중 하나는 핸드피스에 압력을 가해 피부 표면과 모근과의 거리를 좁힐 수 있다는 것이다. 이런 방법으로 모근에 전달되는 에너지의 양을 늘릴 수 있다.

혈관병변

혈관병변 역시 냉각으로 안정성과 효능을 높일 수 있다고 증명된 하나의 질환이며 특히 포도주색반점과 하지의 정맥질환에서 더욱 그러하다. 일반적으로 혈관은 피부 300~1300 ㎛ 아래에 존재한다. 수학적 모델에서는 접촉 방식이 차가운 공기에 의한 방식보다 뛰어나고 DCD가 접촉 방식보다 뛰어나다. 하지만 실제적으로 사용해 보면 모든 방식들에서 뛰어난 상피보호 효과를 나타낸다. 차가운 공기를 이용할 때에는 상피보호 효과는 가장 떨어지지만 통증경감 효과는 가장 훌륭하다. 차가운 공기나 접촉 방식의 냉각이 피부를 과하게 냉각시켜 레이저의 효과를 떨어뜨릴 수 있다는 견해도 있지만 혈액의 순환으로 혈관은 신체의 온도를 그대로 유지할 수 있다. 치료하는 데 있어 냉각을 함께 하는 경우에는 그렇지 않을 때보다 좀 더 높은 fluence로 시술해야 한다.

상피의 착색 질환

밀리세컨드(msec) 단위로 발사되는 레이저 기계들을 사용할 때, 냉각이나 사파이어는 상피의 색소이상 부분에 온도가 완만히 올라가도록 도와 준다. 냉각은 각질층을 보존하게 해주며 따라서 약한 정도의 표피박리가 나중에 일어나고 염증이 덜 생기게 해준다. 가장 효과적인 냉각기인 DCD는 종종 상피의 착색 병변을 과도하게 냉각시키므로 레이저를 사용하기 위해서는 냉각기를 꺼야 한다. 하지만 몇몇 의사들은 조금 더 높은 fluence로 alexandrite 레이저와 DCD를 약하게 해서 병용하여 좋은 결과를 보이기도 한다.

Mid-infrared 레이저
(Nonablative remodeling)

MIR 레이저는 자체의 고유 선택성이 없기 때문에 열을 전달시키는 과정과 냉각시키는 과정 모두 완벽하게 고려되어야 한다. 피부의 냉각된 층이 얼마나 깊은가에 따라 피부의 어떤 층에 열이 가해질 것인가 하는 문제가 어느 정도 결정된다. 예를 들어, 주름 치료에서 대부분의 일광탄력섬유증(solar elastosis)은 피부 아래 100~600 ㎛에 존재한다. 따라서 주름을 개선시키려면 이 부분에 열을 가하려고 할 것이다. 하지만, 일반적인 접촉 시간(0.2~1.5초)을 필요로 하는 접촉 방식의 냉각에서 상부 진피층은 과하게 냉각되는 경향이 있어 레이저는 일광탄력섬유증층보다 깊은 곳으로 조사된다. 즉, 어디에 열이 전달될 것인가 하는 것은 냉각된 피부층이 얼마나 깊은가 하는 것과 밀접한 관계가 있다(대부분의 MIR 레이저에서). 그러므로 냉각의 깊이를 제한하도록 권장한다.

냉각과 통증

통증을 경감시킬 수 있는 정도는 냉각방법에 따라서 다르다. 때때로 냉각은 피부 신경을 혼돈(cutaneous nerve compusion)시켜 통증을 경감시키는 보조요법의 역할을 한다. 이러한 현상은 밝은 피부에서 1064 nm의 레이저와 DCD를 함께 사용하는 경우 나타난다. 레이저 치료와 DCD는 각각 독자적으로 사용하면 많은 불편함을 초래하지만 함께 사용했을 때에는 환자를 좀 더 편하게 해 준다. 이 경우 상피는 상대적으로 멜라닌이 없기 때문에 보호되고, 냉각되는 부피가 적기 때문에 DCD는 진피에 마취효과를 줄 수 없다. 여기에서 DCD가 만들어 낸 냉각된 피부층과 레이저에 의해 열이 전달되는 부분은 별개이다. 하지만 상피에 열이 전달되어 생기는 통증은 확실히 DCD에 의해 감소될 수 있다. 예를 들어, DCD는 PDL로 혈관치료를 하는 경우 통증을 줄여 줄 수 있다. 매우 효과적으로 상피를 보호하며, 통증은 DE 이음부가 감소되면서 생길 수 있다. 따라서 1064 nm 레이저로 하지의 깊은 정맥을 치료할 때에는 냉각되는 부피가 부족하기 때문에 DCD 냉각은 통증 경감면에서는 효과가 없다. 이런 현상은 접촉 방식의 냉각과는 반대인데, 여기에서 냉각은 시술 뒤의 부종과 홍반을 줄여주지만 피부 표면 조직에 아무런 영향을 미치지 않으며 임상적인 효과에도 영향을 미치지 않는다. 하지정맥을 치료하는데 있어 DCD나 구리, 사파이어 윈도의 냉각과 1064 nm의 레이저를 함께 사용하면 뛰어난 상피보호 효과를 보이며, 차가운 공기를 이용하면 통증도 상당량 경감시킨다. 이는 대부분 환자가 차가운 물에 목욕하는 느낌을 받기 때문이다.

임상적에서 레이저 냉각을 사용하는 데 있어 가장 많이 받는 질문을 아래에 기술하였다.

1. 냉각을 사용하면 레이저 fluence를 높여야 하는가?
   표피의 혈관병변이나 색소병변을 치료할 때에는 fluence를 높여 주어야 하는 경우도 있다. 하지만 많이 높여서는 안 된다. Fluence를 높이는 이유는 의도하지 않게 타겟이 냉각되었을 때를 대비하기 위함이다. 모근과 같이 타겟이 깊을 때에는 fluence를 높일 필요가 없다.
2. 시술 전(Pre), 시술 도중(parallel), 시술 후(post) 냉각 중 어느 방법이 가장 중요한가?
   조직으로의 열전달이 순각적으로 일어나기 때문에 전 냉각은 거의 모든 경우에 필요하다. 시술 도중 냉각은 긴 펄스지속시간에서 필요하다. 펄스지속시간이 10 ms 미만인 경우에는 거의 의미가 없다. 표피가 어떤 기준 이상의 온도까지 올라가게 되면(미백 치료에서) 아무리 얼음팩을 대어 주어도 피부는 회복될 수 없다. 즉, 후냉각은 의미가 없다. 반면 어떤 경우에는 즉시 후냉각을 해 주면 표피 손상을 줄일 수 있는데, 표피 바로 아래의 조직에 많은 양의 열이 전달되는 경우(MIR 레이저나 NIR 레이저를 높은 fluence로 사용하는 경우)나 표피 바로 아래에 존재하는 큰 혈관을 치료할 때(이러한 혈관은 냉각되는데 몇 초의 시간이 걸리기도 하며, 어느 정도는 표피로의 열확산이 불가피하다) 특히 중요하다. 또한 얼음팩 같은 것을 이용한 지연된후냉각(delayed post)은 레이저로 인한 손상이 커졌을 때 염증을 줄여 줄 수 있다.

6가지 냉각 방법의 장단점 요약

얼음

얼음은 쉽게 사용할 수 있다는 장점이 있다. 예를 들어, 플라스틱 용기에 넣어 시술 전 피부에 몇 분 동안 올려 놓을 수 있다. 얼음은 많은 부피를 냉각시킬 수 있고 따라서 오래 올려 놓으면 좋은 마취 효과를 보일 수 있다. 이것은 또한 이차적인 손상을 최소화시키는 데 도움을 준다. 치료 전, 몇 초 동안 올려 놓는 정도라면 어느 정도의 표피보호 효과를 나타낼 수 있다. 하지만, 냉각의 정도를 예측하기 어렵다는 것이 단점이 될 수 있다. 즉, 피부 위에 10초 올려놓는 경우와 1분 올려 놓는 경우 피부보호 효과의 차이는 상당할 것이다. 또한 얼음을 올려 놓는 사람에 의해 시술이 방해될 수 있으며, 일정한 시간 간격으로 재냉각시킬 수 없기 때문에 위치에 따라 냉각의 정도가 달라질 것이다.

차갑게 냉각된 겔

차갑게 냉각된 겔의 문제점은 금방 따뜻해져 버린다는 것이다. 피부를 냉각시키기 위해서는 몇 초마다 냉각된 겔을 발라 주어야 한다. 차가운 겔은 피부의 온도보다 차갑게 유지되는 한 공기보다 열을 잘 흡수하기 때문에 훌륭한 절연체 역할을 한다. 또한 피부 표면에 축적될 수 있는 에너지의 양을 줄여 준다.

차가운 공기

차가운 공기(그림 9.5)는 몇 가지 단점이 있다. 가장 중요한 단점은 적절한 정도로 표피를 보호하기 위해서는 긴 시간을 요한다는 것이다. 하지만, 공기에 의한 냉각은 레이저 빔을 방해하지 않고 소모품이 들지 않으며 코와 눈을 제외한 부분에는 모두 사용될 수 있고 환자가 견디기에도 어렵지 않다. 냉각에 의한 손상도 거의 생기지 않는다. 환자가 편하게 시술받기 위한 목적으로만 쓰일 때에는 환자가 팁을 들고 치료받는 위치로 공기가 나가도록 하면 되고, 상피보호 목적이라면 시술자가 가능한 한 팁을 환자의 피부 가까이에 위치시켜 효과를 최대화시켜야 한다.

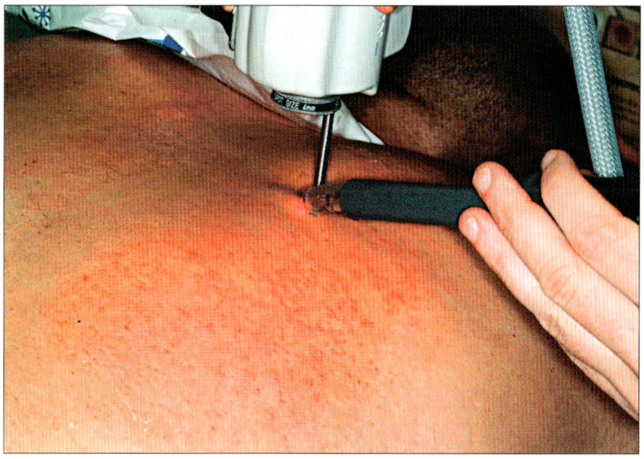

그림 9.5 등 부위의 제모에 사용되고 있는 810 nm diode 레이저와 차가운 공기를 이용한 냉각장치

사파이어

이 형태의 냉각은 효과적이어서 목표로 하는 병변을 눈으로 보면서 시술할 수 있으며 레이저빔을 방해하는 정도로 크지 않다. IPL에서 수정이나 사파이어를 이용해 냉각을 하는 경우도 있다. 병변을 바로 볼 수 없다는 점만 제외하고는 효과는 다르지 않다.

DCD

DCD는 신속하고 계속해서 재사용이 가능하다는 장점이 있다. Dai와 그의 동료들은 DCD를 함께 사용하는 경우 PDL fluence를 안전하게 5 J/cm^{2}까지 올릴 수 있다는 것을 실험으로 보여주었다. 이러한 사실은 어두운 피부색의 스페인계 환자에게 40 ms의 스프레이 냉각을 30 ms의 지연 시간을 두고 9 J/cm^{2}까지 fluence를 올려 치료했다는 경험적인 사실과도 맥락을 같이 한다. DCD를 사용하지 않는 경우, 5~6 J/cm^{2}까지가 한계수준이다. 단점으로는 특정 상황에서 냉각에 의한 손상이 생길 수 있다는 점, 레이저빔이 방해될 수 있다는 점, 소모품(스프레이)이 든다는 점이 있다.

CoolRoller

앞에서 언급한 CoolRoller는 얼음과 같은 작용을 하는, 사용하기 편한 기구라고 생각하면 된다. 아주 훌륭한 열전도성을 가지기 때문에 빠르게 피부를 냉각시키는 것이 가능하다. 하지만, 몇 번이나 피부 위를 밀어 주었느냐에 따라서 냉각되는 정도가 달라진다. 또한 롤러 자체의 온도에도 주의를 기울여야 하는데, 20분이 지나면 냉각 능력이 감소되기 시작한다.

냉각 합병증

냉각방법을 도입함으로써 인해 피부 레이저 시술에 큰 발전이 있었다. 특히 상피보호가 아주 중요한 경우(어두운 피부색을 가진 환자의 PWS 시술과 같은)에서 냉각을 사용하지 않으면서 안전한 시술을 하기가 어렵다. 기계를 다룰 때에는 잘 보고, 듣고, 느끼는 것이 중요하다. 아무리 잘 완성된 기계라도 모든 기계는 오작동의 가능성이 있다. 섬세한 주의가 모든 시술자들에게 요구된다. 아래에 냉각에서 일어날 수 있는 몇 가지 문제점들을 기술해 보았다.

■ DCD

Cryogen이 비었으나 계속 레이저가 나가는 경우가 있다. 이런 경우 스프레이가 나가면서 나는 특징적인 소리 '쉭' 소리가 나지 않아 레이저가 나가기 전에 알 수 있다. 최근에는 더욱 정교한 모델이 나와 cryogen이 없으면 레이저가 나가지 않는 제품도 있다.

■ 사파이어 윈도

냉각기가 켜져 있는지와 저장되어 있는 양이 충분한지 확인해야 한다. 그렇지 않으면 핸드피스가 점점 뜨거워져서 상피에 손상을 입히게 된다.

■ 수동적인 방법의 냉각

IPL을 수동적인 방법으로 냉각시킬 때, 핸드피스는 closed loop 시스템으로 다시 들어가는 빛으로부터 나오는 열을 방산시킬 수 있어야 한다. 반복해서 레이저를 나가게 하면 핸드피스의 온도는 2℃씩 올라가게 된다. 핸드피스가 다시 냉각될 정도로 시간 간격을 두지 않고 시술한다면 시술 후에 심한 홍반이 생길 수 있다. 또한 그 후에 물집 또는 약한 정도이나 오래 지속되는 색소저하증이 생길 수도 있다.

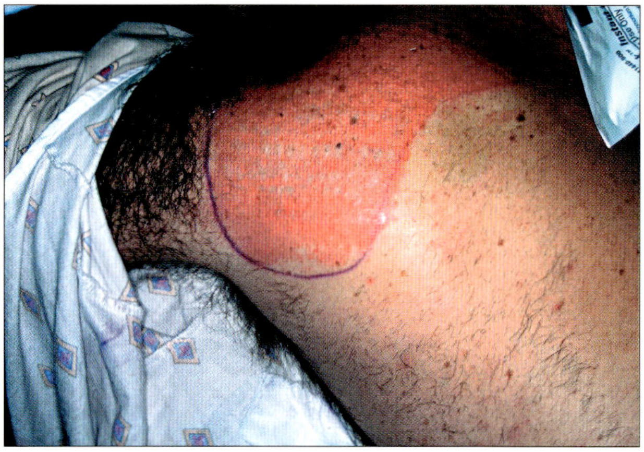

그림 9.6 Nd:YAG 치료 직후 생긴 blisten 냉각장치를 이용하지 않았다.

■ 차가운 공기를 이용하는 방법

만약 노즐을 바로 피부를 향하게 해 놓았는데 공기가 흐르지 않는다면 튜브는 구불구불해질 것이다.

■ Cold roller

만약 환자가 시술 중에 고통이 점점 더 심해진다고 호소하면 roller의 온도를 확인해 볼 필요가 있다. 약 20분이 지나면 롤러는 실내 온도와 같아지면서 보호효과와 통증감소 효과를 잃게 된다.

■ Copper plate

핸드피스를 세로 장축 방향으로 움직이면서 시술해야 한다(그림 9.3). 또한 볼록한 부분을 시술할 때에는 구리판(copper plate)과 피부가 밀착되도록 주의해야 한다.

냉각을 능률적으로 활용할 수 있는 방법

냉각의 방법에 따라 레이저 시술 전에 핸드피스 팁의 사파이어 윈도는 차가운지, DCD에서는 cryogen이 충분히 들어가 있는지 확인해야 한다. 다른 냉각 기기에서도 주의깊게 살펴보고 특히 외부에 부착되어 있는 방식이라면 레이저에 적절히 부착되어 있는지 기계는 켜져 있는지 확인해야 한다.

레이저 시술 도중 상황은 변화한다. 특히 큰 혈관병

변을 치료할 때나 쉽게 붉어지는 부분을 치료할 때 피부 표면의 온도는 점점 몸의 온도를 따라 올라가려는 경향이 있다. 따라서 처음 시술을 시작할 때보다 냉각을 더 시켜야 한다. 예를 들어, 목의 다형피부위축증(poikiloderma)을 치료할 때 처음 기본 fluence는 모세혈관확장(telangiectasia)을 없애는 정도로 알맞으나 몇 분이 지나면 처치 병변을 희게 만들거나, 상피에 손상을 줄 수도 있다. 이러한 상황에서는 에너지를 낮추어 주어야 한다.

기기 제조자들은 냉각 기기들이 항상 제대로 작동하고 있다는 것을 보여주려 애쓴다. 냉각이 제대로 되고 있지 않다는 것을 보여주는 표시기는 매우 유용할 수 있다. 핸드피스 팁에 경고 표시기나 온도 모니터가 있을 수도 있다. 만약 냉각에 문제가 생기면 이러한 표시기들에 의해 레이저는 작동하지 않게 된다.

탄 피부는 이미 손상된 피부이다. 훌륭한 냉각 기기를 사용한다고 해도 Nd:YAG나 MIR 레이저로 치료하는 경우가 아니라면 안전하게 치료할 수 없다. 그러나 원래 검은 피부는 그보다는 안전한 치료 결과를 예측할 수 있다. 만약 피부가 탄 환자를 꼭 치료해야 한다면, 조금 더 긴 시간 동안 접촉 냉각시키거나, DCD 스프레이를 올리거나, 차가운 공기의 경우 공기의 속도를 올려야 한다.

시술 전 테스트는 도움이 될 수 있으나 시술 병변과 동일한 피부에 시행했을 때에만 의미가 있다. 15분 경과 후 심한 홍반이 생기면 fluence를 낮추거나 냉각을 올려야 한다.

Nd:YAG 레이저를 제외하고 DCD를 포함한 대부분의 냉각 기기들은 아주 어두운 피부인 피부 타입 Ⅳ 환자에서는 충분한 보호효과를 나타내지 못한다.

수동적인 방법의 냉각은 통증을 줄이려는 목적과 함께 상피보호 목적도 가지고 있으므로 주의깊게 실시해야 한다.

보다 긴 펄스지속시간으로 상피보호 효과(천천히 피부의 깊은 구조에 열을 전하므로 상피가 냉각될 시간을 가짐)를 기대할 수 있기 때문에 종종 권유되기도 한다. 하지만 이는 양날의 칼이다 – 모근이나 혈관과 같은 목표점까지 가는데 전도성이 떨어지게 되어 목표 온도까지 올리지 못할 수 있다. 따라서 효과적인 면에서 문제가 생길 수 있으며 특히 작은 모근이나 혈관의 경우 더욱 그러하다.

이러한 냉각의 원리를 이해함으로써 의사들은 더욱 창조적이며 견실하게 냉각기기를 사용할 수 있을 것이다. 거의 모든 종류의 레이저는 열을 올리는 효과와 내리는 효과를 어떻게 적절히 사용하느냐에 따라 치료효과를 극대화시킬 수 있다.

참고문헌

Aguilar G, Majaron B, Karapetian E, Lavernia EJ, Nelson JS 2003 Experimental study of cryogen spray properties for application in dermatologic laser surgery. IEEE Transactions on Biomedical Engineering 50:863–869

Aguilar G, Wang GX, Nelson JS 2003 Dynamic behavior of cryogen spray cooling: effects of spurt duration and spray distance. Lasers in Surgery and Medicine 32:152–159

Aguilar G, Wang GX, Nelson JS 2003 Effect of spurt duration on the heat transfer dynamics during cryogen spray cooling. Physics in Medicine and Biology 48:2169–2181

Altshuler GB, Zenzie HH, Erofeev AV, et al 1999 Contact cooling of the skin. Physics in Medicine and Biology 44:1003–1023

Buscher BA, McMeekin TO, Goodwin D 2000 Treatment of leg telangiectasia by using a long pulse dye laser at 595nm with and without dynamic cooling device. Lasers in Surgery and Medicine 27:171–175

Chang CJ, Nelson JS 1999 Cryogen spray cooling and higher fluence pulsed dye laser treatment improve port wine stain clearance while minimizing epidermal damage. Dermatologic Surgery 25:767–772

Chang CW, Reinisch L, Biesman BS 2003 Analysis of epidermal protection using cold air versus chilled sapphire window with water or gel during 810nm diode laser application. Lasers in Surgery and Medicine 32:129–136

Chess C 2000 Regarding the use of contact cooling devices during laser treatment of spider leg veins. Dermatologic Surgery 26:92–93 [comment]

Dai T, Pikkula BM, Tunnell JW, Chang DW, Anvari B 2003 Thermal response of human skin epidermis to 595nm laser irradiation at high incident dosages and long pulse durations in conjunction with cryogen spray cooling: an ex vivo study. Lasers in Surgery and Medicine 33:16–24

Edris A, Choi B, Aguilar G, Nelson JS 2003 Measurements of laser light attenuation following cryogen spray cooling spurt termination. Lasers in Surgery and Medicine 32:143–147

Greve B, Hammes S, Raulin C 2001 The effect of cold air cooling on 585nm pulsed dye laser treatment of port-wine stains. Dermatologic Surgery 27:633–636

Kao B, Kelly KM, Aguilar G, et al 2004 Evaluation of cryogen spray cooling exposure on in vitro model human skin. Lasers in Surgery and Medicine 34:146–154

Kauvar AN, Frew KE, Friedman PM, Geronemus RG 2002 Cooling gel improves pulsed KTP laser treatment of facial telangiectasia. Lasers in Surgery and Medicine 30:149–153

Kelly KM, Svaasand LO, Nelson JS 2003 Optimization of laser treatment safety in conjunction with cryogen spray cooling. Archives of Dermatology 139:1372–1373

Kelly KM, Svaasand LO, Nelson JS 2004 Further investigation of pigmentary changes after alexandrite laser hair removal in conjunction with cryogen spray cooling. Dermatologic Surgery 30(4 Pt 1):581–582

Majaron B, Svaasand LO, Aguilar G, Nelson JS 2002 Intermittent cryogen spray cooling for optimal heat extraction during dermatologic laser

treatment. Physics in Medicine and Biology 47:3275–3288
Meyers G 1971 Analytical methods in conduction heat transfer. McGraw-Hill, New York
Nelson JS, Majaron B, Kelly KM 2000 Active skin cooling in conjunction with laser dermatologic surgery. Seminars in Cutaneous Medicine and Surgery 19:253–266
Pfefer TJ, Smithies DJ, Milner TE, et al 2000 Bioheat transfer analysis of cryogen spray cooling during laser treatment of port wine stains. Lasers in Surgery and Medicine 26:145–157
Raulin C, Greve B, Hammes S 2000 Cold air in laser therapy: first experiences with a new cooling system. Lasers in Surgery and Medicine 27:404–410
Ross EV, Sajben FP, Hsia J, Barnette D, Miller CH, McKinlay JR 2000 Nonablative skin remodeling: selective dermal heating with a mid-infrared laser and contact cooling combination. Lasers in Surgery and Medicine 26:186–195
Svaasand LO, Nelson JS 2004 On the physics of laser induced selective photothermolysis of hair follicles: influence of wavelength, pulse duration, and epidermal cooling. Journal of Biomedical Optics 9:353–361
Svaasand LO, Randeberg LL, Aguilar G, et al 2003 Cooling efficiency of cryogen spray during laser therapy of skin. Lasers in Surgery and Medicine 32:137–142
Zenzie HH, Altshuler GB, Smirnov MZ, Anderson RR 2000 Evaluation of cooling methods for laser dermatology. Lasers in Surgery and Medicine 26:130–144

10 마취
Anesthesia

Suzanne Kilmer

서론

레이저 시술에서는 통증이 없을 것이라는 일반인들의 생각과는 달리 대부분의 레이저 시술에서는 어느 정도의 불편함이 있다. 비록 몇 가지 종류는 실제로 통증이 전혀 없기도 하지만 대부분은 약간 따뜻한 느낌에서부터 고무끈으로 찰싹 때리는듯한 느낌이나 베이컨 기름이 튀는 느낌, 타는 듯한 느낌까지 받을 수 있다. 많은 경우 외용마취제로 대부분의 통증을 완화시킬 수 있다. 침습적인 시술에서는 통증의 크기가 더욱 크므로 마취제의 사용과 함께 진통제나 항불안제가 필요하다.

외용마취제, 국소마취제, 신경차단, 전신마취 방법에 대해 살펴보겠다. 진정제를 이용하는 마취 방법이나 전신마취는 허가된 장소에서 전문의와 전문 간호사에 의해 행해져야 한다. 이러한 방법들에 대한 자세한 설명은 이 장에서는 언급하지 않겠다. 또한 냉각을 시행함으로써 상피 손상을 막는 것 뿐만 아니라 통증경감 효과도 기대할 수 있다. 이 장의 마지막 부분에서 좀 더 자세히 다루기로 하겠다.

외용마취제

현재 외용마취제로 사용되는 몇 가지 종류가 있다. 리도카인 겔은 점막 부분을 마취하는 데 오랫동안 사용되어 왔으며 바르면 수분의 마취효과를 나타낸다. 하지만 외용마취제를 손상 없는 피부에 바르면 주요 장벽인 각질층(stratum corneum)으로 인해 서서히 흡수가 진행된다. 매개체가 중요한 역할을 하며 피부에 존재하는 다양한 전달체계가 작용한다. 또한 각질층의 두께가 해부학적 위치에 따라 다르며, 외상이나 질병에 의해, 화학적이거나 물리적인 박피에 의해, 얇은 피부 박리에 의해 장벽에 틈이 생길 수 있다. 이렇게 되면 상피를 통해 진피의 신경말단을 표적으로 들어가며 칼슘 채널을 방해해서 신경전달을 막는다. 랩으로 씌어 놓으면 진피로의 흡수를 촉진시킬 수 있다. 따라서 마취 시간은 사용되는 약, 상피의 상태, 랩의 사용 유무에 따라서 달라질 수 있다.

EMLA(AstraZeneca, USA)는 리도카인 2.5%와 prilocaine 2.5% 혼합물로 미국에서 10년 이상 사용되어왔다. 특히 오랜 시간 도포하고 랩으로 씌어 놓았을 때 매우 우수한 마취 효과를 보이며 점막에서도 2% 리도카인 겔보다 좋은 효과를 보인다. 많은 연구에서 레이저를 포함한 피부 시술에서 EMLA의 효과를 증명하고 있다. 또한 포도주색반점(PWSs) 치료에서 pulsed-dye 레이저 치료의 효과에 영향을 미치지 않으면서 적절한 마취 효과를 나타내었다. 그러나 병변의 위치와 각질층의 유무에 따라 마취가 필요한 시간의 차이를 보일 수 있다. 점막 부분은 통상 5~10분 이내에 마취가 되며, 일반 피부에서는 30~60분이 필요하다. 충분히 마취를 하는 경우 펀치 생검으로 확인해 본 결과, 6 mm 깊이(EMLA를 이용해서 2시간 30분 마취, 랩으로 씌어놓음)까지 흡수되어 레이저 박피 시술에서도 적용이 가능하다. 랩으로 씌어놓는 경우 피부에 수분을 공급해주는 역할도 하기 때문에 CO_2 레이저로 박피 시술시 부작용의 빈도를 낮출 수 있다.

EMLA는 거의 부작용이 없지만 생길 수 있는 부작용으로는 피부가 희어지거나, 홍반, 소양증, 화상, 자반, 알러지, 유아청색증(methemoglobinemia) 및 눈으로 약품이 들어갔을 때의 손상 등이 발생할 수 있다. EMLA는 초반에는 혈관수축 효과를 보이나(1.5시간 후에 최대), 2~3시간 후에는 혈관확장 효과를 보인다. 흥미롭게도 EMLA는 pulsed-dye 레이저를 이용한 PWSs 치료에서 치료 효과에 영향을 미치지 않는다.

마취제가 아마이드계로 구성되어 있지만 드물게 prilocaine 성분에 대한 접촉성 과민반응이 나타나기도 한다. 가장 문제가 되는 부작용은 EMLA에 의해 유발될 수 있는 유아청색증이다. 이는 유아청색증 환원효소(methemoglobinemia reductase) 경로가 불안전한 신생아, 특히 미숙아에서 발생 가능성이 높지만 glucose-6-phosphate가 부족한 환자나 이 경로에 영향을 주는 약을 투여받고 있는 환자에서도 생길 수 있다. EMLA의 양과 바르는 면적을 조절해서 사용하면 위험률을 낮출 수 있다. 10 kg 미만의 신생아에서는 2 g의 양으로 100 cm^2 이하의 면적에 사용하고, 10~20 kg의 신생아에서는 10 g 이하의 양을 사용하도록 권장한다.

마지막으로 EMLA를 눈 주위에 바르는 경우 직접 눈에 들어가지 않도록 조심해야 하는데, 눈에 들어갔을 때 재빨리 씻어내지 못하면 sodium hydroxide 성분에 의해 각막 손상이나 궤양을 일으킬 수 있다. 하지만 3,000명 이상의 레이저 시술 경험이 있는 저자의 경우, 눈 주위에 EMLA를 사용했을 때, 한 예에서 눈의 따가움을 호소했으나 바로 식염수로 세척해 주니 증상이 좋아졌으며 다른 이상이 생기지 않았다.

초기 외용마취제로 사용되었던 LMX(Ferndale Laboratories Inc, Michigan, USA)는 리포솜을 매개체로 하는 4% 또는 5% lidocaine으로 구성되었다. 이 매개체는 흡수를 촉진시키는 동시에 작용시간을 연장시키는 기능을 한다. 5% 크림은 더욱 효과적이며 빠른 마취가 가능하다. 항문 주위의 통증 용도로 나와 있지만 모든 피부에 사용할 수 있다. 환자들의 혼동을 막기 위해 미리 환자들에게 이러한 표기에 대해 설명해 주어야 한다. 혈관에 대해 작용하는 성질은 없으며 EMLA보다 작용시간이 빠르고, 같은 마취 능력을 보인다. 30~60분 마취로, 경도에서 중등도의 통증을 유발할 수 있는 레이저 치료에서 모두 적당한 상태로 마취효과를 발휘한다.

Topicaine, betacaine-LA, tetracaine 역시 자주 사용되는 외용마취제이나 쉽게 구하기 어렵고 잘 알려져 있지도 않다. Topicaine은 4% 리도카인 유액으로 5년 전부터 사용되어 왔으며 betacaine-LA는 lidocaine, prolocaine, 혈관수축 물질로 이루어진 독점 생산되는 겔 형태의 약제로 빠르고(30분 이내) 우수한 마취 효과를 보인다. Tetracaine도 30분 이내의 빠른 마취가 가능하며 4%의 크림과 겔 형태가 있다. 하지만 제조업자로부터 직접 구해야 하거나 약사가 혼합 조제하여 팔 수 있다. EMLA와 효과적인 면에서 비슷하다(30분, 60분 도포시). 하지만 어떤 실험에서는 40분, 60분, 120분 경과 후 마취 효과가 EMLA보다 우수한 것으로 나왔고 어떤 실험에서는 그렇지 않았다. 이는 약제의 혼합이 중요하다는 것을 말해 준다. EMLA는 피부색을 희게 변화시킬 수 있지만 tetracaine은 홍반과 관련이 있다.

S-Caine(Zar Inc, Salt Lake, UT, USA)는 lidocaine과 tetracaine의 1:1 혼합물이다. 패치 형태와 크림 형태가 있다. 피부에 바른 후 마를 때까지 기다린 다음 15~60분 후에 벗겨낸다. 아직 FDA 승인이 나지 않았지만 몇몇의 임상 연구에서 아주 좋은 효과를 보고하고 있다. 하지정맥 치료에서는 치료 깊이도 깊고 다른 치료보다는 보통 통증이 더 크기 때문에 마취 시간이 좀 더 필요하다. S-Caine는 혈관확장을 유발할 수 있어 혈관성 병변 치료시에 도움이 될 수 있다.

국소마취와 얼굴신경 차단

국소마취는 좀 더 심한 통증이 유발되는 레이저 시술이나 신경주변을 마취하는 데 쓰인다. 마취제 자체는 투여되면서 통증을 유발할 수 있으나 이런 불편함은 미리 데워 둔 주사를 천천히 주사하는 방법이나 중화(8.4% sodium bicarbonate와 1~2% 리도카인을 1:10의 비율로 혼합)시켜 30게이지 주사를 사용함으로써 줄일 수 있다. 또한 중화된 lidocaine을 사용하면 평균 마취 유지시간이 50분에서 30분으로 줄며 사용하지 않는 것은 반드시 냉장 보관해야 한다. 민감한 환자에서

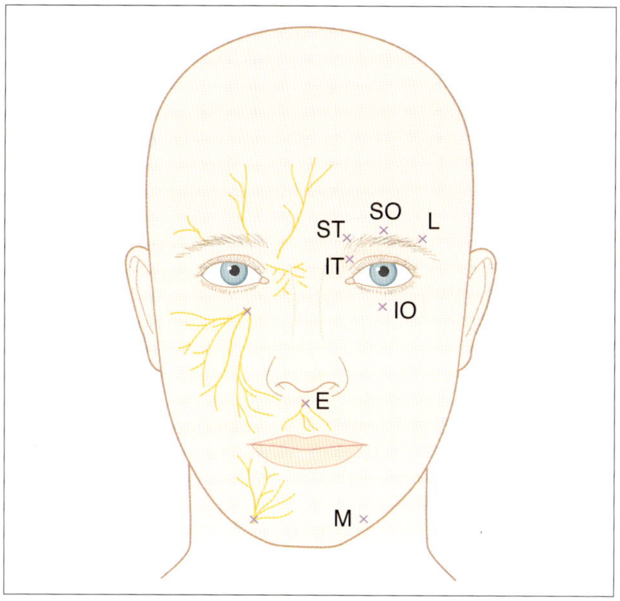

그림 10.1 ST=supratrochlear nerve, SO=supraorbital nerve, L=lacrimal nerve, IT=infratrochlear nerve, IO=infraorbital nerve, E=ethmoid nerve, M=mental nerve

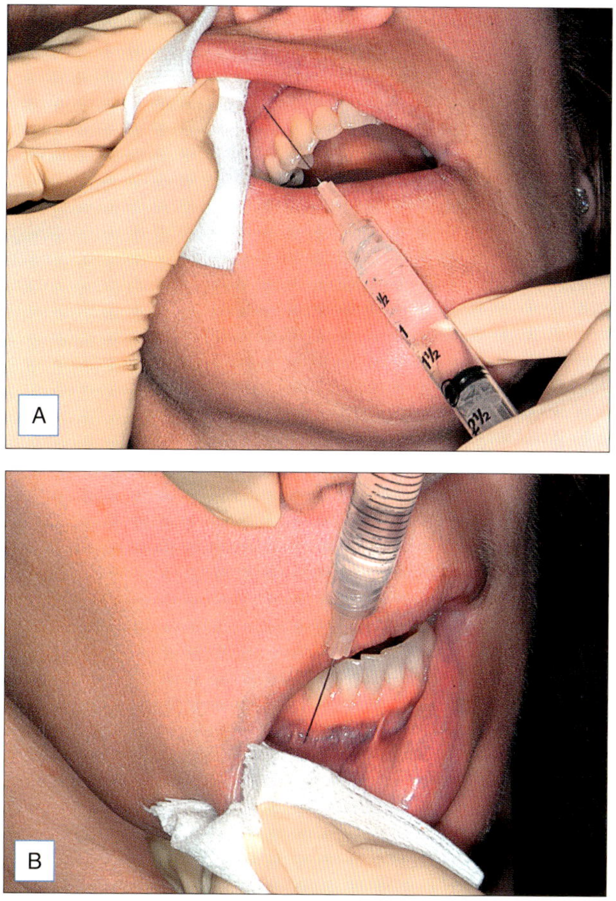

그림 10.2 (A) infraorbital nerve block을 위한 구강내 접근법, (B) mental nerve block을 위한 구강내 접근법

는 꼬집어 주거나 두들겨 주는 방법으로 통증을 줄일 수도 있고 외용마취제나 얼음을 미리 사용할 수도 있다. 에피네프린이 들어가 있지 않은 2% 리도카인은 많은 환자들을 당황하게 만드는 '아드레날린으로 인해 심장이 크게 두근거리는 증상'은 유발하지 않으나 마취 유지시간을 다소 단축시킬 수 있다.

그림 10.1에서 보듯이 많은 얼굴신경은 경피적 접근이나 구강내 접근을 통해 쉽게 접근할 수 있다. 외용마취제나 겔을 사용한 후 구강을 통한 마취법을 사용하면 주사시 좀 더 통증을 줄여줄 수 있지만 실제로 구강을 통한 마취법은 그다지 통증이 크지 않다.

얼굴의 중앙동공선(midpupillary line)을 따라 눈확위(supraorbital), 눈확밑(infraorbital), 턱끝(mental) 신경이 세로축으로 위치해 있다. 도르레위(Supratrochlear) 신경과 도르레밑(infratrochlear) 신경은 눈확위(supraorbital) 신경 내측 1.5 cm에 위치해 있다. 마지막에 언급된 세 신경은 30게이지 바늘을 사용해 주사함으로써 한 번에 마취가 가능하다. 눈확위패임(Supraorbital notch)의 측면에서 들어가 내측으로 2 cm 들어가면 바로 안쪽눈구석(medial canthus) 내측에 위치하게 된다. 거기에서 주사를 뽑으면서 2 cc를 주사한다.

눈확밑 신경을 마취하려면 구강내 접근이 필요한데, 송곳니 끝부분의 움푹 들어간 곳으로 들어가 눈확밑 구멍(infraorbital foramen)까지 접근해서(infraorbital rim을 촉지해 가며, 그림 10.2 A) 부채꼴 모양으로 2 cc 주사한다. 경피적 접근법으로는 중앙 동공선상에서 눈확밑테(infraorbital rim) 아래 1 cm 위치에 주사한다. 구강 내에서 턱끝 신경을 마취하려면 쌍두치(bicuspid) 꼭대기 부분에서 5 mm 떨어진 곳에 2 cc 주사한다(그림 10.2 B). 경피적으로는 중앙 동공선상으로 입꼬리와 턱경계의 중간부분에 주사한다. 또한 얼굴 전체를 마취하고자 할 때는 눈물(lacrimal) 신경과 입가장자리를 따라 벌집(ethmoid) 신경도 마취하는 것이 도움이 될 수 있다.

전신적인 투약방법

다른 치료 방법과 함께 전신적인 투약방법도 사용된다. 약물의 경구투여나 근육내 주사방법은 레이저 치료를 보다 쉽게 받을 수 있게 해 준다. 단독적으로도 사용되나 흔히 외용 연고나 국소마취, 부분마취 방법과 함께 사용된다. 코데인과 그 유도물질은 가장 흔히 사용되는 경구투여 약물이다. 또한 항불안제는 환자의 긴장을 풀어줌으로써 좀 더 쉽게 치료를 받을 수 있도록 도와 준다. Lorazepam은 작용 시간이 빠르기는 하나 diazepam 만큼 기억상실효과(amnestic effect)가 좋지는 않다.

Nonsteroidal anti-inflammatory drugs(NSAIDs)는 혈관 레이저에서 좀 더 자반이 생길 확률을 높이기는 하나 출혈의 위험이 없는 대부분의 레이저 시술에서 사용된다. 가장 흔히 사용되는 NSAIDs는 ibuprofen과 naproxen이다. 좀 더 통증이 심한 시술에서 ketorolac이 사용될 수 있는데 경구투여도 가능하나 보통 60 mg 근육주사 방법으로 사용한다. 60세 이상의 환자에서는 30 mg으로 낮추어 사용해야 하며 다른 NSAIDs와 마찬가지로 천식 기왕력이 있거나 아스피린 알레르기가 있는 경우 소화기 출혈이나 궤양의 기왕력이 있는 경우에는 사용을 피한다.

시술방법: 마취법의 선택

마취법의 선택은 어떤 레이저 시술을 하느냐에 달려 있다. 고려해야 할 점은 마취될 때까지 시간이 얼마나 있는지, 마취제의 혈관 작용성이 문제가 되지는 않는지, 어느 정도 깊이까지 마취가 필요한지 등이다.

문신, 제모, 착색질환

이러한 질환들에 있어 가장 유용한 마취제는 LMX 4~5%이다. 시술 전에 처방을 해서 미리 바르고 오도록 한다. 처음 방문하여 시술을 받아야 하는 경우라면 좀 더 작용 시간이 빠른 외용마취제를 사용하는 편이 좋다. 이 마취제를 구하기 어려운 경우에는 EMLA를 사용할 수 있다. 마취제들의 혈관 작용성은 이 시술에서 별로 영향을 주지 않는다.

비박피성 회춘

고려해야 할 점은 앞의 적응증에서와 비슷하다. 하지만 혈관 병변을 치료하고자 할 때에는 마취제의 혈관 작용성에 대해 고려해야 한다. 혈관 수축성이 있는 약제들은 표적이 되는 발색단이나 헤모글로빈을 감소시키기 때문에 혈관 작용성이 없는 약제나 혈관확장성이 있는 약제를 사용해야 한다. 마취 시간에 대해서는 앞에서와 마찬가지로 처음 방문하여 시술을 받아야 하는 경우라면 좀 더 작용 시간이 빠른 마취제를 사용하고 그 이후부터는 LMX를 권장한다. 마취가 필요없는 경우도 많다. 처음 방문시 테스트 시술을 해서 환자가 불편해 하는 정도를 체크하고 혈관 작용의 문제와 드물지만 알레르기와 같은 변수가 생길 수 있는 경우 마취제를 사용하지 않는 것이 좋다.

혈관병변

혈관 작용성이 없는 LMX가 가장 유용하다고 할 수 있다. Again이나 S-Caine에서는 약간의 혈관 확장 작용을 기대할 수도 있다. FDA 임상 연구에 의하면 신생아에서 PWSs나 혈관종을 치료하는 데 있어 마취제로 S-Caine과 LMX를 사용하여 비교하였는데, S-Caine는 훌륭한 마취 효과와 함께 어떤 혈관 작용성도 보이지 않았다고 보고하였다.

박피성 레이저 재생

여러 가지 방법으로 마취를 할 수 있다. 많은 경우에서 레이저 박피시 수면 유도나 전신마취 방법까지도 사

EMLA 사용법

- 마취할 부분을 뜨거운 비눗물로 5~10분간 닦는다.
- 치료 부위에 EMLA를 두껍게 바르고 랩으로 씌운다.
- 시술 45분 전, Valium(대개 10 mg)과 진통제(대개 2 Vicodin, Darvocet, Maxidone, Percocet)을 투여한다. EMLA를 다시 도포하고(처음 도포한 것은 거의 흡수된 상태) 랩으로 씌워준다.
- 레이저 시술 직전 EMLA를 닦고 시술한다.

Box 10.1 EMLA 사용법

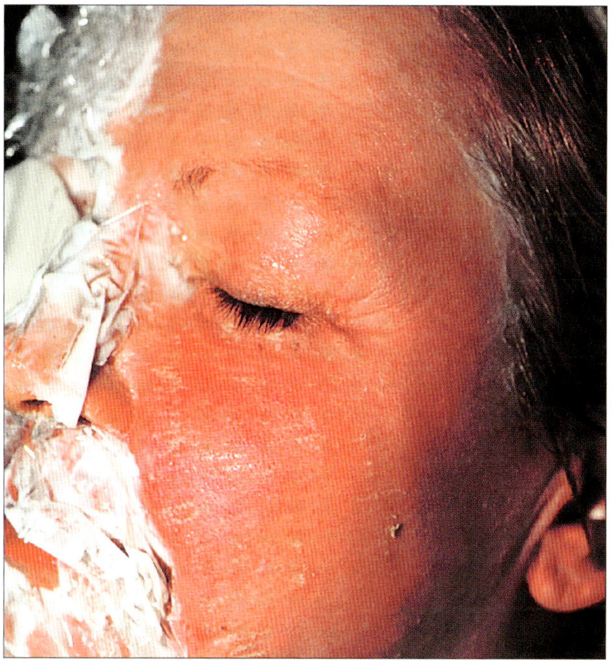

그림 10.3 EMLA를 도포한 모습

용하지만 외용마취제와 복용약 또는 근육주사만으로도 성공적인 마취를 할 수 있다. 또한 좋은 결과를 위해 종종 몇 차례 레이저가 반복해서 지나가게 되는 얼굴 중앙의 부분마취를 돕기 위해 신경마취를 할 수 있다. 몇 가지 사용 가능한 외용마취제가 있지만 저자는 EMLA가 충분히 좋은 효과를 보인다는 것을 말하고 싶다. 앞에서 말했듯이, EMLA는 랩으로 씌어놓은 상태에서 2.5시간이 경과되면 6 mm 깊이까지도 마취가 가능하다. 지난 9년간 저자는 EMLA와 복용약(수면 유도할 정도가 아닌), 신경마취만으로 성공적인 마취를 할 수 있었다. Box 10.1에서는 EMLA를 사용하는 방법에 대해 설명하고 있다(그림 10.3). 또한 훌륭한 마취효과뿐 아니라 마취시간 동안 피부에 수분을 공급해 피부보호 효과를 나타낸다. EMLA 사용 시 표면의 응고성 괴사의 두께는 매우 얇아 보이나 열에 의해 손상되는 피부의 깊이는 그렇지 않은 경우와 비교해 차이가 없으며 많은 수의 콜라겐은 변성 없이 유지된다. 이러한 이유로 환자들에게 만족할 만한 마취효과를 주는 동시에 색소변화나 반흔 등의 부작용의 위험은 매우 낮다고 볼 수 있다. 또한 환자들에게 시술후 통증을 줄여 줄 수 있는데, 표면의 열 손상을 줄여 주었기 때문에 피부가 재상피화되는 데 필요한 기간을 단축(6~7일)시킬 수 있으며 홍반이 지속되는 시간도 줄일 수 있다.

요약

어떤 레이저 시술을 할지, 치료받는 피부 병변이 어디인지, 환자는 통증을 얼마나 잘 참을 수 있는지, 또한 시술 의사가 어떤 마취방법에 익숙한지에 따라 시술시 마취방법은 달라질 수 있다. 많은 방법들이 있는데, 보다 좋은 효과를 위해 마취방법을 병합해서 사용할 수도 있다.

참고문헌

Alster TS, Lupton JR 2002 Evaluation of a novel topical anesthetic agent for cutaneous laser resurfacing: a randomized comparison study. Dermatologic Surgery 28:1004–1006

Ashinoff R, Geronemus RG 1990 Effect of the topical anesthetic EMLA on the efficacy of pulsed dye laser treatment of port-wine stains. Journal of Dermatological Surgery and Oncology 16:1008–1011

Bryan HA, Alster TS 2002 The S-Caine peel: a novel topical anesthetic for cutaneous laser surgery. Dermatologic Surgery 28:999–1003

Chen JZ, Alexiades-Armenakas MR, Bernstein LJ, Jacobson LG, Friedman PM, Geronemus RG 2003 Two randomized, double-blind, placebo-controlled studies evaluating the S-Caine Peel for induction of local anesthesia before long-pulsed Nd:YAG laser therapy for leg veins. Dermatologic Surgery 29:1012–1018

Doshi SN, Friedman PM, Marquez DK, Goldberg LH 2003 Thirty-minute application of the S-Caine peel prior to nonablative laser treatment. Dermatologic Surgery 29:1008–1011

Eaglstein NF 1999 Chemical injury to the eye from EMLA cream during erbium laser resurfacing. Dermatologic Surgery 25:590–591

Friedman PM, Fogelman JP, Nouri K, Levine VJ, Ashinoff R 1999 Comparative study of the efficacy of four topical anesthetics. Dermatologic Surgery 25:950–954

Friedman PM, Mafong EA, Friedman ES, Geronemus RG 2001 Topical anesthetics update: EMLA and beyond. Dermatologic Surgery 27:1019–1026

Kilmer SL, Chotzen V, Zelickson BD, et al 2003 Full-face laser resurfacing using a supplemented topical anesthesia protocol. Archives of Dermatology 139:1279–1283

Ramos-Zabala A, Perez-Mencia MT, Fernandez-Garcia R, Cascales-Nunez MR 2004 Anesthesia technique for outpatient facial laser resurfacing. Lasers in Surgery and Medicine 34:269–272

Taddio A, Gurguis MG, Koren G 2002 Lidocaine-prilocaine cream versus tetracaine gel for procedural pain in children. Annals of Pharmacotherapy 36:687–692 [Review]

찾아보기

Index

E

F

G

H

I

K

L

M

레이저와 광선 1

Laser and Lights volume 1

인　쇄　2007년 6월 10일
발　행　2007년 6월 25일
저　자　David J. Goldberg
역　자　대한미용외과학회 편찬위원회
발행인　김정찬
발행처　도서출판 정담
주　소　서울특별시 송파구 가락동 10-2 동원빌딩 4층
전　화　443-2683, 2791
팩　스　430-7370
홈페이지　www.jdb.co.kr
등　록　제 22-135호
정　가　90,000원

ISBN　978-89-8085-341-0